Gesundheit und Gesellschaft

Der Forschungsgegenstand Gesundheit ist trotz reichhaltiger Anknüpfungspunkte zu einer Vielzahl sozialwissenschaftlicher Forschungsfelder – z. B. Sozialstrukturanalyse, Lebensverlaufsforschung, Alterssoziologie, Sozialisationsforschung, politische Soziologie, Kindheits- und Jugendforschung – in den Referenzprofessionen bisher kaum präsent. Komplementär dazu schöpfen die Gesundheitswissenschaften und Public Health, die eher anwendungsbezogen arbeiten, die verfügbare sozialwissenschaftliche Expertise kaum ernsthaft ab.

Die Reihe „Gesundheit und Gesellschaft" setzt an diesem Vermittlungsdefizit an und systematisiert eine sozialwissenschaftliche Perspektive auf Gesundheit. Die Beiträge der Buchreihe umfassen theoretische und empirische Zugänge, die sich in der Schnittmenge sozial- und gesundheitswissenschaftlicher Forschung befinden. Inhaltliche Schwerpunkte sind die detaillierte Analyse u. a. von Gesundheitskonzepten, gesundheitlicher Ungleichheit und Gesundheitspolitik.

Herausgegeben von

Ullrich Bauer
Universität Bielefeld,
Deutschland

Uwe H. Bittlingmayer
PH Freiburg,
Deutschland

Matthias Richter
Martin-Luther-Universität
Halle-Wittenberg,
Deutschland

Heike Ohlbrecht · Astrid Seltrecht
(Hrsg.)

Medizinische Soziologie trifft Medizinische Pädagogik

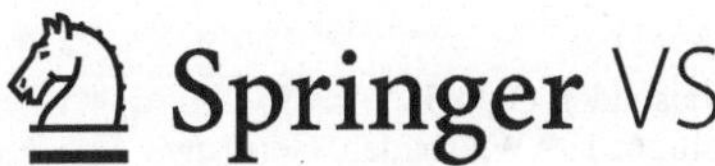 Springer VS

Herausgeber
Prof. Dr. Heike Ohlbrecht
Otto-von-Guericke-Universität Magdeburg
Deutschland

Jun.-Prof. Dr. Astrid Seltrecht
Otto-von-Guericke-Universität Magdeburg
Deutschland

Gefördert durch die Deutsche Forschungsgemeinschaft (DFG).

Gesundheit und Gesellschaft
ISBN 978-3-658-18815-3   ISBN 978-3-658-18816-0   (eBook)
DOI 10.1007/978-3-658-18816-0

Die Deutsche Nationalbibliothek verzeichnet diese Publikation in der Deutschen National-
bibliografie; detaillierte bibliografische Daten sind im Internet über http://dnb.d-nb.de abrufbar.

Springer VS
© Springer Fachmedien Wiesbaden GmbH 2018

Gedruckt auf säurefreiem und chlorfrei gebleichtem Papier

Springer VS ist Teil von Springer Nature
Die eingetragene Gesellschaft ist Springer Fachmedien Wiesbaden GmbH
Die Anschrift der Gesellschaft ist: Abraham-Lincoln-Str. 46, 65189 Wiesbaden, Germany

Inhaltsverzeichnis

Die Original-Version dieses Buch wurde korrigiert.
Ein Erratum finden Sie unter DOI 10.1007/978-3-658-18816-0_15

Einleitung

Heike Ohlbrecht, Astrid Seltrecht

1. Krankheit, Krankheitserleidens- und Krankheitsbearbeitungsprozesse: Forschungsgegenstand zahlreicher Fachdisziplinen

Die Auseinandersetzung mit Krankheit und Gesundheit, Krankheitserlebens- und Krankheitsbearbeitungsprozessen ist nicht einer Fachdisziplin vorbehalten, sondern ist Gegenstand vieler verschiedener Fachdisziplinen und hat lange historische Vorläufer. Beobachtungen und Analysen zum Zusammenhang von Gesellschaft und Gesundheit reichen weit in die Geschichte zurück und finden sich bereits bei den Philosophen der griechischen und römischen Antike (z.B. Hippokrates) (Gerlinger 2016). Auch im Mittelalter wurden Fragen nach dem gesundheitsgerechten Verhalten gestellt und ab der frühen Neuzeit rückte das Interesse an der Entdeckung von Krankheitsquellen und Krankheitsursachen sowie deren Vermeidung in den Vordergrund. „Im gesamten 19. Jahrhundert waren die sozialen Ursachen der Krankheitsentstehung und deren Vermeidung ein bedeutendes Thema der Gesellschaftsanalyse." (ebd.: 90). Die sich in Frankreich und Deutschland herausbildende Hygienebewegung rückte die Frage nach den sozialen Ursachen von Krankheiten in den Vordergrund des Interesses. 1897 legte Émile Durkheim dann die erste soziologische Studie zum Zusammenhang von Gesellschaft und Gesundheit am Beispiel der klassischen Untersuchung über den Selbstmord vor. Der Beginn der Soziologie als Wissenschaftsdisziplin ist daher mit Fragen nach der sozialen Verursachung von Krankheiten, der Entstehung von gesellschaftlichen Pathologien und Anomalien verbunden. Mit der Ausdifferenzierung und Etablierung der Soziologie traten dann jedoch Fragen nach der Krankheitsentstehung sowie der sozialstrukturellen Verteilung von Morbiditäts- und Mortalitätsrisiken in den Hintergrund. Erst in den letzten zehn Jahren rücken Fragen nach der sozialen Verursachung von Krankheitsrisiken und der Entstehung des sozialen Gradienten wieder in den Vordergrund. Themen der Krankheitsver- und -bearbeitung und des Krankheitsmanagements sowie der sozialen Deutungsmuster und Repräsentationen von Gesundheit und Krankheit finden erst mit dem Aufschwung der qualitativen Sozialforschung ab den 1980er Jahren wieder Eingang in den Fokus der Fachdisziplin (Ohlbrecht 2016). Angestoßen durch die medizinsoziologischen Arbeiten um die amerikanische Forschergruppe um Anselm Strauss entwickelte sich auch in Deutschland eine nachhaltige Diskussion der Auswirkungen von schweren Erkrankungen auf die Lebensplanung und Biographie der Betroffenen und das professionelle Arbeitsbündnis von Ärzten[1], Pflegern, Patienten und Angehörigen und die damit verbundenen - sehr häufig außermedizinischen - Arbeitsleistungen (Corbin/Strauss 2010 [1988]; Schütze 1995). Studien zur Alltagssituation und Biografie von psychisch Erkrankten, häufig mit ethnografischem Forschungsdesign (Hildenbrand 1983; Riemann 1987) zeigen den gesellschaftlichen Umgang sowie die Bewältigung von chronischer (psychischer) Krankheit auf. Die Diagnose einer chronischen Erkrankung kann als Eintritt in eine „neue soziale Situation" (Bury 2009: 78) verstanden werden, die von vielen Betroffenen auch als Eintauchen in eine krankheitsspezifische Sonderwelt beschrieben wird, die Familie und soziales Umfeld neu ordnet (Kuyper/Wester 1998; Öhman/Söderberg 2004; Schönberger/Kardorff 2003). Die Lebenssituation von chronisch Kranken ist damit nicht vorrangig durch eine vorübergehende Krankheit und das Bemühen um Gesundung bestimmt, sondern die Krankheit ergreift das Leben (Schaeffer 2009), diese Prozesse wurden in weiteren Untersuchungen für ausgewählte Krankheitsbilder immer differenzierter beschrieben (Detka 2011; Seltrecht 2006; Werwick 2012). Darüber hinaus stellt das Neu-Begreifen der Entwicklungen im Verhältnis Staat – Medizin – Gesundheit – Bevölkerung im Kontext des säkularen Wandels (von Kardorff in diesem Band) die derzeitige größte Herausforderung dar. Auch für die Fachdisziplin Medizinsoziologie, die sich konsequenterweise nunmehr als Medizin- und Gesundheitssoziologie begreift, aber auch für die anderen Disziplinen, die sich mit den Phänomenbereichen Gesundheit und Krankheit befassen.

Den Zusammenhängen zwischen Krankheitserleidensprozessen einerseits und sozialen Prozessen und/oder Lernprozessen andererseits wird also auf ganz unterschiedliche Art und Weise nachgegangen. Zwei ausgewählte Arbeiten sollen das große Spektrum erziehungswissenschaftlicher Herangehensweise verdeutlichen: Käte Meyer-Drawe (2013) betrachtet bildungsphilosophisch, ausgehend von den Arbeiten Platons und Aristoteles', dass das Leiden am Lernen bzw. das Lernen am Leiden in pädagogischen Zusammenhängen kaum mehr thematisiert werde. Stattdessen werde das Lernen am Leiden heute fast ausschließlich noch in Tragödien und der Rhetorik besprochen (Meyer-Drawe 2013: 68). Die Autorin rekurriert hier auf den Begriff des Widerfahrnisses (Stoellger 2010). Jedoch erscheine, so die Autorin, „das Widerfahrnis nicht jedem als ‚fruchtbarer Moment im Bildungsprozeß' (Coprei 1969) und damit als willkommener Anlass, eine folgenreiche Erfahrung zu machen." (Meyer-Drawe 2013: 69) Für das aktuelle pädagogische Denken, das letztlich immer auch durch gesellschaftliche Konstellationen beeinflusst wird, konstatiert Meyer-Drawe unter Rückbezug auf historische Texte bildungsphilosophischer Betrachtungen: „Dass Lernen, wenn mit ihm ein neuer Horizont eröffnet wird, auch immer einen schmerzhaften Abschied vom Alten, Vertrauten und Routinierten bedeutet, erregt immer wieder Anstoß." (Meyer-Drawe

---

1   Die männliche und weibliche Form werden im Sinne einer geschlechtersensiblen Schreibweise
     im Text variiert.

2013: 69). Das Potenzial eines Lernens am Leiden bestehe jedoch darin, dass der Lernende etwas über seine „grundsätzliche Fehlbarkeit erfahren" kann. „Anstatt unentwegt am illusionären Entwurf seiner Allzuständigkeit zu scheitern, kann er seine Grenzen ausloten sowie umspielen und dadurch seinen Möglichkeitsraum produktiv gestalten." (ebd.: 74) Das heute auszumachende Verfügungsdenken behindere jedoch einen Blick auf derartige fruchtbare Widerfahrnisse (ebd.: 68). Die zweite erziehungswissenschaftliche Arbeit, auf die hier näher eingegangen werden soll ist die von Rudolf Schmitt. Er nimmt sich im Rahmen einer Metaphernanalyse gezielt den Lernprozessen einer Frau im Kontext ihrer erlebten Brustkrebserkrankung – als zugestoßenes, nicht selbst gewähltes oder selbst herbeigeführtes Widerfahrnis – an. Anhand des metaphorischen Konzepts des Wegs wird deutlich, dass erst auf einem begangenen „'Leidensweg'", so die erkrankte Frau, Lernerfahrungen möglich gewesen sind, die letztlich über die Krankheit hinausreichen und die in Form einer partiellen biografischen Wandlung oder einer umfassenden biografischen Wandlung (Seltrecht 2006: 153ff.) zur Veränderung von Selbst- und Weltbild führen. Der metaphernanalytische Befund, „dass es weniger dramatische Änderungen der Metaphorik als vielmehr Ausdifferenzierungen der bisherigen Denkvorstellungen sind, die Veränderungen einer Person anzeigen" bestätigt zum einen vorangegangene Vermutungen aus dem Bereich der Metaphernanalyse (Schmitt 2005), ist aber auch anschlussfähig an die Arbeiten von Käte Meyer-Drawe und ihrem Konzept des Umlernens (Mayer-Drawe 2008, 2013).

Krankheit wird in weiteren Arbeiten aber auch thematisiert, wenn die Perspektive der (nicht genuin pädagogisch tätigen) Professionellen, die mit der Krankheitsbehandlung bzw. der Arbeit mit den erkrankten Personen beauftragt sind, übernommen wird. Neben Medizinstudierenden (Schäfer 2013; Hoppe 2013) und Nachwuchswissenschaftlern im Bereich der Medizin (Jäger, Neumann 2013) zeichnen sich auch bei Ärzten immer wieder Lernprozesse ab (Haubl 2013). Die Professionellen haben aber auch mehr oder weniger starken Einfluss auf die Lernprozesse der erkrankten Personen (Dierks 2013; Herrmann/Lehmann 2013; Senf/Kaiser 2013; Detka 2013; Hampe 2013). In der Interaktionssituation zwischen den von Krankheit betroffenen Personen und den professionell Tätigen sind Fragen der Kommunikation (Reineke/Spranz-Fogasy 2013; Vogd 2013; Herzberg 2013), der ärztlichen Aufklärungspflicht (Brockmann 2013) bzw. der Rolle der Ärzte als Wissensvermittler (Kuczyk 2013) sowie des Arbeitsbündnisses (Oevermann 2013) relevant.

Eine kleine Auswahl von Beiträgen soll im Folgenden die Spannbreite, die die Auseinandersetzung mit Krankheit über alle Fachdisziplinen hinweg einnimmt, verdeutlichen: Von Charlotte Heinritz (2013) werden frühe Selbstzeugnisse (Briefe und Tagebuchaufzeichnungen) hinsichtlich des persönlichen Erlebens und individueller Verarbeitungsprozesse einer Brustamputation von Margarethe E. Milow (1748-1794) und Frances Burney (1752-1840), zu Zeiten als die

Medizin noch keine Vollnarkose kannte, untersucht. „Die Brustamputation ohne Anästhesie bei vollem Bewusstsein war für beide trotz ihrer unglaublich heldenhaften Haltung ein Ausnahmezustand von solchem Ausmaß, dass er auch noch Monate später, als sie ihre Erlebnisse niederschrieben, traumatisch nachwirkte (…). Die Niederschrift und die Selbstpräsentation als mutige, aktive Patientinnen, die ihren Ängsten trotzten und sich schließlich (buchstäblich) offenen Auges der Operation stellten, half ihnen, ihre traumatischen Erfahrungen zu verarbeiten und die seelischen Nachwirkungen zu heilen." (Heinritz 2013: 88).

Krankheit als ein das Lebenswerk eines Schriftstellers beeinflussendes Ereignis wird in einer kulturwissenschaftlichen Arbeit von Micha Brumlik (2013) am Beispiel des Romans „Der Zauberberg" (erschienen 1924) und der Erzählung „Die Betrogene" (erschienen 1953), beide von Thomas Mann, eindrücklich dargestellt. „Thomas Manns literarischem Werk lassen sich narrative Grundmuster, narrationslogische Strategien entnehmen, mit denen Menschen auf Krankheit und Tod reagieren. Es ist Aufgabe der Forschung, zu untersuchen, ob diese Grundmuster auch in nicht literarische, autobiographische Erzählungen einfließen." (Brumlik 2013: 99).

Timo Hoyer (2013) analysiert Krankheit im Film: „Berücksichtigt man, dass in Spielfilmen relativ selten Krankheiten thematisiert werden, dann fällt die vergleichsweise hohe Anzahl von Filmen auf, in denen Personen an Krebs erkranken. Dabei erfüllt die Krankheit meistens eine bestimmte narrative Funktion: Der Krebs dient zur Einrahmung der biographischen Passage des Sterbens. Das kann beispielsweise, wie in *Love Story*, innerhalb einer dramatischen Wendepunktdramaturgie geschehen, oder wie jüngst in *Halt auf freier Strecke*, die gesamte Handlung umfassen. Lediglich in den Filmen, in denen Brustkrebspatientinnen im Mittelpunkt stehen, führt die Erkrankung weniger zwangsläufig zum Tod." (Hoyer 2013: 342).

Die subjektive Sichtweise erkrankter Personen wird in einer Vielzahl soziologischer und erziehungswissenschaftlicher Arbeiten untersucht: Annelie Keil (2013) thematisiert Subjektivität als „objektiven Faktor" im Kontext von Krebserkrankungen; das Verhältnis von Biografie, Leib und chronischer Krankheit wird von Wolfram Fischer (2013) anhand einer Einzelfallstudie einer an Brustkrebs erkrankten Frau untersucht. Formen und Ressourcen der Eigensinnigkeit bzw. Varianten der Uneinsichtigkeit analysiert Jörg Dinkelaker (2013) am Beispiel einer Herzinfarktpatientin. Weitere Arbeiten untersuchen Krebserkrankungen im Kontext politischer Ereignisse (Alheit 2013), biografischer Ressourcen (Fingerle/Bonnes 2013), medizinischer Rehabilitation und Nachsorge sowie hinsichtlich der Auswirkungen auf die Angehörigen (von Kardorff/Schönberger 2013), hinsichtlich Scham und Isolierung (Gröning 2013), Fragen des Alters (Oswald/

Himmelsbach 2013), religiöser und ethischer Orientierungen (Haker 2013; Lammer 2013) oder hinsichtlich persönlicher Sterbevorstellungen und Todesbilder (Fuchs-Heinritz 2013; Richter/Friebertshäuser 2013).

Neben der Thematisierung von Krankheit auf individueller Ebene werden in anderen Fachdisziplinen Gesundheit und Krankheit stärker auf institutioneller und gesellschaftlicher Ebene hinterfragt und erforscht. Christa und Thomas Fengler untersuchten 1980 das soziale Alltagsleben in psychiatrischen Anstalten und zeigten auf, dass die je eigene Logik von Großanstalten, deren innere Ordnung und ihr geheimer Lehrplan dem obersten Leitprinzip der Herstellung eines reibungslosen Ablaufs von Funktionseinheiten unterliegen. Die Wirkungen dieser übermächtigen Funktionsabläufe auf die dort untergebrachten Menschen zeigen sich in Anpassungsdruck, Kolonisierung der Lebenswelt und erzwungener Loyalität. Bald schlossen sich weitere medizinsoziologische Studien zum Alltag und zur sozialen Organisation versorgender Einrichtungen sowie zu deren Auswirkungen auf die Patienten an (Glaser/Strauss 1965). Die mangelnde Patientenorientierung in Kliniken und anderen Institutionen als auch die Inhumanität der Krankenbehandlung, die in jener Zeit weitgehend blind für Patientenpartizipation und -selbstbestimmung war, wurde zum Schwerpunkt medizinsoziologischer Forschung. In diesem Zusammenhang gerieten die spezifischen Interaktions- und Kommunikationsformen, wie die Arzt-Patienten-Kommunikation und die Analyse von Therapiegesprächen (Wolff 1986), sowie die Untersuchung von Arbeitsabläufen und Interaktionen im Krankenhaus (Siegrist 1978) und in der Pflege in den Blick, sodass Versorgungsdefizite benannt werden konnten. Bis dato tabuisierte Themen, wie z.B. der Umgang mit todkranken Patienten und ihren Angehörigen, wurden von Anselm Strauss und Barney Glaser (1965) aufgegriffen und führten dazu, dass sich in der Folge auch der Umgang mit sterbenden Patienten nachhaltig veränderte (Glaser/Strauss 1965).

Insgesamt zeigen sich die Auswirkungen des epidemiologischen Wandels, wie dieser typisch für moderne Industriegesellschaften ist und durch die Zunahme von chronisch-degenerativen Krankheiten und durch die Steigerung von psychischen Erkrankungen gekennzeichnet ist, immer unabweisbarer und führen zu verstärkten Forschungsbemühungen und neuen Fragestellungen auf unterschiedlichen Ebenen. *Erstens* ergeben sich für die Patientinnen selbst neue Herausforderungen, sie sehen sich vor die Aufgabe gestellt das „Weiterleben zu lernen" (Corbin, Strauss 2010 [1988]) und die chronische Erkrankung mit all den damit verbundenen Herausforderungen an biografische, identitätsbezogene sowie krankheitsbezogene Arbeiten (ebda) zu bewältigen und die veränderten Sichtweisen auf das Selbst, die Biografie und das Leben (Ohlbrecht 2006; Seltrecht 2006) zu integrieren.

Aber auch für das Gesundheits- und Versorgungssystem ergeben sich *zweitens* Veränderungen, da dieses einerseits durch die ambivalente Dynamik medizinischen Fortschritts neue Krankheiten „produziert" und beispielsweise zu „gesünderen" chronisch Kranken (Aronowitz 1998) und gleichzeitig zu potenziell kranken Gesunden (z.B. durch Medikalisierungsprozesse in der Gesellschaft) beiträgt. Andererseits sind im Versorgungsalltag nicht mehr vorrangig die akuten Krankheiten vertreten, sondern die Behandlung von chronischen Krankheiten und die Sicherung von Lebensqualität rücken in den Fokus und verändern die Arzt-Patienten-Interaktion von einem ehemals paternalistisch geprägten Verständnis hin zu einer Arbeitsallianz. Im gesellschaftlichen Diskurs wiederum führt dieser grundlegende Wandel *drittens* dazu, dass sich die kulturellen Deutungsmuster darüber „wann wir uns gesund oder krank fühlen" (Flick 1998) verschieben. Ablesen lässt sich dieser Wandel an ‚neuen' Krankheiten wie ADHS oder Burnout und neuen Medikalisierungsprozessen. Eingebettet sind diese Entwicklungen in einen übergreifenden Wandel zur Gesundheitsgesellschaft (Kickbusch 2006), welcher u.a. dazu führt, dass Gesundheit zur obligatorischen Aufgabe sowie Pflicht und der Körper zur Projektionsfläche z.B. von demonstrierter Fitness und Leistungskonformität (Kardorff/Ohlbrecht 2007) werden.

Fragen der Prävention von Gesundheit werden in diesem Zusammenhang immer bedeutsamer. Aktuelle Fragen der Finanzierung von Prävention und Behandlung z.B. von Herzinfarkt und Brustkrebs, werden aus gesundheitsökonomischer Perspektive von Markus Lüngen und Anna Marie Passon (2013) aufgeworfen: „In der Prävention fehlt bisher jedoch eine umfassende Qualitätskontrolle der durchgeführten Maßnahmen. Ausreichende Wirksamkeitsnachweise, in der kurativen Medizin üblich, wurden bisher nur für einen Teil der angebotenen Maßnahmen erbracht. Auch konnte bisher trotz mehrerer Anläufe noch kein Präventionsgesetz auf den Weg gebracht werden, das Zuständigkeiten und Begrifflichkeiten der Prävention verbindlich regelt. Aufgrund dieser Intransparenz werden Präventionsprogramme teilweise unzureichend durchgeführt, oder sie erreichen nicht die Personen, die am meisten von ihnen profitieren könnten." (Lüngen/Passon 2013: 33).

Mit den medizinisch verordneten Maßnahmen, denen Richtlinien auf Meso- und Makroebene zugrunde liegen, müssen erkrankte Personen, also auf der Mikroebene, erst umzugehen lernen. Die komplexen Medikamentenregime im Verlauf chronischer Krankheiten untersuchen Doris Schaeffer und Jörg Haslbeck anhand von 27 Fallverläufen überwiegend kardiologisch erkrankter Personen. Sie betonen: „Chronisch Erkrankte müssen sich im Verlauf ihrer Krankheit zahlreichen (Lern-)Herausforderungen stellen. Entsprechend vielfältig und variabel sollten die Interventions- und Unterstützungsstrategien sein, um dem Spannungsfeld zwischen Hoffnung, Krise und Normalität adäquat begegnen zu können." (Schaeffer/ Haslbeck 2013: 220). Diese Lernherausforderungen verändern sowohl die Patienten- als auch die Arztrolle. Der Patient nimmt eine aktivere Rolle in der Arzt-Patienten-Interaktion ein, da er „als Koproduzent seiner Gesundheit" (Badura/Feuerstein 1994) in die Pflicht genommen wird. Der mündige und informierte Patient soll dazu befähigt werden, selbstverantwortlich und partizipativ am Behandlungs- und Therapieplan mitzuwirken. Der Patient ist nicht mehr nur passiver Nutzer von Therapien und Behandlungen, er tritt als Konsument von Gesundheitsleistungen im Rahmen einer allgemeinen Vermarktlichung von Gesundheitsdiensten nunmehr in den Vordergrund (Hartung/Rosenbrock 2012). Durch diese marktwirtschaftliche Perspektive auf das Arzt-Patient-Verhältnis verändern sich Interaktionsstrukturen und Teilhabechancen. Jenseits von modernen Patientenkonzepten, wie dem Patienten als Konsumenten, dem Consent Decision Making usw., bleibt jedoch ein Gefälle zwischen dem Laien- und dem Expertenwissen bestehen (Kardorff 2012).

Die genannten Arbeiten aus den verschiedenen Fachdisziplinen, die Krankheit, Krankheitserleidens- und Krankheitsbearbeitungsprozesse zum Gegenstand haben, zeigen, dass auch die theoretische Rahmung jeweils disziplinspezifisch und begrifflich nicht einheitlich verankert ist.

2.   Anliegen und Aufbau des Buches

Eine Fachdisziplin, die sich aus sozialwissenschaftlicher Sicht den Phänomenen von Gesundheit und Krankheit nähert, ist die *Medizinische Soziologie*. Eine Soziologie von Gesundheit und Krankheit befasst sich mit der „Beschreibung und Erklärung jener sozialer Phänomene (…) die auf den Erhalt, die Gefährdung und die Wiederherstellung von Gesundheit sowie für die Bewältigung gesundheitlicher Beeinträchtigungen von Individuen und Populationen Einfluss nehmen." (Gerlinger 2016: 6).

Die Medizin-Soziologie ist eine etablierte Teildisziplin, die sich als Pflichtlehr- und Prüfungsfach im Medizinstudium wiederfindet. Mit diesem Erfolg sind jedoch auch spezifische Probleme verbunden, da die medizinische Soziologie den Kontakt zur Mutterdisziplin Soziologie – aufgrund ihrer Anwendungsorientierung für das Feld der Medizin – zu verlieren droht und damit das kritische Potenzial eines soziologischen Blicks auf die Medizin schwindet. Dabei postulierte bereits Virchow, dass die Medizin eine soziale Wissenschaft sei: „Die Medizin ist eine sociale Wissenschaft und Politik ist nichts weiter als Medizin im Großen" (Virchow 1848). Das Potenzial eines genuinen soziologischen Blicks auf Phänomene von Gesundheit und Krankheit zukünftig wieder stärker zu erschließen sollte daher Anliegen der institutionalisierten Medizinsoziologie sein.

Demgegenüber handelt es sich bei *Medizinischer Pädagogik* weder um eine wissenschaftliche (Teil-)Disziplin noch um ein professionell-praktisches Handlungsfeld, sondern um ein Begriffs*konstrukt*. Ob und in welcher Weise das Motiv einer *Medizinischen Pädagogik* eine Brücke zwischen den disziplinspezifischen Auseinandersetzungen mit pädagogischen Fragen im Kontext von Krankheit/Gesundheit zu schlagen vermag und worin sich eine *Medizinische Pädagogik* von einer Rehabilitationspädagogik, einer Gesundheitspädagogik, einer Pflegepädagogik unterscheidet, waren Fragen, denen sich im Rahmen des Workshops „Medizinische Soziologie trifft Medizinische Pädagogik" im Februar 2016 gewidmet wurde.

Ein erster Austausch beim Aufeinandertreffen von *Medizinischer Soziologie* und *Medizinischer Pädagogik* bestand hinsichtlich der Fragen, was das Pädagogische an der Medizinsoziologie sei und welche soziologisch bedeutsamen Phänomene sich in der Medizinischen Pädagogik zeigen: Medizinsoziologische Theorien und Konzepte werden z.B. im Rahmen des Medizinstudiums hochschuldidaktisch aufbereitet, innerhalb der pflegewissenschaftlichen Ausbildung angehender Lehrkräfte vermittelt und fließen letztlich auch in die Ausbildung von Gesundheits- und Pflegefachkräften ein. In all den genannten Fällen stellen die medizinsoziologischen Inhalte den Lerngegenstand dar, der mithilfe pädagogischer Mittel im Zuge angestrebter Lehr-Lern-Prozesse vermittelt wird. Vor dem Hintergrund der Universalisierung und Entgrenzung des Pädagogischen lässt sich die Medizinische Soziologie auch mit Prozessen der eigenen Disziplinentwicklung, aber auch mit gesellschaftlichen Lernprozessen, mit Krankheit und Krankheitserleidensprozessen umzugehen, in Verbindung bringen, beispielsweise wenn es um den lernenden Umgang mit Rehabilitationstechnik einzelner Personen und Personengruppen oder aber der ständig wachsenden Verknüpfung von Technik und Forschung geht. Zudem erfordern die in heutiger Zeit stark ausgeprägten Wechselwirkungen zwischen nationalen und globalen Entwicklungen einen lernenden Umgang mit Krankheit, Krankheitsprävention und Krankheitsbearbeitung auf Mikro-, Meso- und Makroebene.

Der Band untergliedert sich in zwei große Abschnitte, die den Bereichen der *Medizinischen Soziologie* sowie der *Medizinischen Pädagogik* Rechnung tragen. Zunächst werden die Beiträge zum Schwerpunkt *Medizinische Soziologie* vorgestellt, anschließend folgen Beiträge mit Fokus auf das Begriffskonstrukt *Medizinische Pädagogik*.

Der Beitrag von *Ernst von Kardorff* fragt danach, ob die Medizin-Soziologie noch zeitgemäß ist? Die Medizin-Soziologie ist die wahrscheinlich erfolgreichste Bindestrichsoziologie in Deutschland, gerade mit ihrem Erfolg sind jedoch Krisentendenzen verbunden. Der Autor zeigt die inhaltliche Krise der derzeitigen Medizin-Soziologie auf, die sich in einem Abkoppelung von den theoretischen und konzeptionellen Entwicklungen in ihrer Herkunftsdisziplin der Soziologie zeigt.

Dies liegt in einer mehrheitlich empiristischen, kleinteiligen und hoch spezialisierten sowie vorwiegend auf konkrete Anfragen aus der „Medizin" ausgerichteten anwendungsorientierten Ausrichtung der Medizin-Soziologie in Deutschland begründet. Ernst von Kardorff kann überzeugend darlegen, dass als Ergebnis dieser Entwicklung der spezifischen Engführung einer speziellen Disziplin, die auf die Belange der Medizin nahezu alleinig ausgerichtet ist, der Verlust eines wesentlichen Merkmals ihrer soziologischen Spezifität droht. Medizinische Soziologie soll und darf jedoch nicht nur anwendungsorientierte Forschung im Spektrum medizinischer Versorgung und Praxis leisten, sondern muss auf die neuen und grundlegenden Fragen im Rahmen des Neu-Begreifens der Entwicklungen im Verhältnis Staat – Medizin – Gesundheit – Bevölkerung im Kontext säkularen Wandels Antworten geben. Man muss skeptisch sein, ob dies der derzeitigen Medizin-Soziologie gelingt.

Bruno Hildenbrand zeigt in seinem Beitrag auf, dass die klinischen Soziologie in Deutschland in den 1980er Jahren mit großen Hoffnungen versehen war, sie war getragen vom Optimismus des Aufschwungs der Sozialwissenschaften in den 1970er Jahren, dieser Optimismus verflog und in der neueren Zeit kann sich der Ansatz der klinischen Soziologie in der Praxis nicht behaupten. Der Autor erläutert unterschiedliche Konzepte der klinischen Soziologie, bei Louis Wirth beginnend, über Pierre Bourdieu, Bernd Dewe bis hin zu Ulrich Oevermann. Insbesondere das Konzept von Louis Wirth aus den 30er Jahren ist in vielerlei Hinsicht erstaunlich aktuell. Das Kapital des klinischen Soziologen sieht Bruno Hildenbrand auch darin, dass der Soziologe handlungsentlastet Situationen professionellen Handelns rekonstruieren und Handlungsalternativen mit den Professionellen entwickeln kann. Die Beziehungsmodalität zu seinen Klienten ist dabei vorzugsweise eine mäeutische, die Methode der Wahl ist die Sequenzanalyse, sei es in der Version der Grounded Theory oder der Objektiven Hermeneutik. Der Anspruch einer „klinischen Soziologie" impliziert, dass die Soziologie einen unmittelbaren Beitrag zur Lösung menschlicher Probleme leisten könne. Dies erläutert der Autor als einerseits unangemessen und vermessen zugleich: *Unangemessen* könnte der Anspruch einer klinischen Soziologie sein, weil die Soziologie sich immer als eine kritische Wissenschaft verstanden hat, die von vornherein in einer Distanz zur gesellschaftlichen Praxis steht. *Vermessen* könnte der Anspruch einer klinischen Soziologie sein, weil sie mit dem Anspruch, klinisch zu sein, ein Feld betritt, das von den „alten Professionen" (Arzt, Pfarrer und Jurist) ausgefüllt wird.

Johannes Hätscher erläutert in seinen Beitrag die neurochirurgische Therapie der Parkinson-Krankheit und zeigt die mit dieser Therapie verbundenen psychosozialen Adaptationsprobleme auf. Durch die Tiefe Hirnstimulation in der Therapie des Morbus Parkinson erreichen die Betroffenen faktisch ein früheres Stadium der Erkrankung, das bereits jahre- wenn nicht jahrzehntelang zurückliegt. Dennoch schreitet trotz dieser beachtlichen Erfolge die Erkrankung weiter fort – sie wird nur symptomatisch kuriert, nicht aber geheilt. Dies führt zu besonderen Herausforderungen im Umgang mit dieser Erkrankung. Auf biomedizinischer Ebene und gemessen mit den dazugehörigen standardisierten Instrumenten war die Operation durchaus ein voller Erfolg, auf der Ebene des Erlebens der Krankheit und des Wandels in der Krankheitswahrnehmung nach der Operation zeigen sich jedoch starke Irritationen bei den Patientinnen wie bei den Angehörigen. So kann der Autor aufzeigen, dass wenn biomedizinische potente Therapiemethoden mit einem Mal alle Symptome einer jahre-, manchmal lebenslang belastenden Erkrankung zum Verschwinden bringen, sind damit nicht etwa alle Probleme lösen. Vielmehr wird nun die Tatsache der radikal erfolgten Gesundung in sich krisenhaft. Dies zeigt Johannes Hätscher anhand seiner empirischen Befunde der Studie zu den Handlungs- und Deutungsproblemen von Parkinsonpatienten und ihren Angehörigen detailliert auf und demonstriert somit die besonderen Erkenntnischancen einer klinischen Soziologie und diskutiert gleichzeitig, wo Limitationen dieses Vorgehens liegen.

Der Beitrag der Autoren *Laura Hoffmann, Nadine Schumann* und *Matthias Richter* untersucht die Anforderungen an den gestiegenen Versorgungsbedarf von Crystal Meth Abhängigen in Mitteldeutschland für den Versorgungssektor der ambulanten Suchtberatung. Methamphetamin besitzt ein enormes Abhängigkeitspotenzial und gehört nach Cannabis weltweit zu den meist konsumierten illegalen Drogen. Im Vergleich zu anderen illegalen Drogen ist beim Methamphetaminkonsum eine Begrenzung auf bestimmte Personengruppen (z.B. innerhalb der Partyszene) kaum feststellbar, d.h. riskante Konsummuster sind in verschiedenen sozialen Gruppen zu finden. Um den Versorgungsbedarf von Crystal Meth Abhängigen in Mitteldeutschland zu erforschen wurde eine qualitative Studie durchgeführt, die Experten der gesamten Versorgungskette, d.h. der ambulanten Beratungs- und Behandlungseinrichtungen, der Akutversorgung sowie der Rehabilitation zu zentralen Aspekten und Herausforderungen einer bedarfsgerechten Versorgung der Betroffenen sowie zu ihren Erfahrungen und Einschätzungen bezüglich bestehender Risikogruppen befragt. So konnten spezifische Defizite auf den Ebenen des Zugangs, der Inanspruchnahme und Qualität aus Sicht der Experten benannt und Optimierungspotenziale für die Versorgung von Crystal Meth Abhängigen in Mitteldeutschland benannt werden.

Im Beitrag von *Heike Ohlbrecht* werden die Veränderungen in der Arbeitswelt, hauptsächlich im Zusammenhang mit der Digitalisierung und Arbeitsverdichtung, in ihren Konsequenzen für die Gesundheit von Arbeitnehmenden diskutiert. Ausgehend von einer kurzen historischen Betrachtung des Wandels der Arbeitswelt beginnend von der Industrialisierung bis heute werden die jeweiligen Arbeitsbedingungen und die Beanspruchungen für die Gesundheit dargestellt. Die Produktionsverhältnisse und Arbeitsbedingungen werden sich in der Industrie 4.0 rasant verändern. Schon heute zeigen sich die Auswirkungen des fundamentalen

Wandels der Arbeitswelt. Die Beschäftigten von heute sehen sich neuen, z.T. widersprüchlichen, Anforderungen gegenübergestellt. In diesem Zusammenhang weisen speziell die Faktoren Risiken auf, die unter den Bedingungen von Arbeit 3.0 noch als erstrebenswerte Aspekte guter Arbeit galten, wie vergrößerte Autonomiespielräume in der Arbeit, flexible Arbeitszeiten, mehr Subjektivität im Arbeitsprozess und größere Kreativitätsspielräume. Die neuen Krankheitsbilder, wie psychische Erkrankungen, Depressionen und Burnout werden im Zusammenhang mit den Veränderungen in der Arbeitswelt diskutiert.

Susanne Bartel stellt ausgewählte Ergebnisse einer qualitativen Studie zu gesundheitsbedingten Ausstiegs- und Neuorientierungsprozessen aus dem Erwerbsleben vor. Die Autorin zeigt empirisch auf, wie sich gesundheitsbedingte Ausstiegsprozesse aus dem Erwerbseben anbahnen, wie sie verlaufen, welche Faktoren den Prozess der beruflichen Neuorientierung bedingen und schließlich, in welchen Erfahrungs- und Handlungsräumen sich die Bewältigungsarbeit vollzieht. Am Beispiel eines Falles wird exemplarisch ein Bedingungsgefüge für Ausstiegsprozesse rekonstruiert und eine Aushandlungsarena der Krankheitsbewältigung und der beruflichen Neuorientierung entworfen. Im Ergebnis werden zudem förderliche Faktoren für die Rückkehr in das Erwerbsleben herausgearbeitet. Am Fallbeispiel wird deutlich, dass sich biographisch ein Perspektivwechsel von der Sichtweise Arbeit *oder* Gesundheit hin zu einer Perspektive von Arbeit *und* Gesundheit einstellt. Auf Grundlage der Forschungsbefunde ist ein vertiefter Einblick in die Wirkungszusammenhänge und Verläufe beruflicher Ausstiegs-, Neuorientierungs- und Rückkehrprozesse möglich und es können praxisnahe Impulse für die Begleitung von Neuorientierungsprozessen und die Gestaltung von ‚Return to Work' abgeleitet werden.

Der Beitrag von *Carsten Detka* geht aus der Perspektive der Biographieforschung und vor dem methodischen Hintergrund der soziolinguistischen Prozessanalyse (früher Narrationsanalyse) der Frage nach, wie in Krankheitsgeschichten – etwa in Form autobiographisch-narrativer Interviews, aber auch in Arzt-Patient-Interaktionen – Hinweise auf eine Verankerung der Selbstpräsentation des Betroffenen in der biographischen Entwicklung bzw. in der alltäglichen Bewältigungsarbeit gefunden werden können. Der Autor fragt nach textformalen Indikatoren und biographisch relevanten Markierern für „authentische" Darstellungen in Krankheitsgeschichten, die also nicht abstrahiert-theoretische Wunschvorstellungen mit Blick auf soziale Erwartungen zum Ausdruck bringen, sondern in der Erfahrungsaufschichtung verankert sind und einen Einblick in die eigentheoretische Auseinandersetzung des Befragten mit seiner Erkrankung erlauben. Carsten Detka geht der Frage nach, wie der Forscherin, aber auch der Ärztin oder den engen Angehörigen ein Blick hinter Ausblendungsfassaden oder beschönigende Darstellungen in Krankheitsgeschichten gelingen kann. Als empirisches Material zur Veranschaulichung dient ein autobiographisch-narratives Interview mit einem jungen Mann, der an Diabetes mellitus Typ I erkrankt ist, und der im Interview starke Anstrengungen unternimmt, den Krankheitscharakter von Diabetes mellitus herabzustufen/zu relativieren.

Die Autoren *Josephine Jellen, Heike Ohlbrecht* und *Torsten Winkler* betrachten in ihrem Beitrag den Wandel der Patientenrolle angesichts der Veränderungen im Krankheitsspektrum spätmoderner Gesellschaften. Die neuen Herausforderungen, die mit einer Zunahme von psychischen Erkrankungen und von chronischen Krankheiten für das Versorgungssystem und für die Medizin verbunden sind werden diskutiert und hinsichtlich ihrer Implikationen für das Art-Patienten-Verhältnis betrachtet. Die neuen Ansprüche an Individuen bezüglich der stärkeren „Pflicht zur Gesundheit" sowie zur Verantwortungsübernahme für den Gesundheitsstatus werden daraufhin diskutiert, inwiefern dies die Arzt-Patienten-Interaktion verändert. Die Veränderungen in der Patientenrolle können als symptomatisch für einen sich wandelnden Umgang mit Gesundheit und Krankheit gesehen werden. Eingebettet sind die Ausgestaltungen der jeweiligen Patientenrolle in umfassendere sozial konturierte Gesundheitskulturen. Patienten entwickeln im Umgang mit der sozialen Situation der Krankheit spezifische Strategien, die sich empirisch darstellen lassen. Eine empirische Typologie des strategischen Patienten verweist auf die Potenziale einer qualitativen gesundheitssoziologischen Perspektive. Der Beitrag benennt in diesem Zusammenhang zentrale Forschungsdesiderate.

Nach den Beiträgen im Kontext *Medizinischer Soziologie* folgen im Buch Beiträge, die sich mit dem Begriffskonstrukt *Medizinische Pädagogik* einmal mehr, einmal weniger deutlich auseinander. Für diese fünf Beiträge wurden Autorinnen und Autoren aus drei verschiedenen Fachdisziplinen – Medizin(didaktik), Pflegedidaktik und Erziehungswissenschaft – gewonnen, die sich aus ihrer fachspezifischen Perspektive heraus jeweils mit Fragen des Lehrens und Lernens im Kontext von Krankheit auseinandersetzen. In der Gesamtschau der Beiträge wird deutlich, dass die Begriffe *Medical Education, Medizinpädagogik* und *Medizinische Pädagogik,* die auf den ersten Blick als Synonyme erscheinen, in den drei verschiedenen Fachdisziplinen unterschiedliche Bedeutung haben:

- Unter *Medical Education* wird in der Medizin zumeist ein hochschuldidaktisches Lehr- und Weiterbildungsangebot, oftmals in Form eines Masterstudiums, verstanden, das Lehr-Lern-Prozesse innerhalb des Medizinstudiums zum Gegenstand hat. Medical Education als Medizindidaktik gewinnt zunehmend an Bedeutung, nicht zuletzt, da auch das Medizinstudium an den verschiedenen Universitätsstandorten in Deutschland kompetenzorientiert ausgerichtet wird.

- In der *Pflegedidaktik* wird der Begriff Medizinpädagogik als veraltet betrachtet, da er den Besonderheiten der noch jungen, aber aufstrebenden Fachdisziplin Pflegedidaktik und ihrer Bezugswissenschaft, der Pflegewissenschaft, nicht gerecht wird.

- In der *Erziehungswissenschaft* ist eine Teildisziplin, die sich mit dem Konstrukt Medizinische Pädagogik explizit in Verbindung bringen lässt, nicht vorhanden. Orientieren sich verschiedene Teildisziplinen der Erziehungswissenschaft an den Entwicklungsphasen im Lebenszyklus, wie z.B. Kleinkindpädagogik, Erwachsenenbildung, Altenbildung, liegen andere wiederum quer zu diesen, da sie thematisch orientiert sind, z.B. die Sozialpädagogik oder die Medienpädagogik. Medizinische Pädagogik müsste sich, ebenso wie eine Gesundheitspädagogik, die nur in Ansätzen existiert und vornehmlich in den pädagogischen Handlungsfeldern sichtbar wird, quer über die Lebensspanne erstrecken, da die lernende Bearbeitung von Krankheit in der gesamten Lebensspanne notwendig werden kann.

Im ersten Beitrag mit Bezug zum Begriffskonstrukt *Medizinische Pädagogik* greift *Astrid Seltrecht* diese Differenzierung noch einmal auf, um anschließend aus erziehungswissenschaftlicher Perspektive auf zwei Projekte einzugehen, die gegenstandsbezogene und grundlagentheoretische Fragen im Kontext von Biografie, Krankheit und Lernen nachgehen. Hierfür werden theoretische Bezüge zum einen zur Medizinischen Soziologie und zur Medizinischen Psychologie und zum anderen zur Gesundheitspädagogik aufgezeigt. In gegenstandsbezogener Hinsicht wird der Frage nachgegangen, welche Vermittlungs- und Aneignungsprozesse sich im Kontext von Krankheit und Krankheitsbearbeitung vollziehen. Im Ergebnis zeigt sich, dass die Erziehungswissenschaft einen wichtigen Beitrag zu Fragen des Umgangs mit Diagnosen sowie der Krankheitsbearbeitung auf gegenstandsbezogener Ebene leistet.

Roswitha Ertl-Schmuck setzt sich mit Medizinpädagogik aus einer pflegedidaktischen Perspektive heraus auseinander. Sie zeigt in ihrem Beitrag zunächst die Anfänge der Lehrerbildung für Pflege- und Gesundheitsberufe auf, die unter der Bezeichnung Medizinpädagogik subsumiert wurden. Ein eigenständiges Lehr- und Forschungsgebiet konnte sich aufgrund der Nähe bzw. Verwobenheit mit der Fachdisziplin Medizin über mehrere Jahrzehnte hinweg nicht entwickeln. Im Zuge der Verwissenschaftlichung und Akademisierung der Pflege und Herausbildung der Pflegewissenschaft und der damit einhergehenden Schaffung eigener Wissensgrundlagen entwickelte sich sukzessive auch eine Pflegedidaktik als Fachdisziplin heraus, die sich mehr und mehr von der Medizin ablöst. Die heutige Pflegedidaktik als lehrende und forschende Fachdisziplin ist zum einen auf das pflegeberufliche Handeln verwiesen. Die Basisdisziplin Pflegewissenschaft mit ihren verschiedenen Bezugswissenschaften liefert zudem Theorien, Konzepte und Modelle, die pflegedidaktisch reformuliert werden müssen. Und schließlich importiert die junge Disziplin Pflegedidaktik Erkenntnisse aus der Berufspädagogik, der Erwachsenenbildung, der Schulpädagogik und der Sozialpädagogik. Der Beitrag zeigt abschließend auf, dass mit der Herausbildung einer Pflegedidaktik und der damit vollzogenen Überwindung der allein auf das Unterrichten fokussierten Medizinpädagogik derzeit noch nicht alle Herausforderungen gemeistert wurden: heterogene Ausbildungs- und Schulstrukturen (drei etablierte Pflegeausbildungen, die je nach Bundesland an berufsbildenden Schulen und/oder Schulen des Gesundheitswesens erfolgen; bildungspolitische Setzung der beruflichen Fachprofile; disziplineigene Suche nach der einen Bezugswissenschaft).

Von den Besonderheiten der Pflegedidaktik, wie sie Roswitha Ertl-Schmuck in ihrem Beitrag skizziert hat, greift *Jonas Hänel* vor allem die hermeneutische Fallkompetenz heraus, die Pflegefachkräfte besitzen müssen, um im Handeln zwischen wissenschaftlichem Regelwissen und den Besonderheiten des jeweiligen Einzelfalles professionell arbeiten zu können. Als eine Begründungsfolie für das fallorientierte pflegerische Handeln greift Jonas Hänel auf die ‚doppelte Handlungslogik' (Remmers 2000) zurück, die auf dem strukturtheoretischen Ansatz innerhalb der Professionsforschung beruht. Mithilfe von Datenmaterial (Standbilder aus Videoaufnahmen, die Interviews mit Stoma-Patienten dokumentieren), sollen „1. disziplinäre Anschlüsse und Abgrenzungen zu medizinischen, medizinpädagogischen und medizinsoziologischen Fragen sowie Durchlassstellen gemeinsamer Anliegen illustriert werden, 2. die Strukturlogik professionellen Handelns diskutiert werden und, 3. die Performativität des Pflegerischen am Beispiel einer *Aufführung* eines Stomawechsels hinsichtlich zukünftiger Forschungsnotwendigkeiten wie auch Bildungsmöglichkeiten befragt werden." (siehe den Beitrag von Jonas Hänel im vorliegenden Band). Abschließend wirft Jonas Hänel die Frage auf, wie eine „Offenheit am Einzelfall" immer aufs Neue hergestellt werden kann. Dieses Anliegen betrifft zum einen die pflegerische Praxis, zum anderen aber sind davon pflegedidaktische Überlegungen betroffen und schließlich gehen hiermit auch hochschuldidaktische Fragen der Lehrerausbildung einher.

Eine besondere Bedeutung des Fallbezugs, wie ihn Roswitha Ertl-Schmuck und Jonas Hänel für das pflegeberufliche Handeln von Pflegefachkräften und für das pflegedidaktische Handeln von Lehrkräften für Pflegeberufe herausstellen, sehen auch *Anke Spura* und *Bernt-Peter Robra* für das ärztliche Handeln gegenüber Patientinnen. Beide erweitern jedoch die Perspektive, indem sie in Rechnung stellen, dass professionelles Handeln von Ärztinnen gegenüber Patientinnen immer vor dem Hintergrund institutioneller und gesellschaftlicher Rahmenbedingungen, die nur in begrenztem Maße von Ärztin und von Patientin zu beeinflussen sind, stattfindet. In ihrem Beitrag stellen sie vor, wie angehende Ärztinnen und Ärzte durch ein hochschuldidaktisches Konzept auf eben dieses Bedingungsgefüge zwischen Fallbezug und Systembezug lehrend und lernend vorbereitet werden. Lerngegenstand des Seminars sind medizinsoziologische Inhalte. Ihr Ansatz, der sich als medizindidaktisches Konzept verstehen lässt, wird von beiden aber nur indirekt in den Kontext von *Medical Education* gestellt. Anke Spura und Bernt-Peter Robra fokussieren sich stattdessen auf die Inhalts- und Kompetenzebene des Seminarangebots und diskutieren die Bedeutung des Faches *Medizinische Soziologie* als „Element, Komplement oder Korrektiv des Studiengangs Humanmedizin" (siehe den Beitrag von Anke Spura und Bernt-Peter-Robra im vorliegenden Band) und sparen die explizite Thematisierung des medizindidaktischen Gehalts ihres Konzeptes auf der Metaebene in diesem Beitrag aus.

Im letzten Beitrag der Rubrik *Medizinische Pädagogik* setzt sich Astrid Seltrecht mit der forschungsmethodischen Frage auseinander, wie Lernprozesse grundlagentheoretisch erforscht werden können. Ausschlaggebend für diesen Beitrag sind die Forschungserfahrungen der Autorin innerhalb zweier erziehungswissenschaftlicher Projekte, in denen grundlagentheoretisch erforscht werden sollte, wie sich Lernprozesse im Lebensablauf vollziehen. Hierzu wurde sich auf Lebensgeschichten von Frauen und Männern, die zuvor an Brustkrebs erkrankt waren oder einen Herzinfarkt erlitten hatten, konzentriert, um die Ausnahmesituation, in der sie sich mit ihrem Krankheitsereignis befanden – so die Annahme der Projektdurchführenden – für die Offenlegung impliziten Wissens zu nutzen. Die kritisch-konstruktive Reanalyse der Ziele, Forschungsprozesse und Forschungsergebnisse beider Projekte macht unmissverständlich deutlich, dass innerhalb der Analyse von Lernmodi a) eine Abkehr von alltagsweltlich besetzten Begriffen, wie z.B. Nichtlernen und Verlernen erfolgen muss, b) durch induktives Vorgehen bei der Gewinnung von Kategorien sich sukzessive vom Einzelfall gelöst werden muss, sodass fallübergreifende Aussagen, wie sich das Lernen über die Lebensspanne vollzieht, generiert werden können.

Literatur

Alheit, Peter (2013): „Da wurde man, auf Deutsch gesagt, so richtig in heißes Wasser geschmissen": Der Herzinfarkt als „politisches" Phänomen. In: Nittel, Dieter/Seltrecht, Astrid (Hrsg.): Krankheit: Lernen im Ausnahmezustand? Brustkrebs und Herzinfarkt aus interdisziplinärer Perspektive. Berlin, Heidelberg: Springer Verlag, S. 223–233.
Aronowitz, Robert (1998): Making Sense of Illness: Science, Society and Disease. Cambridge: University Press Cambridge.
Badura, Bernhard/Feuerstein Günter (1994): Systemgestaltung im Gesundheitswesen. Zur Versorgungskrise der hochtechnisierten Medizin und den Möglichkeiten ihrer Bewältigung. Weinheim, München: Juventa.
Brockmann, Judith (2013): Die ärztliche Aufklärung als Rechtspflicht in der Arzt-Patient-Beziehung. In: Nittel, Dieter/Seltrecht, Astrid (Hrsg.): Krankheit: Lernen im Ausnahmezustand? Brustkrebs und Herzinfarkt aus interdisziplinärer Perspektive. Berlin, Heidelberg: Springer Verlag, S. 433–441.

Brumlik, Micha (2013): Arge Lernprozesse – Thomas Mann über Tod, Krankheit und Bildung. In: Nittel, Dieter/Seltrecht, Astrid (Hrsg.): Krankheit: Lernen im Ausnahmezustand? Brustkrebs und Herzinfarkt aus interdisziplinärer Perspektive. Berlin, Heidelberg: Springer Verlag, S. 89–100.

Bury, Michael (2009): Chronische Krankheit als biografischer Bruch. In: Schaeffer, Doris. (Hrsg.): Bewältigung chronischer Krankheit im Lebenslauf. Bern: Verlag Hans Huber, 75-90.

Coprei, Friedrich (1969): Der fruchtbare Moment im Bildungsprozeß. Heidelberg: Quelle und Meyer.

Corbin, Juliet/Strauss, Anselm (1988): Unending work and care: Managing chronic illness at home. San Francisco: Jossey-Bass.

Corbin, Juliet/Strauss, Anselm (2010): Weiterleben lernen. Verlauf und Bewältigung chronischer Krankheit. Bern: Verlag Hans Huber.

Detka, Carsten (2011): Dimensionen des Erleidens. Handeln und Erleiden in Krankheitsprozessen. Opladen, Farmington Hills: Verlag Barbara Budrich.

Detka, Carsten (2013): Aneignungsprozesse bei Patienten aus Ärztesicht. In: Nittel, Dieter/Seltrecht, Astrid (Hrsg.): Krankheit: Lernen im Ausnahmezustand? Brustkrebs und Herzinfarkt aus interdisziplinärer Perspektive. Berlin, Heidelberg: Springer Verlag, S. 491–499.

Dierks, Marie-Luise (2013): Die Patientenuniversität: Krankheit als Lerngegenstand. In: Nittel, Dieter/Seltrecht, Astrid (Hrsg.): Krankheit: Lernen im Ausnahmezustand? Brustkrebs und Herzinfarkt aus interdisziplinärer Perspektive. Berlin, Heidelberg: Springer Verlag, S. 355–365.

Dinkelaker, Jörg (2013): Formen und Ressourcen der Eigensinnigkeit: Varianten der Uneinsichtigkeit einer Herzinfarktpatientin. In: Nittel, Dieter/Seltrecht, Astrid (Hrsg.): Krankheit: Lernen im Ausnahmezustand? Brustkrebs und Herzinfarkt aus interdisziplinärer Perspektive. Berlin, Heidelberg: Springer Verlag, S. 199–209.

Fingerle, Michael/Bonnes, Caroline (2013): Der Krankheitsverlauf bei einer Brustkrebspatientin aus der Perspektive der Resilienzforschung. In: Nittel, Dieter/Seltrecht, Astrid (Hrsg.): Krankheit: Lernen im Ausnahmezustand? Brustkrebs und Herzinfarkt aus interdisziplinärer Perspektive. Berlin, Heidelberg: Springer Verlag, S. 235–246.

Fischer, Wolfram (2013): Biographie, Leib und chronische Krankheit. In: Nittel, Dieter/Seltrecht, Astrid (Hrsg.): Krankheit: Lernen im Ausnahmezustand? Brustkrebs und Herzinfarkt aus interdisziplinärer Perspektive. Berlin, Heidelberg: Springer Verlag, S. 185–198.

Flick, Uwe (1998). Wann fühlen wir uns gesund? Subjektive Vorstellungen von Gesundheit und Krankheit. Weinheim: Juventa.

Fuchs-Heinritz, Werner (2013): Herr Adler wird vernünftig. Veränderung der Lebensauffassung und des Todesbildes nach einem Herzinfarkt. In: Nittel, Dieter/Seltrecht, Astrid (Hrsg.): Krankheit: Lernen im Ausnahmezustand? Brustkrebs und Herzinfarkt aus interdisziplinärer Perspektive. Berlin, Heidelberg: Springer Verlag, S. 293–303.

Gerlinger, Thomas (2016): Geschichte der Soziologie von Gesundheit und Krankheit. In: Hurrelmann, Klaus/Richter, Matthias [Hrsg.]: Soziologie von Gesundheit und Krankheit. Wiesbaden: Springer VS. S. 89-103.

Glaser, Barney G./Strauss, Anselm L. (1965): Awareness of Dying. Chicago: Aldine Pub. Co.

Gröning, Katharina (2013): Der verlorene Körper: Scham und Isolierung als Grundproblem einer Brustkrebspatientin. In: Nittel, Dieter/Seltrecht, Astrid (Hrsg.): Krankheit: Lernen im Ausnahmezustand? Brustkrebs und Herzinfarkt aus interdisziplinärer Perspektive. Berlin, Heidelberg: Springer Verlag, S. 259-268.

Haker, Hille (2013): Die Relevanz religiöser und ethischer Orientierungen bei der Bewältigung von Krankheit. In: Nittel, Dieter/Seltrecht, Astrid (Hrsg.): Krankheit: Lernen im Ausnahmezustand? Brustkrebs und Herzinfarkt aus interdisziplinärer Perspektive. Berlin, Heidelberg: Springer Verlag, S. 281-292.

Hampe, Ruth (2013): Die Förderung therapeutischer Prozesse bei Brustkrebspatienten durch Kunsttherapie. In: Nittel, Dieter/Seltrecht, Astrid (Hrsg.): Krankheit: Lernen im Ausnahmezustand? Brustkrebs und Herzinfarkt aus interdisziplinärer Perspektive. Berlin, Heidelberg: Springer Verlag, S. 533-543.

Hartung, Susanne/Rosenbrock, Rolf (2012): Handbuch Partizipation und Gesundheit. Bern: Verlag Hans Huber.

Haubl, Rolf (2013): Lebensgeschichtliche Erfahrung und berufsbiographische Entscheidungsprozesse eines Psychoonkologen. In: Nittel, Dieter/Seltrecht, Astrid (Hrsg.): Krankheit: Lernen im Ausnahmezustand? Brustkrebs und Herzinfarkt aus interdisziplinärer Perspektive. Berlin, Heidelberg: Springer Verlag, S. 399-409.

Heinritz, Charlotte (2013): Zwei frühe Selbstzeugnisse von Frauen über Brustamputationen. In: Nittel, Dieter/Seltrecht, Astrid (Hrsg.): Krankheit: Lernen im Ausnahmezustand? Brustkrebs und Herzinfarkt aus interdisziplinärer Perspektive. Berlin, Heidelberg: Springer Verlag, S. 77-88.

Herrmann, Markus/Lehmann, Bianca (2013): Herzinfarkt aus Sicht der Allgemeinmedizin. In: Nittel, Dieter/Seltrecht, Astrid (Hrsg.): Krankheit: Lernen im Ausnahmezustand? Brustkrebs und Herzinfarkt aus interdisziplinärer Perspektive. Berlin, Heidelberg: Springer Verlag, S. 375-387.

Herzberg, Heidrun (2013): Die biographische Herausforderung in der Brustkrebspflege: Über die Notwendigkeit, Patienten wirklich zu verstehen. In: Nittel, Dieter/Seltrecht, Astrid (Hrsg.): Krankheit: Lernen im Ausnahmezustand? Brustkrebs und Herzinfarkt aus interdisziplinärer Perspektive. Berlin, Heidelberg: Springer Verlag, S. 523-532.

Hildenbrand, Bruno (1983): Alltag und Krankheit – Ethnographie einer Familie. Stuttgart: Klett-Cotta.

Hoppe, Christian (2013): Transfer erziehungswissenschaftlich generierten Wissens in die medizinische Ausbildung in Form von E-Learning-Modulen. In: Nittel, Dieter/Seltrecht, Astrid (Hrsg.): Krankheit: Lernen im Ausnahmezustand? Brustkrebs und Herzinfarkt aus interdisziplinärer Perspektive. Berlin, Heidelberg: Springer Verlag, S. 421-429.

Hoyer, Timo (2013): Die Passage des Sterbens: Krebserkrankung im Spielfilm. In: Nittel, Dieter/Seltrecht, Astrid (Hrsg.): Krankheit: Lernen im Ausnahmezustand? Brustkrebs und Herzinfarkt aus interdisziplinärer Perspektive. Berlin, Heidelberg: Springer Verlag, S. 341–351.

Jäger, Elke/Neumann, Antje (2013): Klinische Studien und Nachwuchswissenschaftler in der Onkologie. In: Nittel, Dieter/Seltrecht, Astrid (Hrsg.): Krankheit: Lernen im Ausnahmezustand? Brustkrebs und Herzinfarkt aus interdisziplinärer Perspektive. Berlin, Heidelberg: Springer, S. 367-373.

Kardorff, Ernst von/Ohlbrecht, Heike (2007): Essstörungen im Jugendalter - eine Reaktionsform auf gesellschaftlichen Wandel, DISKURS Kindheits- und Jugendforschung, 2/2007, S. 155-168, Verlag Barbara Budrich.

Kardorff, Ernst von (2012): Partizipation in der Rehabilitation. In: Rosenbrock, Rolf/ Hartung, Susanne (Hrsg.): Handbuch Partizipation und Gesundheit. Bern: Verlag Hans Huber. S.391-407.

Kardorff, Ernst von/Schönberger, Christine (2013): Krebskranke in Rehabilitation und Nachsorge: Lebensgeschichtliche Transformationsprozesse zwischen Gestaltwandel und Kontinuierung. In: Nittel, Dieter/Seltrecht, Astrid (Hrsg.): Krankheit: Lernen im Ausnahmezustand? Brustkrebs und Herzinfarkt aus interdisziplinärer Perspektive. Berlin, Heidelberg: Springer Verlag, S. 247-258.

Keil, Annelie (2013): Krankheit als biographischer Ausnahmezustand: Der objektive Faktor Subjektivität. In: Nittel, Dieter/Seltrecht, Astrid (Hrsg.): Krankheit: Lernen im Ausnahmezustand? Brustkrebs und Herzinfarkt aus interdisziplinärer Perspektive. Berlin, Heidelberg: Springer Verlag, S. 125-137.

Kickbusch, Ilona (2006): Die Gesundheitsgesellschaft. Megatrends der Gesundheit und deren Konsequenzen für Politik und Gesellschaft. Hamburg: Verlag für Gesundheitsförderung.

Kuczyk, Susanne (2013): Der Arzt als Wissensvermittler: Eine Analyse ärztlicher Vorträge vor Brustkrebspatientinnen. In: Nittel, Dieter/Seltrecht, Astrid (Hrsg.): Krankheit: Lernen im Ausnahmezustand? Brustkrebs und Herzinfarkt aus interdisziplinärer Perspektive. Berlin, Heidelberg: Springer Verlag, S. 469-479.

Kuyper, Marina B./Wester, Fred (1998): In the Shadow: The Impact of Chronic Illness on the Patient's Partner. Qualitative Health Research, 8 (2). S. 237-253.

Lammer, Kerstin (2013): „Lehre uns bedenken, dass wir sterben müssen, damit wir ein weises Herz gewinnen" (Psalm 90). In: Nittel, Dieter/Seltrecht, Astrid (Hrsg.): Krankheit: Lernen im Ausnahmezustand? Brustkrebs und Herzinfarkt aus interdisziplinärer Perspektive. Berlin, Heidelberg: Springer Verlag, S. 545-552.

Lüngen, Markus/Passon, Anna Marie (2013): Gesundheitsökonomie: Die Finanzierung von Prävention und Behandlung von Herzinfarkt und Brustkrebs. In: Nittel, Dieter/Seltrecht, Astrid (Hrsg.): Krankheit: Lernen im Ausnahmezustand? Brustkrebs und Herzinfarkt aus interdisziplinärer Perspektive. Berlin, Heidelberg: Springer Verlag, S. 25-34.

Meyer-Drawe, Käthe (2008): Diskurse des Lernens. München: Wilhelm Fink.

Meyer-Drawe, Käthe (2013): Lernen und Leiden. Eine bildungsphilosophische Reflexion. In: Nittel, Dieter/Seltrecht, Astrid (Hrsg.): Krankheit: Lernen im Ausnahmezustand? Brustkrebs und Herzinfarkt aus interdisziplinärer Perspektive. Berlin, Heidelberg: Springer Verlag, S. 46-76.

Oevermann, Ulrich (2013): „Compliance" und die Strukturlogik des Arbeitsbündnisses zwischen Arzt und Patient. In: Nittel, Dieter/Seltrecht, Astrid (Hrsg.): Krankheit: Lernen im Ausnahmezustand? Brustkrebs und Herzinfarkt aus interdisziplinärer Perspektive. Berlin, Heidelberg: Springer Verlag, S. 501-521.

Ohlbrecht, Heike (2006): Jugend, Identität und chronische Krankheit. Soziologische Fallrekonstruktionen. Opladen: Verlag Barbara Budrich.

Ohlbrecht, Heike (2016): Die qualitative Analyse von Gesundheit und Krankheit. In: Hurrelmann, Klaus/Richter, Matthias (Hrsg.): Soziologie von Gesundheit und Krankheit. Wiesbaden: Springer VS. S.71-87.

Öhman, Marja/ Söderberg, Siv (2004): The Experiences of Close Relatives Living with a Person with Serious Chronic Illness. In: Qualitative Health Research, 14 (3), 396-410.

Oswald, Frank/Himmelsbach, Ines (2013): Entwicklung unter der Bedingung einer lebensbedrohlichen Erkrankung im Alter. In: Nittel, Dieter/Seltrecht, Astrid (Hrsg.): Krankheit: Lernen im Ausnahmezustand? Brustkrebs und Herzinfarkt aus interdisziplinärer Perspektive. Berlin, Heidelberg: Springer Verlag, S. 269-280.

Reineke, Silke/Spranz-Fogasy, Thomas (2013): Arzt-Patient-Kommunikation: Allgemeine Merkmale und Besonderheiten bei Brustkrebspatienten. In: Nittel, Dieter/Seltrecht, Astrid (Hrsg.): Krankheit: Lernen im Ausnahmezustand? Brustkrebs und Herzinfarkt aus interdisziplinärer Perspektive. Berlin, Heidelberg: Springer Verlag, S. 443-454.

Richter, Sophia/Friebertshäuser, Barbara (2013): Brustkrebs als Statuspassage: Leben und Sterben als Krise und Lösung. In: Nittel, Dieter/Seltrecht, Astrid (Hrsg.): Krankheit: Lernen im Ausnahmezustand? Brustkrebs und Herzinfarkt aus interdisziplinärer Perspektive. Berlin, Heidelberg: Springer Verlag, S. 315-325.

Riemann, Gerhard (1987): Das Fremdwerden der eigenen Biographie: narrative Interviews mit psychiatrischen Patienten. München: Fink.

Schaeffer, Doris (2009): Bewältigung chronischer Krankheit im Lebenslauf. Bern: Hans Huber Verlag.

Schaeffer, Doris/Haslbeck, Jörg (2013): Komplexe Medikamentenregime bei chronischer Krankheit – diskutiert am Beispiel kardiologischer Erkrankungen. In: Nittel, Dieter/Seltrecht, Astrid (Hrsg.): Krankheit: Lernen im Ausnahmezustand? Brustkrebs und Herzinfarkt aus interdisziplinärer Perspektive. Berlin, Heidelberg: Springer Verlag, S. 211-221.

Schäfer, Jürgen (2013): Fernsehserien als Lernvorlage: Was können wir von Dr. House lernen? In: Nittel, Dieter/Seltrecht, Astrid (Hrsg.): Krankheit: Lernen im Ausnahmezustand? Brustkrebs und Herzinfarkt aus interdisziplinärer Perspektive. Berlin, Heidelberg: Springer Verlag, S. 411-419.

Schmitt, Rudolf (2005): Entwicklung, Prägung, Reifung, Prozess und andere Metaphern. Oder: Wie eine systematische Metaphernanalyse in der Entwicklungspsychologie nützen könnte. In: Mey, Günter (Hrsg.): Handbuch Qualitative Entwicklungspsychologie. Köln: KSV Kölner Studien Verlag, S. 545-584.

Schönberger, Christine/Kardorff, Ernst von (2003): Mit dem kranken Partner leben. Anforderungen, Belastungen und Leistungen von Angehörigen Krebskranker. Soziologische Fallstudien. Opladen: Leske und Budrich.

Schütze, Fritz (1995): Verlaufskurven des Erleidens als Forschungsgegenstand der interpretativen Soziologie, In: Krüger, Heinz-Hermann; Marotzki, Winfried. (Hrsg.): Erziehungswissenschaftliche Biographieforschung. Opladen: Leske, Budrich. S. 191-224

Seltrecht, Astrid (2006): Lehrmeister Krankheit? Eine biographieanalytische Studie über Lernprozesse von Frauen mit Brustkrebs. Opladen, Farmington Hills: Barbara Budrich.

Senf, Bianca/Kaiser, Jochen (2013): Brustkrebs als Auslöser von psychosozialen Belastungen, Angst und Depression sowie Angebote, Methoden und Effekte psychoonkologischer Intervention. In: Nittel, Dieter/Seltrecht, Astrid (Hrsg.): Krankheit: Lernen im Ausnahmezustand? Brustkrebs und Herzinfarkt aus interdisziplinärer Perspektive. Berlin, Heidelberg: Springer Verlag, S. 389-398.

Siegrist, Johannes (1978): Arbeit und Interaktion im Krankenhaus: Vergleichende medizinsoziologische Untersuchungen in Akutkrankenhäusern. Stuttgart: Enke.

Stoellger, Philipp (2010): Passivität aus Passion. Zur Problemgeschichte einer „categoria non grata". Tübingen: Mohr Siebeck.

Virchow, Rudolf (1848): Der Armenarzt. In: Die medicinische Reform. Nr. 18. S. 125.

Vogd, Werner (2013): Arzt-Patient-Interaktion aus medizinsoziologischer Perspektive. In: Nittel, Dieter/Seltrecht, Astrid (Hrsg.): Krankheit: Lernen im Ausnahmezustand? Brustkrebs und Herzinfarkt aus interdisziplinärer Perspektive. Berlin, Heidelberg: Springer Verlag, S. 455-467.

Werwick, Katrin. (2012): Der Umgang mit schwerer chronischer Krankheit: eine soziologische Untersuchung am Beispiel von Morbus Crohn und Colitis ulcerosa. Opladen: Verlag Barbara Budrich.

Wolff, Stephan (1986): Das Gespräch als Handlungsinstrument. Konversationsanalytische Aspekte sozialer Arbeit. In: Kölner Zeitschrift für Soziologie und Sozialpsychologie 38, 55-84

Teil I: Medizinische Soziologie

Ist Medizin-Soziologie noch zeitgemäß?

Ernst von Kardorff

Keywords: Lage der Medizin-Soziologie in Deutschland, Erweiterungen und Veränderungen im Feld, medizin-soziologische Diskurse

Abstract

Derzeit existiert ein günstiges Klima für die Medizin-Soziologie und alle anderen Wissenschaften, die sich mit Gesundheit, Krankheit, Versorgung, mit Gesundheitsökonomie und gesundheitlicher Lebensqualität beschäftigen. Das Wachstum der Medizinsoziologie geht jedoch mit einer inhaltlichen Krise einher: Angesichts neuer Entwicklungen im „Feld" stößt die Medizin-Soziologie (v.a. in Deutschland) an historisch gewachsene (Selbst-)Begrenzungen ihrer disziplinären Selbstverortung und droht, insbesondere durch die Abkoppelung von den theoretischen und konzeptionellen Entwicklungen in ihrer Herkunftsdisziplin an analytischer Kraft und Kritikfähigkeit einzubüßen, ihr spezifisches Profil und die Anschlussfähigkeit an neuere Entwicklungen im Feld zu verlieren oder in neuen Disziplinen „aufzugehen".

1. Von der Medizin- Soziologie zu den Gesundheitswissenschaften – Erweiterungen und Veränderungen im Feld auf dem Weg zur „Gesundheitsgesellschaft"

Gesundheit als Thema öffentlicher Debatten hat Konjunktur, angefangen von den steigenden Kosten des Gesundheitswesens über die Zunahme chronischer Krankheiten und hier insbesondere der Diagnosen psychischer Störungen bis zu den Moden gesunder Ernährung; dies zeigt sich nicht allein in der unüberschaubaren Ratgeberliteratur und in besorgten politischen Kommentaren, sondern auch in einer Vielzahl einschlägiger Kongresse und (sozial-)wissenschaftlicher Studien – ein großer Teil davon im Auftrag von Sozialversicherungsträgern und Ministerien[1].

---

1   Um nur einige zu nennen: das Gesundheitsmonitoring des Robert-Koch-Instituts in Berlin (z.B. die KiGGs und die DEGS-Studien), die Analysen der der BAuA zum Zusammenhang von Arbeitswelt und Gesundheit (etwa der Stress-Report Deutschland: Lohmann-Haislah 2012), die

Kurz, es existiert ein günstiges Klima für die Medizin-Soziologie und alle anderen Wissenschaften, die sich mit Gesundheit, Krankheit, Versorgung, mit Gesundheitsökonomie und gesundheitlicher Lebensqualität beschäftigen. Das Wachstum der Medizin-Soziologie geht, so meine These, mit einer inhaltlichen Krise einher: angesichts neuer Entwicklungen im „Feld" stößt die Medizin-Soziologie (v.a. in Deutschland) an historisch gewachsene (Selbst-)Begrenzungen ihrer disziplinären Selbstverortung und droht, insbesondere durch die Abkoppelung von den theoretischen und konzeptionellen Entwicklungen in ihrer Herkunftsdisziplin an analytischer Kraft und Kritikfähigkeit einzubüßen, ihr spezifisches Profil und die Anschlussfähigkeit an neuere Entwicklungen im Feld zu verlieren oder in neuen Disziplinen „aufzugehen". Das gilt umso mehr als die medizinische Soziologie in ihrer derzeit dominierenden Gestalt in Deutschland, die Herausforderungen, die mit der Entwicklung zu einer „Gesundheitsgesellschaft" (Kickbusch 2006; Kickbusch/Hartung 2014[2]) verbunden sind, vorrangig als „technische" Probleme der „Medizin" aufgegriffen hat, anstatt sie als Herausforderung einer *gesellschaftstheoretischen Reflexion* der Bedeutung (und des Bedeutungswandels) von Gesundheit und Krankheit etwa im Kontext der demografischen Alterung, steigender sozialer Ungleichheit und zunehmender Vermarktlichung von Gesundheitsdiensten, der wachsenden volkswirtschaftlichen Rolle der Gesundheitswirtschaft sowie der rasanten Entwicklung und Ausweitung medizinischer Diagnostik, Behandlung und biogenetischer Interventionen zu begreifen. So betonen Krajic, Forster und Mixa (2009) im Editorial eines Sonderhefts zum Thema „Gesundheit" der Österreichischen Zeitschrift für Soziologie die Notwendigkeit einer kritischen und grundsätzlichen Debatte angesichts einer mehrheitlich empiristischen, kleinteiligen und hoch spezialisierten sowie vorwiegend auf konkrete Anfragen aus der „Medizin" ausgerichteten anwendungsorientierten Medizin-Soziologie.

Vor diesem Hintergrund werde ich *erstens* anhand der gegenwärtigen Lage der medizinischen Soziologie (in Deutschland) zeigen, auf welche Weise sie sich als lehrende, forschende und beratende Disziplin an den medizinischen Fakultäten erfolgreich etablieren konnte – in der Forschung vor allem als angewandte Sozialforschung zu extern von der „Medizin" vorgegeben Fragestellungen mit besonderen Kompetenzen im Bereich quantitativer und zunehmend auch qualitativer Methoden und Forschungsdesigns. *Zweitens* möchte ich zeigen, dass sie diesen Erfolg nicht zuletzt dadurch errungen hat, dass sie überwiegend zu einem fraglosen Bestandteil des medizinischen Systems und seiner Programme (und auch der

---

Gesundheitsreports großer Krankenkassen wie DAK und BKK, die Studien der Deutschen Rentenversicherung zur Rehabilitation, der Deutschen Unfallversicherung zum Arbeitsschutz, die auf wissenschaftlichen Studien basierenden Stellungnahmen des Sachverständigenrats zur Begutachtung der Entwicklung im Gesundheitswesen oder den Teilhabebericht der Bundesregierung.

„Mythen der Medizin": Saake/Vogd 2008) sowie der heraufkommenden Gesundheitsgesellschaft geworden ist; damit hat sie sich zu großen Teilen von einer gesellschaftstheoretischen Reflexion und Kritik an der Medizin und deren Hegemonialanspruch (so explizit schon von Rudolf Virchow 1848 formuliert: „Die Medizin ist eine sociale Wissenschaft und Politik ist nichts weiter als Medizin im Großen" [S. 125] bis zu einigen Vertretern der modernen Neurowissenschaften[2]) entfernt. Und sie hat damit das Fach auch um wichtige Positionierungen in ihrer Entwicklungsgeschichte halbiert, die mit Namen wie z.B. Irving Zola, Eliott Freidson, Thomas Scheff, Andrew Scull, Nikolas Rose und anderen verbunden sind. Tendenziell hat sie damit ihren Anspruch als geistesgegenwärtige Analyse der sich wandelnden Beziehungen zwischen Gesundheit und Gesellschaft (z.B. Dreitzel 1968; Deppe 2005[3]; Rosenbrock[3]; Ehrenberg 2004) in weiten Teilen aufgegeben und ist – von Ausnahmen abgesehen – nur noch lose mit ihrer Mutterdisziplin verbunden. *Drittens* geht es mir darum, zu klären, ob es angesichts der neuen Disziplinen, die sich mit den Themen rund um „Gesundheit(en)" beschäftigen noch ein Proprium einer genuin soziologischen Gesundheitswissenschaft im Unterschied zu anderen Disziplinen gibt, das mehr als eine bloße Übernahme sozialwissenschaftlicher Methodenkompetenz ist.

2.   Stichworte zur Lage der Medizin-Soziologie in Deutschland

Nachdem die Soziologie insgesamt ihre Deutungshoheit über Beschreibung, Analyse und Zukunftsperspektiven der Gesellschaft zunehmend an die Wirtschaftswissenschaften, die Kulturwissenschaften, die Bildungswissenschaften und die Lebenswissenschaften oder an außeruniversitäre Think-Tanks verloren hat, wäre es erstaunlich, wenn dies nicht auch auf die Bindestrichsoziologien insgesamt zuträfe. Gleichwohl ist die medizinische Soziologie die wahrscheinlich erfolgreichste Bindestrichsoziologie in Deutschland: sie ist an allen medizinischen Fakultäten mit eigenen Instituten vertreten, an Hochschulen für Angewandte Forschung auch in den Studiengängen *Soziale Arbeit, Pflegewissenschaften* und *Pflegepädagogik,* an denen neben Ärzten/-innen auch Medizin-Soziologen/-innen lehren und forschen. Zudem verfügt die Medizin-Soziologie über eine eigene Sektion bei der DGS und eine seit 1972 bestehende eigene Fachgesellschaft, die DGMS (*Deutsche Gesellschaft für medizinische Soziologie*), die von René König, Hans-

---

2   Kritisch zu den stark mit den Ergebnissen bildgebender Verfahren argumentierenden und bis in die Pädagogik reichenden Ansprüchen der medizinischen Neurowissenschaften vgl. Baecker (2014)

3   Rolf Rosenbrock war von 1978-1995 Herausgeber des Jahrbuchs für Kritische Medizin und hat durch seine Arbeiten zur Präventionspolitik, zu AIDS und zu Fragen der Kassenpolitik wichtige Positionen sozialwissenschaftlicher Medizin(system)kritik unter anderem am WZB und als Politikberater mitgeprägt.

Ulrich Deppe, Horst Baier und anderen gegründet wurde. Die 1976 gegründete medizin-soziologische Fachzeitschrift *Mensch, Medizin, Gesellschaft* hat ihr Erscheinen 1992 eingestellt; *Prävention und Gesundheitsförderung, Forum Public Health* oder *Das Gesundheitswesen* sind keine explizit soziologischen Journale. Im Unterschied zum angelsächsischen Sprachraum (z.B. *Social Science and Medicine; Sociology of Health and Illness; Journal of Health and Social Behaviour;* Medical Sociology online; etc) gibt es hierzulande keine eigenständige medizinsoziologische Zeitschrift.

Die von der American Sociological Association (ASA) veröffentlichte Definition von Medical Sociology, findet sich in ähnlicher Weise auch in einschlägigen Texten im deutschsprachigen Raum (vgl. von Ferber 1975; Gerhardt 1991; Siegrist 2005[6]; Graumann/Lindemann 2010); sie lautet:

> „Medical sociology provides an analytical framework for understanding the social contexts of health, illness and health care. Central topics include the subjective experience of health and illness, political, economic and environmental circumstances fostering ill health; and societal forces constraining the medical care system and individuals' responses to illness. This field draws on traditional sociological issues and contributes to them through reformulations of such basic concepts as social systems and institutions, professionalism, social movements and social change, and social interaction and negotiation. Drawing from pluralistic perspectives, the field is concerned with basic sociological research and its implications for public policy and practice" (http://www.asanet.org/communities/sections/sites/medical-sociology; Zugriff am 05.01.2017).

Ich unterscheide nachfolgend die an den medizinischen Fakultäten verankerte *institutionalisierte* medizinische Soziologie von der universitären „Schulsoziologie", die sich mit Themen im Umkreis von Gesundheit, Krankheit und Behinderung befasst, ohne dass die entsprechenden Lehrstühle die Denomination „Medizinsoziologie" aufweisen[4]. Abgesehen von der seit 1970 verpflichtenden Lehre im Rahmen der Approbationsordnung für Ärztinnen und Ärzte, greift die medizinische Soziologie vorwiegend als anwendungsorientierte Forschung wichtige Themen im Spektrum medizinischer Versorgung und Praxis auf: z.B. Fragen nach einer Verbesserung des Arzt-Patienten-Verhältnisses, heute unter dem Gesichtspunkt des shared decision making und der Berücksichtigung der Expertise der Patienten/-innen in eigener Sache; Analyse von Patientenerwartungen und -verhal-

---

4   Vorausgesetzt meine Recherche hat nichts Wesentliches übersehen, existiert derzeit in Deutschland an keinem soziologischen Institut ein Lehrstuhl mit der expliziten Denomination *Medizin-Soziologie* und dementsprechend auch keine spezielle Nachwuchssozialisation; viele in der Medizin tätige Soziologen/-innen werden über die stark sozialepidemiologisch und versorgungsorienterten Master of Public Health-Studiengänge fachspezifisch einsozialisiert.

ten; Motive und soziale Bedingungen für gesundheitsschädigende Verhaltensweisen; Ursachen für die Zunahme sogenannter Zivilisationskrankheiten; Auswirkungen sozialer Ungleichheit und ihre Folgen für Gesundheit (Marmot/Siegrist 2015; Richter/Hurrelmann 2009[2]); Gründe für milieuspezifisch und herkunftsbedingt oder regional ungleiche Zugangschancen zu Angeboten des Gesundheitssystems; Rekonstruktion von Krankheitsnarrationen unter dem Blickwinkel von Anpassungsleistungen (Schütze 1999), Bewältigungsstrategien (Schaeffer 2009) und Formen kreativer Transformation und unter dem Blickwinkel individueller und familialer biografischer (Neu-)Positionierungen (Hildenbrand 2009); sie rekonstruiert subjektive Krankheitstheorien im Horizont sozialer Repräsentationen (Flick 1998) und gewandelter gesellschaftlicher Resonanzböden; sie fragt nach den Grundlagen der Selbsthilfe (Trojan 1986; Borgetto 2004) und analysiert die Dynamik solcher Gruppen oder setzt sich mit dem Umgang von Patienten mit neuen Medizintechnologie auseinander oder sie untersucht Ansatzpunkte für nachhaltige Formen der Gesundheitsbildung; sie untersucht Professionalisierungsprozesse und Kooperationsformen der Medizinberufe, etc..

An dieser Aufzählung zeigt sich, dass soziologische Fragestellungen und Methoden durchaus in der Medizin und im Gesundheitssystem angekommen sind und auch das Denken innerhalb der Medizin beeinflusst haben, sichtbar etwa an einer zunehmenden (zumindest rhetorischen) Anerkennung eines bio-psycho-sozialen Krankheits- und Salutogenesemodells oder der ICF in der Rehabilitation. Gleichwohl ist ihre Stimme in der Öffentlichkeit nur wenig präsent und auch innerhalb der Fachzeitschriften der Mutterdisziplin finden sich nur wenige Veröffentlichungen der an den Medizinischen Hochschulen *institutionalisierten* Medizin-Soziologie. Dies könnte als Hinweis darauf gelesen werden, dass die Beiträge der *Medizin-Soziologie* im Hinblick auf Theorieentwicklung und die innerhalb der Mutterdisziplin aktuell geführten Diskurskonjunkturen bis auf wenige Ausnahmen als nur wenig anschlussfähig eingeschätzt werden, dies gilt teilweise auch für die Publikationen aus der Gesundheitswissenschaft. Meine Vermutung geht dahin, dass innovative und grundlagentheoretisch interessante Perspektiven – wie sie etwa von Emotions- und Körpersoziologie, phänomenologischen Analysen subjektiver Konstruktionsprozesse von Gesundheit und Krankheit, Studien zur modernen Gendiagnostik und -technik sowie darauf basierender Interventionen oder zur Rolle des gesellschaftlichen Gesundheitsdiskurses und der telemedizinischen Überwachung sowie Fragen nach dem gesellschaftlichen Resonanzboden, der etwa den Erfolg von gesundheitlichem self-tracking erklären könnte – eher in der Mutterdisziplin entwickelt und diskutiert werden und nur vereinzelt in der institutionalisierten Medizin-Soziologie aufgegriffen werden. Vielleicht ist ein Grund für das Verschwinden der Reflexion ganz aktueller und kritischer Themen (Biopolitik, Gentechnologie) in der (deutschen) medizinischen Soziologie in ihrem

„Aufgehen" im medizinischen System und in der schon beschriebenen Abkoppelung von der Mutterdisziplin zu sehen, die soweit ich sehe ein Spezifikum der Medizinsoziologie in Deutschland ist. Gerade die grundlagenwissenschaftlich relevanten neuen und die Gesellschaft als Ganze betreffenden Probleme werden kaum mehr in der Medizin-Soziologie behandelt, sondern teils in anderen Spezialsoziologien wie der Körper- und Emotionssoziologie oder von Soziologen und Soziologinnen aufgegriffen, die sich auf Fragen der Biotechnologie und des Verhältnisses von Natur und Gesellschaft spezialisiert haben (z.B. Lemke 2013) oder Fragen des medizinischen Fortschritts oder der Reproduktionsmedizin unter Genderaspekten (Beck-Gernsheim 2016; dies. 1995) zum soziologischen Thema machen. Dass darüber hinaus qualitative Analysen der Bewältigung chronischer Krankheit die deutsche Medizin-Soziologie bislang nur am Rande beeinflussen und inzwischen auch von Pädagogen aufgegriffen werden (z.B. Nittel/Seltrecht 2013; Seltrecht 2006), dürfte wiederum an der doch noch weitgehend sehr engen quantitativ-naturwissenschaftlichen Ausrichtung der akademischen Medizin und ihrer Orientierung an der am naturwissenschaftlichen Experiment orientierten Evidenzbasierung mit dem „Goldstandard" des Randomized Control Trail und darauf basierender Leitlinien liegen, der die medizinische Soziologie aus vermeintlichen Akzeptanzgründen in ihrem naturwissenschaftlichen Umfeld zu folgen scheint[5]. Erklärungsbedürftig bliebe hier der Widerspruch, dass Ärzte ja die Erfahrung großer individueller Variationen in der Reaktion auf Krankheiten machen (Resilienz und Salutogenese, Vulnerabilitäten – körperlich wie seelisch) und es immer mit einzelnen Patienten/-innen im Kontext des Alltags ihrer Familien und Arbeitswelten zu tun haben, gleichzeitig aber eine unreflektierte Standardisierung und an evidenzbasierten Leitlinien orientierte Praxis (und Ideologie) die akademischen Medizin beherrscht; die Medizin-Soziologie könnte aus ihrer spezifischen Soziologischen Perspektive das Selbstmissverständnis der Medizin als rein naturwissenschaftlicher Disziplin ebenso thematisieren, wie die Differenz zwischen Medizin und ärztlicher Profession in ethnomethodologischen Studies of Work beobachten und analysieren.

Als *„spezielle Soziologie"* ist Medizin-Soziologie nicht nur auf ein bestimmtes Untersuchungsfeld und dessen Themen(konjunkturen) bezogen, sondern findet sich auch teils als Ergänzung, Konkurrenz und Dienstleistung oder als Unterstützung, aber auch im Widerspruch zu Konzepten der zentralen wissenschaftlichen Disziplin *Medizin* und ihrer Nachbarfächer; das zwingt zur Klärung des Verhältnisses und der Beziehungen zwischen den Disziplinen, zur Bestimmung der eige-

---

5   Mit Blick auf die Akzeptanz qualitativer und mixed-method-Studien zeichnen sich hier allerdings einige Veränderungen ab (z.B. an der Medizinischen Hochschule Hannover) oder auch bei institutionellen Fördern der Rehabilitationsforschung wie der Deutschen-Rentenversicherung Bund.

nen Rolle, zu Differenzierungen, Abgrenzungen und zur Adressierung von Anschlussfähigkeiten; all dies ist (oder sollte es sein) ein Dauerthema ihrer Selbstverständigung.

In diesem Kontext verstehe ich auch den Titel der Tagung *Medizinische Soziologie trifft Medizinische Pädagogik* im Rahmen des DFG Netzwerks „Qualitative Gesundheitsforschung", die exemplarisch für die interdisziplinäre Begegnung zweier von ihren Herkunftsdisziplinen arbeitsteilig ausdifferenzierter sozialwissenschaftlicher Spezialisierungen steht, die sich beide mit ihren unterschiedlichen Perspektiven und Fragestellungen auf aktuelle Entwicklungen im Feld der „Medizin" richten und dabei die Medizin als Teil(system) der Gesellschaft in den Blick nehmen und Gesundheit als gesellschaftliches Produkt und kulturelle Norm und nicht allein „technisch" als Heilkunde betrachten. Diese Spezialisierungen können dabei sehr Unterschiedliches bedeuten: In der Tradition der *Medizin-Soziologie* sind dies – ohne Anspruch auf Vollständigkeit – etwa Analysen des Zusammenhangs zwischen Gesundheit und sozialer Lage (Richter & Hurrelmann 2009[2]), die Rolle gesellschaftlicher Bedingungen bei der Verursachung und Aufrechterhaltung von Krankheiten (Marmot 2004; Siegrist/Marmot 2008), Auswirkungen kritischer Lebensereignisse auf die Gesundheit in der gesamten Lebensspanne, sozialisatorische Bedingungen für Vulnerabilität und Resilienz (Welter-Enderlin/Hildenbrand 2012[5]), Voraussetzungen arbeitsbedingter Krankheiten und der Gesunderhaltung im Arbeitsleben (Siegrist 2015; ders. 2016; Badura/Walter/Hehlmann 2010) und in der Familie (Schnabel 2001; Ohlbrecht/Schönberger 2010), Studien zur Professionalisierung von Gesundheitsberufen (Becker u.a. 1961; Bollinger, Gerlach/Pfadenhauer 2005), die Untersuchung der Klinikorganisation und ihrer Abläufe (Goffman 1961/dt.1973; Roth 1963; Sudnow 1973; Vogd 2011; Bode/Vogd 2016), die Veränderungen der Arzt-Patient-Interaktion im gesellschaftlichen Wandel (Rosenbrock/Hartung 2012), Erwartungen an und Inanspruchnahme von medizinischen Leistungen in Abhängigkeit von sozialen Milieus und subjektiven Krankheitskonzepten (Wippermann u.a. 2012), der individuelle und familiäre Umgang mit chronischen Krankheiten (Corbin/Strauss 1988/dt. 2004; Charmaz 1993; von Kardorff/Schönberger 2004; Seltrecht 2006; Schaeffer 2009; Detka 2011) und Krankheitskarrieren (z.B. Gerhardt 1986), die Bedeutung einer geschlechtersensiblen Gesundheitsforschung (Maschewsky-Schneider 1996; Kolip/Hurrelmann 2016) oder medizinscher Diskurse und Praktiken als Dispositive sozialer Kontrolle (Zola 1983), die Vorgeschichte und die Prozesse der Etablierung von Bio-Macht (Foucault 2006) als neuer Form der Regulierung der Bevökerung und des Einzelnen sowie neuartiger Formen der Subjektivierung (Lengwiler/Madárasz 2010).

In der noch jungen Disziplin der medizinischen Pädagogik und der Medizin-pädagogik-Studiengänge[6] dominieren Themen wie Lernprozesse von Ärzten und Patienten im Verlauf von Krankheitskarrieren, Entwicklung und Überprüfung neuer Curricula für Ärzte und andere Medizinberufe, partizipative Entscheidungs-findung im Behandlungssetting, Bedingungen erfolgreicher Kooperation der Medizinberufe, Aushandlungsprozesse bei moralischen Dilemmata am Beginn und Ende des Lebens, Unterstützung chronisch kranker und behinderter Menschen bei der Bearbeitung von Krankheitserfahrungen und der Vermeidung von Stigmatisierung und Abstiegskarrieren, Bedingungen zur Gestaltung selbstbestimmter Pflegearrangements, Gesundheitspädagogik im Rahmen von Präventionsprogrammen, Setting-basierte Gesundheitskommunikation in Betrieb und Kommune, Qualitätssicherung und -verbesserung gesundheitsbezogener Dienstleistungen und vieles mehr.

In diesen stichwortartigen Aufzählungen werden inhaltliche Berührungspunkte und Überschneidungen zwischen beiden Disziplinen sichtbar, wenngleich mit unterschiedlicher Akzentuierung – in der Medizin-Soziologie eher in einer analytischen, in der Medizin-Pädagogik in einer stärker normativen Perspektive. Die kurz angedeutete Themenvielfalt wird von der *Entwicklung des Feldes selbst* (wie neue medizinische Erkenntnisse, Diagnosetechniken und Behandlungsformen, Veränderung des Krankheitsspektrums, demografische Alterung, etc.), von *gesellschaftlichen Diskursen über das Feld* (wie Selbstverantwortung, Priorisierung von Gesundheitsleistungen, Kostenexplosion, etc.) und von *Nachfragen aus dem Feld* bestimmt (z.B. Verbesserung von Schnittstellen bei Behandlungsübergängen, Patientenzufriedenheit; Gründe für Unter- und Überinanspruchnahme oder für die Zunahme von diagnostizierten psychischen Störungen; Klärung der Wirksamkeit, Spezifität, Effizienz und Nachhaltigkeit von Therapie und Rehabilitation). Hinzu kommen neue Entwicklungen, die grundsätzliche ethische Fragen und das anthropologische Selbstverständnis der Gattung berühren und in Öffentlichkeit, Politik und Recht umstritten sind (Reproduktionsmedizin; Gentechnologie; Organersatz; Neuroenhancement; Telemedizin; etc.). All dies drängt sich der Aufmerksamkeit der Medizin-Soziologie geradezu auf. Vor diesem Hintergrund stellt sich die nicht nur semantisch relevante Frage, ob die historische Bezeichnung „medizinische Soziologie" oder „Medizin-Soziologie" (*medical sociology, sociology of medicine*) für die oben angedeuteten Herausforderungen noch inhaltlich, von den Konzepten und vom Methodenarsenal her gesehen angemessen ist. So hat die Deutsche Gesellschaft für Soziologie den Namen ihrer einschlägigen Sektion um den Begriff Gesundheitssoziologie erweitert (*Medizin- und Gesundheitssozio-*

---

6   Diese in Deutschland mittlerweile über dreißig Studiengänge zielen auf die Ausbildung von Lehrkräften für medizinische Berufe, für Qualitätsmanagement und Führungsaufgaben in medizinischen Organisationen.

logie) und somit sowohl auf die neuen Herausforderungen als auch auf die diskursive Akzentverlagerung von „Medizin" (Krankenbehandlung, Medizinsystem) reagiert und als Bezugsproblem auf „Gesundheit" als neuen Bezugsrahmen umgestellt.[7]

3. Der Erfolg der „medizinischen Soziologie" und sein Preis

3.1 Gesellschaft und Gesundheit und die Entwicklung der Medizin-Soziologie – einige Stichworte

Der Zusammenhang zwischen der Gesellschaft und ihrer Gesundheit sei es als staatliche Aufgabe der Hygiene und Überwachung („Medizinische Polizey" [Johann Peter Frank 1799] oder als Aufgabe einer volkserzieherischen und arbeitsmedizinischen „Sozialreform" [Virchow 1848]) ist spätestens seit dem späten 18. Jh. mit dem Anwachsen der städtischen Bevölkerung und besonders mit der Entstehung der modernen Industriegesellschaft zu einem Dauerthema öffentlicher Debatten in Medizin, Pädagogik und Philosophie, als Handlungsfeld der Politik und als Thema für soziale Bewegungen (z.B. Engels 1845) zum Gegenstand wissenschaftlicher Beschäftigung geworden. Auch wenn sich bereits Ende des 19. Jh. einzelne Publikationen finden, die den Begriff „Medical Sociology" im Titel aufweisen (vgl. zur historischen Entwicklung: Bloom 2002), dauert es noch bis in die 50er und 60er Jahre des 20. Jh. bis sich eine Medizin-Soziologie als eigenständige Binde-Strich-Soziologie mit der Gründung einer eigenen Sektion in der American Sociological Association im Jahr 1959 etablieren konnte; hierzu haben vor allem die theoretischen Konzeptualisierungen von Talcott Parsons (Parsons 1951; ders. 1951a[8], vgl. Gerhardt 1989), quantitative sozialepidemiologische Studien zum Zusammenhang von sozialer Schicht und psychischer Krankheit (z.B. Hollingshead/Redlich 1958), qualitative Studien zur Professionalisierung von Ärzten (Becker u.a. 1961) oder Studien zu Strukturen, Prozessabläufen und Funktionen von

---

7 Dem sind auch einige Institute mit neuen Abteilungsdenominationen gefolgt, wie z.B. „Soziologie der Gesundheit und des Gesundheitssystems" (Siegen), „Gesundheitssoziologie" (Chemnitz), „Soziologie mit dem Schwerpunkt Gesundheitsforschung" (Augsburg), „Fakultät für Gesundheitswissenschaften" (Bielefeld, dort sind einige Lehr- und Arbeitsbereiche auch durch Soziologen/-innen vertreten).

8 In einem soziologischen Verständnis von Gesundheit und Krankheit wird deutlich, dass es sich dabei nicht allein um eine in naturwissenschaftlichen Kategorien definierbare Norm und entsprechende Abweichungen davon handeln kann, sondern um kulturelle Konventionen und subjektive Deutungen, wie dies im Spannungsverhältnis zwischen *disease* und *illness* und auf einer Skala zwischen „dis-ease" und „health-ease"zum Ausdruck kommt, auf der sich Mischverhältnisse zwischen den *Gesunden Kranken* und den *Kranken Gesunden* abbilden (Akashe-Böhme/Böhme 2005). Diese Überlegungen haben dazu beigetragen ein bio-psycho-soziales Modell von Gesundheit/Krankheit zu entwickeln, wie es im Gesundheitsbegriff der WHO kodifiziert wurde.

Kliniken und Anstalten (Goffman 1961; Roth 1963; Glaser/Strauss 1965; Sudnow 1973) beigetragen, bevor dann vom Mitte der 70er bis ca. Mitte der 80er Jahre des vorigen Jahrhunderts eine Blüte medizinkritischer Debatten und Forschungsarbeiten in der Medizin-Soziologie zu beobachten ist, etwa die Kritik am medizinischen Modell und seine Erweiterung zum bio-psycho-sozialen Modell (vgl. v. Kardorff 1978; Franke 2010[2]; Wainwright 2008), an der Deutungsmacht der Ärzte für gesellschaftliche Problemlagen (z.B. Freidson 1970) und an der Rolle des medizinischen Systems als Instanz sozialer Kontrolle (z.B. Zola 1975), an der Enteignung der Gesundheit (Illich 1975) oder den Tendenzen einer Psychiatrisierung des Alltags (Castel u.a. 1982) sowie der weitergehenden Analysen zur Etablierung der medizinischen Wissensordnung (Foucault 1973) und der Formierung einer auf das Subjekt wie die Bevölkerung gerichteten Biopolitik (Foucault [1978/79]2006). Ab den 80er Jahren erweitern mikrosoziologische Fragestellungen wie die Sicht auf Krankheiten als Lebenskrise (Bury 1982), die Rolle sozialer Unterstützung (snetze) im Fall chronischer Krankheiten (Badura 1981), Aufgaben der Bewältigung chronischer Krankheiten (Hildenbrand 1983; Corbin/Strauss 1988; Charmaz 1993) oder biografisch-narrative- Perspektiven auf das Leben mit Krankheit und Behinderungen (Zola 1982; Schütze 1999) das Spektrum medizinsoziologischer Themen.

Parallel dazu etabliert sich im Kontext sozialstaatlicher Gesundheitspolitiken eine stark anwendungsorientierte Medizin-Soziologie, die Beiträge zu einer erklärenden Sozialepidemiologie und zur Versorgungsforschung liefert und eine Vielzahl sehr spezieller Fragestellungen aus dem medizinischen Versorgungssystem aufgreift – von der Verbesserung der Krankenhausorganisation und der Übergänge und Schnittstellen zwischen den Anbietern medizinischer Leistungen über Ansätze zur Gesundheitsprävention bis zur Verbesserung der Behandlungsadhärenz, von der Wirkung von Anreizsystemen zur rechtzeitigen Inanspruchnahme von Behandlungen über die Akzeptanz von Organspenden bis zur Organisation von Palliativstationen, von pfadabhängigen Prozessen der Ausdifferenzierung medizinischer Organisationen, der Akademisierung von Medizinberufen bis zur Entwicklung von Konzepten des Qualitätsmanagements oder der Kostenentwicklung im Gesundheitswesen. Bis heute ist es der an den medizinischen Fakultäten institutionalisierten medizinischen Soziologie und der meist in einem Atemzug genannten medizinische Psychologie gelungen, durch eine Vielzahl von Studien eine durchaus erfolgreiche anwendungsbezogenen empirischen Forschungsroutine im Auftrag der „Medizin" zu etablieren.

3.2 Die Etablierung der medizinischen Soziologie in Deutschland

In Deutschland konnte sich die Medizin-Soziologie seit der 1970 neu gefassten Approbationsordnung für Ärzte fest etablieren und wurde damit zum Regelangebot mit eigenen Abteilungen an allen 26 medizinischen Fakultäten[9]. Dort agiert sie weitgehend als *angewandte Soziologie* im Sinne von Manfred Pflanz als „Anwendung soziologischer Theorien und Methoden auf das Gesundheitswesen sowie auf die Phänomene Gesundheit und Krankheit" (Pflanz 1975: 238). Diese z.B. von Johann Behrens (2003) mit dem Verweis auf die Notwendigkeit eigenständiger Perspektiven, Fragestellungen und Definition von Grundlagenproblemen zu Recht kritisierte Engführung einer „Speziellen Soziologie" begrenzte das vorrangige Selbstverständnis der Medizin-Soziologie an den medizinischen Fakultäten auf eine überwiegend an Aufgabenstellungen einer Soziologie *in der* Medizin[10] hin ausgerichtete Sichtweise, die sie von ihrer Mutterdisziplin schrittweise entfernt. Im Ergebnis führt dies zum Verlust eines wesentlichen Merkmals ihrer soziologischen Spezifität und im Verhältnis zu neuen Disziplinen – so meine These – tendenziell auch dazu, dass sie sich als Subdisziplin mit diesem Namen tendenziell auflöst bzw. mit diesen verschmilzt.

Schon 2001 formuliert Hans-Ulrich Deppe – neben Manfred Pflanz, Johann Jürgen Rhode, Christian von Ferber, Horst Baier, Johannes Siegrist, Uta Gerhardt, Alf Trojan und Bernhard Badura – einer der Pioniere der *Medizin-Soziologie* in Deutschland: „Die Medizinsoziologie hat sich in den letzten Jahren gemeinsam mit anderen wissenschaftlichen Disziplinen zu dem entwickelt, was heute als *Gesundheitswissenschaft* bezeichnet wird." (http://archiv.labournet.de/diskussion/wipo/gesund/hudeppe.html: 2001). Parallel dazu haben sich unter den Bezeichnungen *Public Health* (Schwartz u.a. 2002, *Rehabilitationswissenschaften* (Bengel/Koch 2000), *Frauengesundheitsforschung, Gesundheitsökonomie, Gesundheitssoziologie* (Hurrelmann 2000; Jungbauer-Gans/Kriwy 2016), *Versorgungsforschung* (Pfaff 2016[2]), *Sozialmedizin, Sozialepidemiologie, Arbeitsmedizin, Disability Studies,* etc. weitere Spezialgebiete und hybride Disziplinen rund um

---

9   Einschränkend muss dabei festgehalten werden, dass an vielen Fakultäten die für das Lehrgebiet der medizinischen Soziologie zuständigen Abteilungen zusätzlich das Gebiet der medizinischen Psychologie, teils der Sozialmedizin vertreten und die Lehrstühle oft von Psychologen/-innen oder Ärzte/-innen und nicht durchgehend von Soziologen/innen besetzt sind.

10   Diese Unterscheidung der Perspektiven einer *sociology in medicine* und einer *sociology of medicine* geht auf Robert Strauss (1957) zurück; während Soziologie *in der* Medizin vorrangig mit soziologischen Theoremen und Methoden bearbeitbare Fragestellungen aufgreift, die sich aus den Aufgabenstellungen und dem Wandel innerhalb des medizinischen Systems ergeben oder von den dortigen Akteuren an sie herangetragen werden, nimmt eine Soziologie *der* Medizin das medizinische System in seinen Funktionen und in seiner Bedeutung für oder seinen Auswirkungen auf die Gesellschaft auf und setzt damit genuin soziologische Akzente aus einer distanzierten und reflexiven Beobachterposition heraus und verknüpft sie mit gesellschaftstheoretischen Überlegungen.

gesellschaftlichen Diskurs über *Gesundheit* herausgebildet; diese stehen teils in Konkurrenz zur Medizin-Soziologie oder verschwimmen mit ihr in hybriden, transdisziplinären Formen; letzteres kann ist durchaus sinnvoll, wenn es sich dabei um *neue* Perspektiven und nicht bloß um ein Verwischen oder eine Einebnung von Differenzen zwischen z.B. psychologischen und soziologischen Analyseperspektiven handelt.

3.3 Medizinische Soziologie als Bestandteil der heraufkommenden „Gesundheitsgesellschaft"

Die erwähnte Ausdifferenzierung und teilweise Hybridisierung folgt veränderten Mustern gesellschaftlicher und politischer Thematisierung, die zugleich eine Erweiterung und auch eine Verengung mit sich bringen. Die kann verkürzt an drei Beispielen dargestellt werden: die *Gesundheitswissenschaften* nehmen den vor allem in westlichen Gesellschaften beobachtbaren säkularen Trend hin zu einer Gesundheitsgesellschaft (Kickbusch 2006; Kickbusch/Hartung 2015[2]) auf und gewinnen ihre Problemformulierungen u. a. aus demografischen Entwicklungstrends und epidemiologischen Studien zur Zunahme chronischer Krankheiten (z.B. Knieps/Pfaff 2015), dem Wachstum des Gesundheitsmarkts und einer u.a. durch die Fortschritte der Medizin erhöhten Sensibilisierung für das kulturellem Wandel unterworfene und in Auseinandersetzungen um die Deutungshoheit zwischen Öffentlichkeit, Recht und Disziplinen umstrittene „Gut" Gesundheit. Darauf basierend werden von Medizin, Pädagogik, Psychologie und Soziologie entwickelte, vorrangig lebensstilbezogene und individualisierende Präventionsstrategien entwickelt, deren Propagierung nicht unwesentlich zu dem aktuellen Gesundheitshype und einem Diskurs über die „Pflicht zur Gesundheit" in den neoliberalen Regimes der modernen westlichen oder vom Westen beeinflussten Reichtumsgesellschaften beigetragen haben dürfte. Die *Versorgungsforschung* wiederum richtet ihren Fokus auf Fragen der politischen und administrativen Steuerung der medizinischen Versorgung und sucht den Schulterschluss mit der Versorgungsökonomie, um Mengenprobleme, Verteilungs-, Priorisierungs- und Zugangsfragen angesichts politisch verknappter Mittel zu justieren (vgl. DFG 2010; Pfaff 2016)[11]. Die *Disability Studies* (vgl. Oliver/Barnes 2012; Waldschmidt/Schneider 2007) wiederum betonen die Bedeutung der Partizipation der Betroffenen und rekurrieren mehrheitlich auf radikal-konstruktivistische Positionen und diskursanalytische Verfahrensweisen mit Blick auf das Feld der durch die Gesellschaft behinderten Menschen.

---

11   Die Versorgungsforschung klammert dabei häufig die seitens der Pharmaindustrie in die Höhe getriebenen Kosten und die über eine betriebswirtschaftlich getriggerte Zunahme von Behandlungen etwa bei Knie- und Hüfttrepanationen oder MRT-Diagnostik aus.

Die oben beschriebene Entwicklung ist nicht allein der fortschreitenden Arbeitsteilung des sich ausdifferenzierenden Wissenschaftssystems geschuldet, sondern folgt veränderten Mustern gesellschaftlicher und politischer Thematisierung von *Gesundheit* und *ihrer Praxen* und konstituiert in diesem Prozess eine *neue Wissensordnung*, die auch traditionelle Formen der Arbeitsteilung neu organisiert, wie sich in den Begriffen Inter- und Transdisziplinarität (Mittelstraß 2003) andeutet. Das betrifft mehr als nur wissenschaftliche Hyperspezialisierungen, die gesellschaftlichen Moden folgen wie etwa eine *Ernährungssoziologie* (vgl. Barlösius 1999) oder die wechselnden politischen Konjunkturen folgende Auslobung von Forschungsgeldern, eine Entwicklung, die durchaus auch einflussreich ist, wie man etwa an den nicht enden wollenden Adipositasprojekten sehen kann (kritisch dazu: Schmidt-Semisch/Schorb 2008). Vielmehr handelt es sich um eine grundsätzliche Veränderung der Perspektiven: der programmatische Diskurs um die *Gesundheitsgesellschaft*[12], wie sie etwa Ilona Kickbusch in ihrem gleichnamigen Buch unter einer kaum hinterfragten Berufung auf weltweite Strategien der WHO propagiert, lenkt unter einer *soziologischen Perspektive* den Blick auf *die Gesundheit der Gesellschaft,* in der die Disziplinen und die Gesundheitspolitiken neue relationale Felder konstellieren: der aus der neoliberalen Sozialpolitik stammende Begriff der Selbstverantwortung[13] und die entsprechende Umgestaltung der sozial- und gesundheitspolitischen Agenda wären hierfür ein Beispiel (vgl. Kühn 1993; Hahn 2011), die Deutung von Verhaltensauffälligkeiten als neurochemische Abweichungen und die beanspruchte Deutungshoheit der Neuropsychologie für derartige Phänomene und Lernprozesse ein anderes (vgl. Rose 2007).

3.4 Die Medizin-Soziologie: Gefangene im Diskurs der von Medizin und Gesundheitspolitik propagierten Diskurse einer Gesundheitsgesellschaft

Mit Blick auf die traditionelle Unterscheidung für Bindestrichsoziologien – hier: einer Soziologie *in* der Medizin und einer Soziologie *der* Medizin – fehlt nach der vorausgegangenen groben Übersicht über die *medizinische Soziologie weitgehend* die notwendige reflexive Distanz, eine gesamtgesellschaftliche Perspektive der Einordnung und Analyse dominanter Diskurse und Praktiken sowie eine gesell-

---

12 Vgl. kritisch hierzu: Paul/Schmidt-Semisch (2010).
13 Einem Hinweis von Bruno Hildenbrand auf der Tagung folgend wäre Selbstverantwortung auch als eine anthropologische Größe zu behandeln, weil sie Bestandteil allgemeiner Reziprozitätserwartungen sind. Daher ist der Begriff Selbstverantwortung als eine Tugend, die Personen für sich selbst auch wollen (Selbstbestimmung als die andere Seite) von der im neoliberalen Diskurs aufgeherrschten Selbstverantwortungsrhetorik (vgl. schon Kühn 1993; Hahn 2011) deutlich zu unterscheiden.

schaftskritische Perspektive auf Medizin und Gesundheit. Diese notwendig verkürzte und zugespitzte Zustandsbeschreibung legt den Schluss nahe, *dass die medizinische Soziologie in ihrer gegenwärtigen Gestalt (in Deutschland)* als eigenständige Disziplin *nur noch begrenzt zeitgemäß* ist und schon gar nicht geistesgegenwärtig. Vielmehr lässt sie sich die Themen von der Medizin(politik) weitgehend vorgeben, darin ähnelt sie der medizinischen Psychologie; dass dies zum Teil auf ihre Anwendungsorientierung und die Vergabe von Forschungsmitteln für nutzungsbasierte und evaluationsbezogene Aufgaben bedingt ist, sei an dieser Stelle geschenkt – das geht auch andern Fächern nicht anders. Wenn meine Einschätzung zum Stand der medizinischen Soziologie denn einigermaßen zutrifft, erstaunt ihre Theorievergessenheit angesichts der angelsächsischen Tradition der Medizin-Soziologie, die bis heute zentrale Themen immer auch medizin- und gesellschaftskritisch aufgegriffen hat, und sie nicht an die Grundlagendisziplin auslagert. Um nur einige willkürlich ausgewählte Beispiele eines derartigen reflexiv-analytischen und kritischen Zugangs zu nennen: aus der Perspektive der Fachgeschichte die Professionsstudien zur Sozialisation von Ärzten bei Howard Becker, Blanche Geer, Everett Hughes und Anselm Strauss, die Studien zur sozialen Kontrolle durch die medizinischen Professionen und das Medizinsystem, etwa bei *Irving K. Zola*, zugleich einer der Gründerväter der Disability Studies, in denen er gesellschaftliche Produktion von Behinderung thematisierte und das subjektive Erleben und Sprechen Betroffener Wissenschaftler als legitime wissenschaftliche Quelle begründete, die Kritik an der Therapeutisierung und dem sogenannten PSY-Komplex Mitte der 80er Jahre (Rose 1985), die Kritik an der Medikalisierung, am neurochemischen Selbst und am pharmazeutisch-industriellen und medizintechnischen Komplex (Rose 2007) und seiner Verstrickung mit der klinischen Forschung im Kontext der Ausweitung psychiatrischer Diagnosen (Frances 2013), eine grundlegende Kritik an Kontrolldispositiven, die über neue Formen des e-health, Gesundheitskarte, Gesundheits-Apps und self-tracking vermittelt an der Produktion eines neuen (Gesundheits-)Subjekts mitwirken, die Kritik an der Produktion persönlicher Unsicherheit durch Identifikation und Früherkennung von Risikogruppen, worauf schon 1982 Castel, Castel und Lovell verwiesen haben, eine Kritik an der Individualisierung, die dem Einzelnen in einer Form des blaming the victim die ganze Verantwortung für seine Gesundheit zuschreibt (z.B. Oliver/Barnes 2012) und seine Subjektivität auf Ausprägungsgrade von Lebensqualitätsskalen reduziert, eine Kritik an der von der Medizin gestreuten interessierten Behauptung, dass der medizinische Fortschritt automatisch zu einer Verbesserung der gesundheitlichen Lebensqualität der Bevölkerung beitrage (z.B. McKewon 1982), der Aufweis eines Zusammenhangs zwischen der Ökonomisierung der Gesundheitsversorgung und den Risiken insbesondere für die armen Kranken, wie Stuckler und Basu (2013) zeigen oder die sozialepidemiologische Analysen von

Marmot (2004) zum Gesundheitsgradienten oder Analysen zu institutionsproduzierten Krankheitskarrieren (Goffman 1972) oder den Folgen von Deinstitutionalsierungsprozessen wie der „Decarceration" der psychisch Kranken in den USA (Scull 1977). Mit dieser verkürzten und subjektiven Auswahl will ich verdeutlichen, dass der Erfolg der deutschen institutionalisierten Medizin-Soziologie auch auf ein „Aufgehen" oder „Verschwinden" des soziologischen Wissens – hier folge ich einer Gedankenfigur von Wolfgang Bonß aus der Verwendungsforschung (vgl. Beck/Bonß 1989) – in der neuen Wissensordnung der Gesundheitsgesellschaft verweist, gleichsam auf eine weitgehend auf kritische Reflexion verzichtende Versozialwissenschaftlichung der Praxis des Medizinsystems, die den Funktionserfordernissen des Gesundheitskomplexes entgegenkommt: Beispiele hierfür wären die Adhärenzforschung oder, auf die pädagogische Seite hin gewandt, zielgruppenspezifische Konzepte für Gesundheitsschulungen und Präventionskonzepte im Auftrag von Behörden wie der BZgA.

Die Entwicklung zu einer Gesundheitsgesellschaft hat eine lange Vorgeschichte und stellt aus meiner Sicht eine Herausforderung zu einem beständigen Neu-Begreifen der Entwicklungen im Verhältnis Staat – Medizin – Gesundheit – Bevölkerung im Kontext säkularen Wandels dar. Ein kurze diskurstheoretische Reminiszenz: Beginnend mit Johann Peter Franks „System einer vollständigen medizinischen Polizey" entsteht an der Wende des 18. zum 19. Jh. jene große Koalition zwischen dem Staat und der nun als Disziplin ausgebildeten Medizin und später anderer gesundheitsrelevanter Fächer wie der Psychologie und der Pädagogik, die sich bis in die Gegenwart hinein in wechselnden Formen immer enger gestaltet und intern ausdifferenziert. Dies verweist auf die gesellschaftliche Aufmerksamkeit, die sich auf die Gesundheit der Bevölkerung und zunehmend auch des Einzelnen, heute als Element einer Risikogruppe richtet und reflektiert zudem eine Seite der Individualisierung, die den gesunden, den perfekten Körper und die optimale Funktionsfähigkeit zum Garanten sozialer Anerkennung und des Statuserhalts macht, was zu großen Teilen in den subjektiven Wünschen und Ansprüchen der Subjekte seinen Widerhall findet; man muss dazu nur den Erfolg von Diäten, von Medikamenten des Neuroenhancement zur Aktivitätsteigerung, zum Durchhalten bei der Arbeit (Präsentismus), zur Stimmungsaufhellung, zur Schmerzbewältigung betrachten. Die hier nur angedeutete Verknüpfung von Staat und Medizin war dabei nicht allein, wie noch bei der Umgestaltung von Paris durch Baron Haussmann von dem Gedanken der Stadthygiene und der Seuchenprävention und der Kontrolle finsterer Gesellen getragen, sondern vom Anliegen einer auf die Bevölkerung gerichteten und heute mehr noch auf (Selbst-)Formung zielenden Bio-Politik und Bio-Macht wie Michel Foucault (2006) gezeigt hat. Bals, Hanses und Mezger (2008: 8) verweisen in diesem Kontext auf die emanzipatorische Tradition der Hereinnahme der Gesellschaft in den Diskurs der Medizin und über Gesundheit: „Gesundheit war in diesem Sinne vor allem die Frage, wie durch eine Veränderung des Sozialen, Gesundheit ermöglicht werden kann. Aus der gegenwärtigen Perspektive ist allerdings anzumerken, dass diese konkrete Utopie der durch das Soziale bestimmten Gesundheitsdebatten und Gesundheitskonzepte sich in die Frage nach der präventiven Bestimmung des gesundheitsrelevanten Verhaltens des Einzelnen geradezu verkehrt hat. Gesundheit als Konzept hat am Anfang des neuen Jahrtausends seine utopische Kraft zur Neubestimmung des Sozialen verloren und ist zur Frage der (gouvernementalen) Beherrschbarkeit der Gesundheitsrisiken der Individuen zerronnen". Mit dem Heraufkommen der Gesundheitsgesellschaft erscheint die Franksche *Gesundheitspolizey* in neuem Gewand und in einem veränderten Kontext mit der Botschaft an die Übergewichtigen, Bewegungsfaulen, rauchenden und Alkohol konsumierenden Menschen unter dem neoliberalen Motto „Du musst Dein Leben ändern" (mit anthropologisierendem Tiefsinn und unkritischer Technikbewunderung von dem Philosophen Sloterdijk 2009 vorgetragen) – und in Klammern hinzugefügt – und wir, die Krankenkassen, der Gewährleistungsstaat, die anderen Bürgerinnen und Bürger beobachten und unterstützen Dich dabei, nicht zuletzt, damit Du dich dauerhaft selbst beobachtest. Zugespitzt klingt dies nach einer Beschreibung einer Gesundheitsüberwachungsgesellschaft wie sie Juli Zeh in der romanhaften Dystopie „Corpus delicti" (2009) imaginiert hat. Aber gerade diese zugespitzte Perspektive kann als kritische Leitfolie zur Reflexion der Aufgaben einer Medizin-Soziologie dienen, die nicht um ihr *soziologisches Reflexionspotential halbiert* ist.

Derartige kritische Reflexionen, gesellschaftstheoretische Verortungen, grundlagentheoretische Überlegungen zu einzelnen Aspekten der Gesundheitsgesellschaft, der Medizin oder zu Aspekten von Versorgungseinrichtungen finden sich – fast schon wie in einer Arbeitsteilung – eher in der Mutterdisziplin Soziologie. Insofern könnte man davon sprechen, dass die Soziologie *der* Medizin oder *der* Gesundheit aus der institutionalisierten medizinischen Soziologie in die Mutterdisziplin *zurückgewandert* oder besser: dort *verblieben* ist, oft versteckt bei einschlägig interessierten Kolleginnen und Kollegen der Heimatdisziplin, sei es im Rahmen *körpersoziologischer Analysen* und *emotionssoziologischer Studien* (etwa über Scham: Scheff 2000), *diskurstheoretischer Arbeiten* (z.B. Brunnett 2009), Studien zu den Wirkungen gendiagnostischer Verfahren (Lemke 2013), Analysen zur Formierung eines neuen Gesundheitssubjekts usw.. Viele grundlagentheoretische Studien finden sich auch zunehmend in der (Europäischen-)Ethnologie (z.B. Uhlig 2012; Klausner 2015), in den Cultural Studies, etwa Jürgen Links Versuch über den Normalismus (2013[5]) oder in den Disability Studies (z.B. die Studie von Birgit Behrisch zu Paarbeziehungen von Körperbehinderten). Auch diese Entwicklungen sprechen dafür, die Bezeichnung *medizinische Soziologie* für eine soziologische Perspektive zumindest in Frage zu stellen.

4. Zur Spezifik einer genuin soziologischen Perspektive in der Gesundheitsforschung

Angesichts der zu Beginn angesprochenen Neuformierung des Gegenstandsbereichs und der Entwicklung hybrider Bezeichnungen, die mehr sind als bloße Namen, scheint die Überschrift dieses Abschnitts quer zu liegen und die Neuordnung des Feldes zu unterlaufen. Mein Argument für eine *genuin soziologische Gesundheitsforschung* zielt dabei nicht in erster Linie auf professionelle Identitätsstrategien und berufliche Positionierungen, sondern auf das gesellschafts- und institutionenkritische Potential soziologischer Konzepte, die ihren Gegenstand aus der iterativen Bewegung zwischen *Engagement* (hier der empirischen Durchdringung des Feldes aus der Perspektive aller Beteiligten und *Distanzierung* (Elias 1983) gewinnen. Distanzierung meint hier gerade die uninteressierte Analyse von Mechanismen der sozialen Reproduktion von Strukturen, Beziehungen, Fällen im Kontext ihrer sozialen Situiertheit und den Blick auf Transformationen und Formen einer globalen Metamorphose, in der sich die Stellung des Menschen durch medizinische Entwicklungen grundlegend verändert (Beck 2016) und neue Gesundheitsrisiken (z.B. Antibiotikaresitenzen) ihrerseits die Gesellschaft verändern. Dabei kommen sowohl klassische *soziologische* Erklärungskonzepte zum Tragen als auch die Entwicklung neuer Konzepte aus dem Prozess der empirischen Forschung – egal ob qualitativ oder quantitativ oder aus Mixed-Method-Designs stammend. Stichwortartig verkürzt lassen sich einige Beispiele dafür anführen: so analysiert Eva Illouz (2009) Leidensgeschichten nicht nur als persönliches, sondern als gesellschaftliches Narrativ und gelangt damit zur Frage nach dem Resonanzboden für die (vergebliche) Suche nach dem wahren Selbst in beständiger Selbstprüfung des eigenen Ungenügens. Oder Robert Castels (1973) Analyse des Übergangs von einer Klinik des Subjekts zu einer epidemiologischen Klinik: statt etwa die Gefährlichkeit einer psychisch kranken Person oder die Schädlichkeit eines konkreten Patientenverhaltens in den Mittelpunkt zu stellen, werden populationsbezogene Risiken identifiziert, die das medizinische System wachsen lassen und damit einen Zugriff des medizinischen Systems auf potentiell Kranke und Gefährdete oder Gefährliche erweitern, eine Entwicklung für die Kühn (1993) den Ausdruck „Healthismus" geprägt hat. Bei den Risikogruppen verändert diese Sichtweise ihr Verhalten: sie sehen sich eher als krank: also Individualisierung oder Personalisierung, statt gesellschaftliche Bedingungen als Ursache zu identifizieren: damit will ich nicht bestreiten, dass personalisierte Medizin und individualisierte Rehabilitationspläne für Patienten durchaus hilfreich sein können, aber eben nur eine Seite des Problems darstellen. Soziologisches Denken kann hier keine Lösungen präsentieren aber auf Paradoxien aufmerksam machen und ansatzweise nach Wegen zu Entparadoxierungen suchen. Oder als letztes Schlaglicht Sabine Maasens Diagnose des „beratenen Selbst" (Maasen u.a. 2011) als neuem

Modus der Unterstützung der Selbstführung (im Sinne von Foucaults Gedanken zur Gouvernementalität; vgl. auch Bröckling/Krasmann/Lemke 2000) oder kritische Analysen zur Therapeutisierung der Gesellschaft (vgl. Castel u.a. 1982; von Kardorff 2016). Diese Beispiele sollen auch zeigen, dass die spezifische Erkenntnisleistung nicht einfach oder allein an der Nutzung soziologischer Konzepte aus dem „Kanon" gewonnen werden kann, sondern an *exemplars* mit einem „soziologischen Blick" demonstriert werden muss (vgl. hierzu auch den Beitrag von Bruno Hildenbrand zu einer *Klinischen Soziologie* in diesem Band).

Mit diesen noch sehr vorläufigen Überlegungen will ich verdeutlichen, dass es durchaus nach wie vor ein Proprium der soziologischen Herangehensweise gibt, das in der hybriden Wissensordnung nur dann seine analytische Kraft, aber auch Kooperationsmöglichkeiten erschließen kann, wenn es auf den *Unterschieden der Wissensformen* besteht: Kooperation und Transdisziplinarität erschließen sich ja gerade darüber, dass sich unterschiedliche Perspektiven ergänzen oder in der Suche nach der Problemformulierungen neue Sichtweisen und Strategien ergeben oder neue Erkenntnishorizonte sichtbar werden können. Und diese Differenzen liegen heute weniger denn je in den Methoden – auch die Erziehungswissenschaften nutzen die gängigen sozialwissenschaftlichen quantitativen wie qualitativen Verfahren, folgen Programmen der Evidenzbasierung oder im qualitativen Bereich einer aus der Soziologie und vereinzelt aus der Ethnologie oder den Geschichtswissenschaften stammenden Methodenentwicklung entlang des „interpretativen Paradigmas", einer phänomenologischen Perspektive oder diskursanalytischer Verfahren.

Abschließend möchte ich auf der Basis dieser Überlegungen noch skizzenhaft auf die systematischen Differenzen und produktive Anschlussmöglichkeiten zwischen (Medizin)Soziologie und (Medizin)Pädagogik eingehen. Die Wissensordnungen und -kulturen von Soziologie und Pädagogik unterscheiden sich in mindestens drei Bereichen *idealtypisch* voneinander:

- *Normative* vs. *Analytische Orientierung*
  Während es in der Pädagogik explizit um *normative* Ziele von Bildung und Erziehung geht, setzt die soziologische Perspektive auf den Bedingungszusammenhang, der Bildungsprozesse ermöglicht oder blockiert und auf die Analyse der „heimlichen Lehrpläne" und der gesellschaftlichen Funktionen, in die die Erziehungsziele eingebettet sind oder richtet den Blick auf unbeabsichtigte Nebenfolgen oder kontraintentionale Effekte. In die Erziehungswissenschaften sind genuin normative Prämissen eingebaut, die auch die meisten Soziologinnen und Soziologen teilen, etwa nach dem Abbau von Barrieren, die eine gleichberechtigte soziale Teilhabe sichern oder soziale Ungleichheit abbauen wollen. Dieser Aspekt relativiert aber die Grundthese nicht.

- *Pädagogische Intervention* vs. *Soziologische Beobachtung*
  Abgesehen von historischen und anthropologischen Reflexionen in den Erziehungs- und neuerdings Bildungswissenschaften - die Soziologie steht mit dem Problem der Neukonstitution im Kontext neuer auch durch sie miterzeugter Wissensordnungen nicht alleine - richtet sich im Bereich medizinischer Pädagogik soweit ich sehe das Augenmerk vor allem auf Strategien einer pädagogischen Intervention, während die Soziologie stärker in der Rolle des „Beobachters zweiter Ordnung" (Luhmann) agiert.

- *Handlungsgerichtete Interpretation* vs. *Rekonstruktive Interpretation*
  Dieser Punkt ist nicht ganz klar zum vorherigen abzugrenzen, setzt aber einen anderen Akzent: während die Pädagogik eher den Blick auf das angestrebte Ergebnis legt, geht es einer soziologischen Analyse eher um die Rekonstruktion der Mechanismen, Prozesse und Voraussetzungen der sozialen Reproduktion eines Falls – also etwa der Mechanismen biografischer und kontextbezogener Ursachen mit der Perspektive z.B. kritische Wendepunkte in Verlaufskurven vorherzusagen und sensible Punkte für eine ggf. sinnvolle Intervention zu gewinnen oder auch davon abzuraten oder Imperative in den „heimlichen Lehrpläne" aus dem System zu identifizieren.

Letzteres kann am Beispiel des Adipositasdiskurses zeigen: Im Kontext einer Debatte um individuelle Krankheitsfolgen und mehr noch mit Blick auf gesellschaftliche Folgekosten nimmt das Problem des Übergewichts einen besonders prominenten Status ein; und das gilt auch mit Blick auf eine Symbolisierung erwarteter gesellschaftlicher Anpassungsleistungen für die in einer meritokratischen Konkurrenzgesellschaft auch die Körpergestalt als äußeres Anzeichen für erfolgreiche oder eben mangelnde Selbstkontrolle oder einen leistungsorientierten Habitus steht. Viele Studien fragen danach, wie die kritischen Zielgruppen – und dies sind die Risikogruppen aus den als bildungsfern, traditionslos und hedonistisch identifizierten Milieus – zu mehr Bewegung, gesünderer Ernährung und bewussterer Lebensführung und Selbstsorge gebracht werden könnten. Diese individualisierende und pädagogisierende Sichtweise verschiebt das Problem auf die „Fetten", anstatt z.B. die willkürliche Norm des BMI kritisch zu hinterfragen, statt die Anbieter ungesunder Ernährung und die entsprechende Werbung in Frage zu stellen oder den Kontext der gesamten Lebenssituation übergewichtiger junger Menschen etwa als Reaktion auf Stigmatisierung und soziale Exklusion zu thematisieren oder medizinische Behandlungsregimes und psychoedukative Interventionsstrategien als Teil eines Dispositivs der Durchsetzung einer neuen Subjektformierung zu analysieren (vgl. von Kardorff/Ohlbrecht 2007). Im Verstehen derartiger Differenzen und der anschlussfähigen „Adressen", kann eine wechselseitige Ergänzung und

Korrektur soziologischer und pädagogischer Zugangsweisen zum Thema Gesundheit liegen, ohne unkritisch politischen Vorgaben oder Systeminteressen im Medizinkomplex folgen zu müssen.

Literatur

Anhorn, Roland/Balzereit, Marcus (Hrsg.) (2016): Handbuch Therapeutisierung und Soziale Arbeit. Wiesbaden: Springer VS.

Akashe-Böhme, Farideh/Böhme, Gernot (2005): Mit Krankheit leben. Von der Kunst, mit Schmerz und Leid umzugehen. München: Beck.

Badura, Bernhard (Hrsg.) (1981): Soziale Unterstützung und chronische Krankheit. Zum Stand sozialepidemiologischer Forschung. Frankfurt am Main: Suhrkamp.

Badura, Bernhard/Walter, Uta/Hehlmann, Thomas (Hrsg.) (2010): Betriebliche Gesundheitspolitik. Der Weg zur gesunden Organisation. Heidelberg: Springer.

Baecker, Dirk (2014): Neurosoziologie. Ein Versuch. Berlin: edition Unseld.

Bals, Thomas/Hanses, Andreas/Melzer, Wolfgang (Hrsg.) (2008): Gesundheitsförderung in pädagogischen Settings. Ein Überblick über Präventionsansätze in zielgruppenorientierten Lebenswelten. Weinheim/München: Juventa.

Barlösius, Eva (1999): Soziologie des Essens. Eine sozial- und kulturwissenschaftliche Einführung in die Ernährungsforschung. München: Juventa.

Beck, Ulrich (2016): Die Metamorphose der Welt. Frankfurt am Main: Suhrkamp.

Beck, Ulrich/Bonß, Wolfgang (Hrsg.) (1989): Weder Sozialtechnologie noch Aufklärung? Analysen zur Verwendung sozialwissenschaftlichen Wissens. Frankfurt am Main: Suhrkamp.

Beck-Gernsheim, Elisabeth (Hrsg.) (1995): Welche Gesundheit wollen wir? Dilemmata des medizintechnischen Fortschritts. Frankfurt am Main: Suhrkamp.

Beck-Gernsheim, Elisabeth (2016): Die Reproduktionsmedizin und ihre Kinder. Erfolge. Risiken. Nebenwirkungen. Salzburg/Wien: Residenz Verlag.

Becker, Howard/Greer, Blanche/Hughes, Everett et al. (1961): Boys in White: Student Culture in Medical School. Chicago: University of Chicago Press.

Behrens, Johann (2003): Gesundheits- und Medizinsoziologie. In: Orth, Barbara/Schwietring, Thomas/Weiß, Johannes (2003): 277-298.

Behrisch, Birgit (2014): „Ein Stück normale Beziehung". Zum Alltag mit Körperbehinderung in Paarbeziehungen. Bielefeld: transcript.

Bengel, Jürgen/Koch, Uwe (Hrsg.) (2000): Grundlagen der Rehabilitationswissenschaften. Heidelberg: Springer.

Bloom, Samuel W. (2002): The Word as Scalpel. A History of Medical Sociology. Oxford: Oxford Univ. Press.

Bode, Ingo/Vogd, Werner (Hrsg.) (2016): Mutationen des Krankenhauses. Soziologische Diagnosen in organisations- und gesellschaftstheoretischer Perspektive. Wiesbaden: Springer VS.

Bollinger, Heinrich/Gerlach, Anke/Pfadenhauer, Michaela (Hrsg.) (2005): Gesundheitsberufe im Wandel. Soziologische Beobachtungen und Interpretationen. Frankfurt am Main: Mabuse.

Borgetto, Bernhard (2004): Selbsthilfe und Gesundheit. Analysen, Forschungsergebnisse und Perspektiven. Bern: Huber.

Bröckling, Ulrich/Krasmann, Susanne/Lemke, Thomas (2000): Gouvernementalität der Gegenwart. Studien zur Ökonomisierung des Sozialen. Frankfurt am Main: Suhrkamp.

Brunnett, Regina (2009): Die Hegemonie symbolischer Gesundheit. Eine Studie zum Mehrwert von Gesundheit im Postfordismus. Bielefeld: transcript.

Bury, Mike (1982): Chronic illness as biographical disruption. In: Sociology of Health and Illness. 4/2. 167-182.

Castel, Françoise/Castel, Robert/Lovell, Anne (1982): Psychiatrisierung des Alltags. Frankfurt am Main: Suhrkamp.

Castel, Robert (1983): Die psychiatrische Ordnung. Das Goldene Zeitalter des Irrenwesens. Frankfurt am Main: Suhrkamp.

Charmaz, Kathy (1993): Good Days, bad Days. The Self in Chronic Illness and Time. Brunswick New Jersey: Rutgers Univ.Press.

Corbin, Juliet M./Strauss, Anselm L. (1988/dt. 2004): Weiterleben lernen. Verlauf und Bewältigung chronischer Krankheit. Bern: Huber.

Cox, Caroline/Mead, Adrianne (Hrsg.) (1975): A Sociology of Medical Practice. London: Collier-Macmillan.

Deppe, Hans-Ulrich (2005): Zur sozialen Anatomie des Gesundheitssystems. Neoliberalismus und Gesundheitspolitik in Deutschland. Frankfurt am Main: VSA-Verlag.

Detka, Carsten (2011): Dimensionen des Erleidens. Handeln und Erleiden in Krankheitsprozessen. Opladen: Budrich-Verlag.

Deutsche Forschungsgemeinschaft (Hrsg.) (2010): Versorgungsforschung in Deutschland. Stand. Perspektiven. Förderung. Weinheim: Wiley-VCH-Verlag.

Dreitzel, Hans-Peter (1972): Die gesellschaftlichen Leiden und das Leiden an der Gesellschaft. München: dtv.

Ehrenberg, Alain (2004): Das erschöpfte Selbst. Frankfurt am Main: Suhrkamp.

Elias, Norbert (1983): Zwischen Engagement und Distanzierung. Wissenssoziologische Studien. Frankfurt am Main: Suhrkamp.

Engels, Friedrich (1848): Die Lage der arbeitenden Klasse in England. Leipzig: Otto Wigand-Verlag.

Ferber, Christian von (1975): Soziologie für Mediziner. Heidelberg/New York: Springer.

Flick, Uwe (Hrsg.) (1998): Wann fühlen wir uns gesund? Subjektive Vorstellungen von Gesundheit und Krankheit. München: Juventa.

Frank, Johann Peter (1779-1819): System einer vollständigen medicinischen Polizey. Mannheim/Wien: Schwan und Götz.

Frances, Allen (2013): Norma. Gegen die Inflation psychiatrischer Diagnosen. Köln: DuMont.

Franke, Alexa (2010): Modelle von Gesundheit und Krankheit. Bern: Huber.

Foucault, Michel (1963/dt. 1973): Die Geburt der Klinik. Eine Archäologie des ärztlichen Blicks. München: Hanser.

Foucault, Michel (2006): Die Geburt der Biopolitik. Geschichte der Gouvernementalität II. Vorlesungen am Collège de France 1978/1979. Frankfurt am Main: Suhrkamp.

Freidson, Elliot (1970): Professional Dominance. The Social Structure of Medical Care. London/New Brunswick: Aldine.

Gerhardt, Uta (1986): Patientenkarrieren. Eine medizinsoziologische Studie. Frankfurt am Main: Suhrkamp.

Gerhardt, Uta (1989): Ideas About Illness. An Intellectual and Political History of Medical Sociology. London: Macmillan.

Gerhardt, Uta (1991): Gesellschaft und Gesundheit. Begründung der Medizinsoziologie. Frankfurt am Main: Suhrkamp.

Gerhardt, Uta (1999). Herz und Handlungsrationalität. Biographische Verläufe nach koronarer Bypass-Operation zwischen Beruf und Berentung. Eine idealtypenanalytische Studie. Frankfurt am Main: Suhrkamp.

Glaser, Barney G./Strauss, Anselm L. (1965): Awareness of Dying. Chicago: Aldine.

Goffman, Erving (1961/dt. 1973): Asyle. Über die soziale Situation psychiatrischer Patienten und anderer Insassen. Frankfurt am Main: Suhrkamp.

Graumann, Sigrid/Lindemann, Gesa (2010): Medizinsoziologie. In: Kneer, Georg/Schroer, Markus (2010): 295-308.

Hahn, Daphne (2011): Prinzip Selbstverantwortung? Eine Gesundheit für alle? Verschiebungen in der Verantwortung für Gesundheit im Kontext sozialer Differenzierungen In: Jahrbuch für Kritische Medizin und Gesundheitswissenschaften. 2011/46. 29-50.

Hildenbaarnd, Bruno (1983): Alltag und Krankheit. Ethnographie einer Familie. Stuttgart: Klett-Cotta.

Hildenbrand, Bruno (2009): Die „Bewältigung" chronischer Krankheit in der Familie. Resilienz und professionelles Handeln. In: Schaeffer, Doris (2009): 133-155.

Hollingshead, August B./Redlich, Frederick C. (1958): Social Class and Mental Illness. A Community Study. Hoboken New Jersey: Wiley & Sons.

Hurrelmann, Klaus (2000): Gesundheitssoziologie. Eine Einführung in sozialwissenschaftliche Theorien von Krankheitsprävention und Gesundheitsförderung. München: Juventa.

Illich, Ivan (1975): Die Enteignung der Gesundheit. Medical Nemesis. Reinbek: Rowohlt.

Illouz, Eva (2009): Die Errettung der modernen Seele. Therapien, Gefühle und die Kultur der Selbsthilfe. Frankfurt am Main: Suhrkamp.

Jungbauer-Gans, Monika/Peter Kriwy (Hrsg.) (2016): Handbuch Gesundheitssoziologie. Wiesbaden: Springer Fachmedien.

Kardorff, Ernst von (1978): Modellvorstellungen über psychische Störungen: gesellschaftliche Entstehung, Auswirkungen, Probleme. In: Keupp, Heiner/Zaumseil, Manfred (1978): 539-589.

Kardorff, Ernst von (2016): Zur Transformation der Therapeutisierung und Psychiatrisierung des gesellschaftlichen Alltags. Auf dem Weg der (nicht ganz) freiwilligen Selbstoptimierung. In: Anhorn, Roland/Balzereit, Marcus (2016): 263-298.

Kardorff, Ernst von/Ohlbrecht, Heike (2007): Essstörungen im Jugendalter. Eine Reaktionsform auf gesellschaftlichen Wandel. In: Diskurs Kindheits- und Jugendforschung. 2007/2. 155-168.

Keupp, Heiner/Zaumseil, Manfred (Hrsg.) (1978): Die gesellschaftliche Organisierung psychischen Leidens. Frankfurt am Main: Suhrkamp.

Kickbusch, Ilona (2006): Gesundheitsgesellschaft. Megatrends der Gesundheit und deren Konsequenzen für Politik und Gesellschaft. Göttingen: Hogrefe.

Kickbusch, Ilona/Hartung, Sabine (2015): Die Gesundheitsgesellschaft. Konzepte für eine gesundheitsförderliche Politik. Göttingen: Hogrefe.

Klausner, Martina (2015): Choreografien psychiatrischer Praxis. Eine ethnografische Studie zum Alltag in der Psychiatrie. Bielefeld: transcript.

Kneer, Georg/Schroer, Markus (2010): Handbuch Spezielle Soziologien. Wiesbaden: VS-Verlag.

Knieps, Franz/Pfaff, Holger (Hrsg.) (2015): Langzeiterkrankungen. Zahlen, Daten, Fakten. BKK-Dachverband. Berlin: Medizinisch Wissenschaftliche Verlagsgesellschaft.

Kolip, Petra/Hurrelmann, Klaus (Hrsg.) (2016^2): Handbuch Geschlecht und Gesundheit. Männer und Frauen im Vergleich. Bern: Hogrefe.

Kraijc, Karl/Forster, Rudolf/Mixa, Elisabeth (2009): Die „Gesundheitsgesellschaft". Eine Herausforderung für eine theoretisch orientierte Gesundheits- und Medizinsoziologie? In: Österreichische Zeitschrift für Soziologie. 34/2. 3-12.

Krüger, Heinz-Hermann/Marotzki, Winfried (Hrsg.) (1999): Handbuch erziehungswissenschaftliche Biografieforschung. Bielefeld: VS-Verlag.

Kühl, Stefan (2003): Organisationssoziologie. In: Orth, Barbara/Schwietring, Thomas/Weiß, Johannes (2003): 379-388.

Kühn, Hagen (1993): Healthismus. Eine Analyse der Präventionspolitik und der Gesundheitsförderung in den U.S.A.. Berlin: edition sigma.

Kühn, Hagen (1998): „Selbstverantwortung" in der Gesundheitspolitik. In: Jahrbuch für Kritische Medizin und Gesundheitswissenschaften. 30. 7-20.

Lemke, Thomas (2013): Die Natur in der Soziologie. Gesellschaftliche Voraussetzungen und Folgen biotechnologischen Wissens. Frankfurt am Main/New York: Campus.

Lengwiler, Martin/Madarász, Jeanette (Hrsg.) (2010): Das präventive Selbst. Eine Kulturgeschichte moderner Gesundheitspolitik. Bielefeld: transcript-Verlag.

Link, Jürgen (2013): Versuch über den Normalismus. Wie Normalität produziert wird. Göttingen: van den Hoek & Rupprecht.

Lohmann-Haislah, Andrea (2012): Stress-Report Deutschland. Psychische Anforderungen, Resssourcen und Befinden. Berlin/Dortmund/Dresden: BAuA.

Maasen, Sabine/Elberfeld, Jens/Eitler, Pascal et al. (Hrsg.) (2011): Das beratene Selbst. Zur Genealogie der Therapeutisierung in den „langen" Siebzigern. Bielefeld: transcript.

Marmot, Michael (2004): Status Syndrome. How your social standing directly affects your health and life expectancy. London: Bloomsbury.

Maschweksy-Schneider, Ulrike (Hrsg.) (1996): Frauen. Das kranke Geschlecht? Mythos und Wirklichkeit. Ein Beitrag aus gesundheitswissenschaftlicher Perspektive. Heidelberg: Springer-VS.

McKewon, Thomas (1982): Die Bedeutung der Medizin. Traum, Trugbild oder Nemesis?. Frankfurt am Main:Suhrkamp.

Mittelstraß, Jürgen (2003): Transdisziplinarität. Wissenschaftliche Zukunft und institutionelle Wirklichkeit. Konstanz: Universitätsverlag.

Nittel, Dieter/Seltrecht, Astrid (Hrsg.) (2013): Krankheit. Lernen im Ausnahmezustand? Brustkrebs und Herzinfarkt aus interdisziplinärer Perspektive. Berlin/Heidelberg/New York: Springer.

Ohlbrecht, Heike/Schönberger, Christine (Hrsg.) (2010): Gesundheit als Familienaufgabe. Zum Verhältnis von Autonomie und staatlicher Intervention. Weinheim/München: Juventa.

Ohlbrecht, Heike/Hackauf, Horst (Hrsg.) (2010a): Jugend und Gesundheit. Ein Forschungsüberblick. München: Juventa.

Oliver, Mike/Barnes, Colin (2012): The New Politics of Disablement. New York: Palgrave/McMillan.

Orth, Barbara/Schwietring, Thomas/Weiß, Johannes (Hrsg.) (2003): Soziologische Forschung. Stand und Perspektiven. Opladen: Leske & Budrich.

Paul, Bettina/Schmidt-Semisch, Henning (Hrsg.) (2010): Risiko Gesundheit. Zu Risiken und Nebenwirkungen der Gesundheitsgesellschaft. Wiesbaden: VS-Verlag.

Parsons, Talcott (1951): The Social System. London: Routledge.

Parsons, Talcott (1951a): Illness and the role of the physician. A sociological perspective. In: Journal of Orthopsychiatry. 21/3. 452-460.

Pfaff, Holger (Hrsg.) (2016²): Lehrbuch Versorgungsforschung. Stuttgart: Schattauer.

Pflanz, Manfred (1975): Die soziale Dimension in der Medizin. Stuttgart: Hippokrates Verlag.

Richter, Matthias/Hurrelmann, Klaus (Hrsg.) (2009²): Gesundheitliche Ungleichheit. Grundlagen, Probleme, Perspektiven. Wiesbaden: VS-Verlag.

Richter, Matthias/Hurrelmann, Klaus (Hrsg.) (2016): Soziologie von Gesundheit und Krankheit. Wiesbaden: VS-Verlag.

Rose, Nikolas (1985): The Psychological Complex. Psychology, Politics, and Society in England. London: Routledge & Kegan Paul.

Rose, Nikolas (2007): The Politics of Life Itself. Biomedicine, Power, and Subjectivity in the Twenty-First Century. New Jersey: Princeton University Press.

Rosenbrock, Rolf/Hartung, Susanne (Hrsg.) (2012): Handbuch Partizipation und Gesundheit. Bern: Huber.

Roth, Julius A. (1963): Timetables. Structuring the Passage of Time in Hospital Treatment and Other Careers. Indianapolis: Bobbs-Merrill Company.

Saake, Irmhild/Vogd, Werner (2008): Moderne Mythen der Medizin. Studien zur organisierten Krankenbehandlung. Wiesbaden: Springer-VS.

Schaeffer, Doris (Hrsg.) (2009): Bewältigung chronischer Krankheit im Lebenslauf. Bern: Huber.

Scheff, Thomas (2000): Shame and the Social Bond: A Sociological Theory. In: Sociological Theory. 18/1. 84–99.

Schmidt-Semisch, Henning/Schorb, Friedrich (Hrsg.) (2008): Kreuzzug gegen Fette. Sozialwissenschaftliche Aspekte des gesellschaftlichen Umganges mit Adipositas. Wiesbaden: VS-Verlag.

Schönberger, Christine/Kardorff, Ernst von (2004): Mit dem kranken Partner leben. Anforderungen, Belastungen und Leistungen von Angehörigen Krebskranker. Soziologische Fallstudien. Opladen: leske+budrich.

Schütze, Fritz (1999): Verlaufskurven des Erleidens als Forschungsgegenstand der interpretativen Soziologie. In: Krüger, Heinz-Hermann/Marotzki, Winfried (1999): 205-237.

Schwartz, Friedrich W./Badura, Bernhard/Busse, Reinhard et al. (Hrsg.) (2002): Das Public Health Buch. Gesundheit und Gesundheitswesen. Gesundheit fördern, Krankheit verhindern. München/Jena: Urban & Fischer.

Scull, Andrew (1997): Decarceration: Community Treatment and the Deviant. A Radical View. New York: Prentice Hall.

Seltrecht, Astrid (2006): Lehrmeister Krankheit? Eine biographieanalytische Studie über Lernprozesse von Frauen mit Brustkrebs. Opladen/Farmington: Budrich.

Siegrist, Johannes (2005): Medizinische Soziologie. München: Urban & Fischer.

Siegrist, Johannes (2015): Arbeitswelt und stressbedingte Erkrankungen. Forschungsevidenz und präventive Maßnahmen. München: Urban & Fischer.

Siegrist, Johannes/Marmot, Michael (Hrsg.) (2008): Soziale Ungleichheit und Gesundheit. Erklärungsansätze und gesundheitspolitische Folgerungen. Bern: Huber.

Sloterdijk, Peter (2009): Du musst Dein Leben ändern. Über Anthropotechnik. Frankfurt am Main: Suhrkamp.

Strauss, Robert (1957): The nature and status of medical sociology. In: American Sociological Review. 22/2. 200-204.

Stuckler, David/Basu, Sanjay (2013): The Body Economic. Why Austerity kills. Philadelphia: Basic Books.

Sudnow, David (1973): Organisiertes Sterben. Frankfurt am Main: S. Fischer.

Trojan, Alf (Hrsg.) (1986): Wissen ist Macht. Eigenständig durch Selbsthilfe in Gruppen. Frankfurt am Main: Fischer-alternativ.

Trojan Alf/Döhner, Hanneli (Hrsg.) (2004): Gesellschaft, Gesundheit, Medizin. Erkundungen, Analysen und Ergebnisse. Frankfurt am Main: Mabuse Verlag.

Uhlig, Anne C. (2012): Ethnographie der Gehörlosen. Bielfeld: transcript-Verlag.

Virchow, Rudolf: "Der Armenarzt". In: Die medicinische Reform. Eine Wochenschrift, erschienen vom 10. Juli 1848 bis zum 29. Juni 1849. Reprint. 20. 125-141.

Vogd, Werner (2004): Evidence Based Medicine und Leitlinienmedizin: Feindliche Übernahme durch die Ökonomie oder wissenschaftliche Professionalisierung der Medizin? In: MMW-Fortschritte der Medizin. Originalien. 146/1. 11-14.

Vogd, Werner (2011): Zur Soziologie der organisierten Krankenbehandlung. Weilerswist: Velbrück.

Wainwright, David (Hrsg.) (2008): A Sociology of Health. London: Sage.

Waldschmidt, Anne/Schneider, Werner (Hrsg.) (2007): Disability Studies, Kultursoziologie und Soziologie der Behinderung. Erkundungen in einem neuen Forschungsfeld. Bielefeld: Transcript.

Welter-Enderlin, Rosemarie/Hildenbrand, Bruno (Hrsg.) (2012⁵): Resilienz. Gedeihen trotz widriger Umstände. Heidelberg: Carl Auer-Verlag.

Wippermann, Carsten/Arnold, Norbert/Möller-Slawinski, Heide et al. (Hrsg.) (2011): Chancengerechtigkeit im Gesundheitssystem. Wiesbaden: Vs-Verlag.

Zeh, Julie (2009): Corpus delicti. Ein Prozess. Frankfurt am Main: Schöffling & Co.

Zola, Irving K. (1975): Medicine as an Institution of Social Control. In: Cox, Caroline/Mead, Adrianne (1975): 170-185.

Zola, Irving K. (1982): Missing Pieces. A Chronicle of Living with a Disability. Philadelphia: Temple Univ. Press.

Klinische Soziologie[1]

Bruno Hildenbrand

Keywords: Klinische Soziologie, Medizinische Soziologie, Professionstheorie, Sequenzanalyse

Abstract

Im Anschluss an ein Konzept der klinischen Soziologie, das von Louis Wirth stammt, im Kontext des Symbolischen Interaktionismus entwickelt und 1931 veröffentlicht wurde, wird hier unter klinischer Soziologie verstanden, dass ein Soziologe außerhalb der Universität in psychosozialen Handlungsfeldern (also im Feld der klassischen Professionen) seinen soziologischen Sachverstand zur Verfügung stellt. Die Beziehungsmodalität zu seinen Klienten ist vorzugsweise eine mäeutische, die Methode der Wahl ist die Sequenzanalyse, sei es in der Version der Grounded Theory oder der Objektiven Hermeneutik.[2]

1. Zur Stellung der klinischen Soziologie im Feld der Soziologie

In einem Beitrag zur Kriminalsoziologie befasst sich der Soziologe Heinrich Popitz mit der Interdisziplinarität in den Sozialwissenschaften (Popitz 1968). Er schreibt: „Die Soziologie gilt mit Recht als eine Wissenschaft der Übergriffe, die

---

1   In diesem Beitrag stelle ich vorbereitende Überlegungen zu einem Studienbrief Klinische Soziologie der Fernuniversität Hagen (Ernsting's Stiftungsprofessur Dr. Dorett Funcke) vor. Aufgrund des beschränkten Umfangs kann ich nicht jedes Argument bis ins Detail abhandeln, dafür ist der Studienbrief reserviert.

2   Üblicherweise stehen an dieser Stelle Bekenntnisse bzw. Anweisungen der folgenden Art: „Wo im Folgenden das weibliche Geschlecht gemeint ist, ist das männliche mitzulesen, und umgekehrt." Derweil lehnt aber die aktuellste Strömung des Feminismus, der Xenofeminismus, die Vorstellung von einer Existenz von Geschlechtern überhaupt ab bzw. fordert: „Lasst Hunderte von Geschlechtern blühen." Solange diese Frage nicht geklärt ist, kann man von mir keine „geschlechtergerechte Sprache" erwarten. Gerechtigkeit gibt es ohnehin nur im Himmel. Darauf hat bereits Emile Zola hingewiesen: „Da der liebe Gott tot war, musste die Gerechtigkeit das Glück der Menschen sichern, indem sie die Gleichheit und Brüderlichkeit herrschen ließ" (Zola 1983: 185f.). Es gibt derzeit noch keine Lösung für die Frage, wie man sprachlich Hundertschaften von Geschlechtern gerecht werden kann. Die Debatte um *unisex toilets* ist bei diesen Überlegungen noch nicht berücksichtigt und macht eine Entscheidung auch nicht leichter.

überall hineinredet." Nun gilt das Hineinreden als unhöflich, weil nicht selten besserwisserisch. Hineinreden gehört sich also nicht, weshalb Popitz auf eine Alternative verweist: Man könne als Soziologe auch ausweichen auf eine „soziologische Esoterik", auf „Erwägungen, die so allgemein sind, dass ihnen die Zwecklosigkeit auf der Stirn geschrieben zu sein scheint". Kann das die Lösung sein, dass man sich als Soziologe einerseits durch „Ausweichen auf Kategorien und Probleme eigener Art" aus der Welt des Alltags hinauskatapultiert? Der Vorteil dieses Vorgehens ist andererseits, dass man nirgendwo aneckt mit seinen soziologischen Überlegungen, die, weil Kritik der Beruf des Soziologen ist, selten Wohlgefallen auslösen. Der Nachteil ist, dass die von Popitz so genannte soziologische Esoterik dazu führt, dass niemand einem Soziologen mehr zuhören mag.

Tatsächlich ist es heute, ein halbes Jahrhundert später, genau andersherum: Seit Soziologen für sich die Rolle des Welterklärers entdeckt haben, halten sie sich für allzuständig und für in der Lage, zu jedem an sie herangetragenen Problem etwas zu sagen. Dazu ist Vertrautheit mit dem Gegenstand nicht notwendig. Es genügt, über die gerade gängigen Floskeln zu verfügen.

Popitz' Text ist nicht in einer soziologischen Zeitschrift erschienen, sondern in einer Publikationsreihe, die sich an eine andere Disziplin richtet. Das stimmt überein mit dem Grad an akademischer Spezialisierung, die die Soziologie zum damaligen Zeitpunkt erreicht hat. Das sozialdemokratische Zeitalter, das mit den 1970er Jahren anbrach und zu einer erheblichen Ausweitung sozialwissenschaftlicher Studiengänge, aber auch Stellenangeboten führte, hatte noch keine Wirkmächtigkeit.

Wenn Popitz von der Soziologie als einer „Wissenschaft der Übergriffe, die überall hineinredet", schreibt, dann könnte er die Bindestrich-Soziologien gemeint haben.

Nehmen wir als Beispiel die Medizinsoziologie. Sie wurde seinerzeit ins Medizinstudium integriert und war auch prüfungsrelevant. Insofern war sie ein Fach, das dazu berufen war, anderen hineinzureden (in diesem Fall den Medizinern). An der Universität Freiburg (wo Popitz damals tätig war) fand zu jener Zeit ein medizinsoziologisches Forschungsprojekt statt, dessen Projektleiter Hannes Siegrist war. Untersucht wurde Visitenkommunikation. Das Ergebnis kann in zwei Worten zusammengefasst werden: „Erzählen unerwünscht" (Bliesener, 1980). Das heißt, dass Mediziner im Verlauf von Visiten Patienten zum Erzählen ermuntern und die Erzählung dann abbrechen, wenn sie genügend Informationen für die Diagnose erhalten haben. Aus Patientensicht wird dies als unhöflich und als Missachtung erlebt, entsprechend leidet die Arzt-Patient-Beziehung. Einen solchen Befund kann man verstehen als das, was Popitz mit „den anderen hineinreden" versteht, wohlwollender formuliert könnte man sagen, die Ergebnisse dieser soziologischen Forschungstätigkeit vermittelten der Medizin eine Perspektive auf alltägliches

Medizinerhandeln, die es zumindest wert war, bedacht zu werden, das eigene Handeln also zu reflektieren. Tatsächlich hat die Medizin später solche Untersuchungsbefunde aufgegriffen und Medizinstudenten in der klinischen Phase ihres Studiums Gruppenangebote gemacht, in denen sie lernen konnten, in angemessener Form eine Anamnese zu erheben. Einer der Pioniere dieser Aufwertung des Medizinstudiums war der Marburger Psychosomatiker Wolfram Schüffel. Siegrist hat sich später anderen Themen zugewandt.

Medizinsoziologen und soziologische Esoteriker haben bisweilen das Dach, unter dem sie arbeiten, gemeinsam: Es ist die Universität.

Soziologen, die beim Verfolg ihrer soziologischen Aktivitäten die Universität nicht verlassen müssen, interessieren mich hier nicht: Unter einem klinischen Soziologen verstehe ich einen solchen, der, wenn er anderen Disziplinen hineinredet, dies auf der Grundlage des methodischen Erfassens alltagsweltlicher Probleme (Bergmann/Hildenbrand 2016) tut und auch nicht zögert, wohlerwogene Überlegungen zu Handlungsalternativen anzustellen. Und der dies vor allem außerhalb der Universität tut, wo er sich bei Akzeptanzproblemen nicht zurückziehen kann in die Gemeinschaft seiner Fachgenossen. Der klinische Soziologe in meinem Verständnis ist also auf sich allein gestellt. Mich interessiert hier weniger die klinische Soziologie als theoretisches System, sondern die handlungstheoretische Perspektive.

2. Theorie, Technik, Praxis: Wie, wenn überhaupt, kann die Soziologie praktisch werden?

„Wichtig ist zunächst nicht, zu den Wurzeln der Dinge hinabzusteigen, sondern zu wissen, wie man sich in der Welt, wie sie nun einmal ist, verhalten soll" (Camus 1969: 8).

Camus stellt in diesem Zitat den Wissenschaftler, also den, der der Wahrheit verpflichtet ist und nach dieser strebt, indem er zu den Wurzeln der Dinge hinabsteigt, dem gegenüber, der die Welt nimmt, wie sie ist, der also Nietzsches *Amor fati* verpflichtet ist und von dort aus Handlungsalternativen entwickelt (wie man sich verhalten soll).[3]

Soziologen sind nicht dafür bekannt, die Welt zu nehmen, wie sie ist. Die Soziologie war von Anfang an eine kritische Wissenschaft, Kritik war schon immer ihr Beruf. Dass später eine sich eigens kritisch nennende Theorie dazu kam, war nichts anderes als ein Pleonasmus. Aber die Soziologie ist auch nicht dafür bekannt, aus ihren kritischen Befunden Handlungsalternativen zu entwickeln. Aus

---

3 Zur Rezeption der Philosophie von Friedrich Nietzsche im Werk von Albert Camus vgl. Onfray 2013.

Sicht von Max Weber können die Kulturwissenschaften nicht praktisch werden in der Form, dass sie den Menschen sagen, was sie tun sollen. Sie kann nicht mehr als „den Einzelnen nötigen, oder ihm wenigstens dabei helfen, sich selbst Rechenschaft zu geben über den letzten Sinn seines eigenen Tuns" (Weber 1995: 39).

Der Weg von der Kritik zur Entwicklung von Handlungsalternativen ist weit und beschwerlich. Es geht um Praxis. Was damit gemeint ist, wird im Folgenden zum Thema.

Wenn Alltag und Wissenschaft weit auseinanderliegen: wo ist dann die Brücke zwischen beiden zu suchen? Sie könnte zunächst im Begriff der Technik gesucht werden.

Technik, verstanden als *social engineering*, ist gerade nicht Praxis. Ein früherer, aristotelischer Begriff von *Techne* bezeichnet anderes: E*s sind die von der Natur offen gelassenen Möglichkeiten weiterer Formung auszufüllen* (Gadamer 1993: 18). Das ist etwas anderes als Technik im heute verstandenen Sinne, jedenfalls kann *social engineering* nicht dazu gehören. Technik bezeichnet heute demnach die „lautlose Form, in der immer weitere Gebiete des menschlichen Lebens technischer Beherrschung unterworfen werden und rationale Automatismen an die Stelle der persönlichen Entscheidung des einzelnen und der Gruppe treten" (Gadamer 1993: 21).[4]

Andererseits lehnt Gadamer es ab, einen unüberbrückbaren Gegensatz zwischen Wissenschaft und Lebenspraxis zu konstruieren: Sich theoretisch verhalten zu können sei Teil der Grundverfassung der menschlichen Praxis. Dazu gehören die wissende Beherrschung ursächlicher Zusammenhänge, die das eigene Verhalten planvoll zu leiten imstande ist, die bewusste Einordnung in ein System der Zwecke sowie das Sichtbarmachen von Sachverhalten und Sachzusammenhängen in der Sprache. Die Frage ist aber dann, wie Wissenschaft und praktisches Handeln zusammengeführt werden können. Hier eine Antwort: Während Technik im Verständnis des 19. Jahrhunderts ein Wissen verkörpert, das unabhängig von der Situation des Handelns tradiert werden kann und somit aus dem praktischen Handlungszusammenhang herauslösbar ist, aber in der jeweils neuen Situation des menschlichen Handelns zur Anwendung kommen soll, hält Gadamer daran fest, dass es die Frage der *Urteilskraft* ist, dass Handelnde in einer gegebenen Situation den *Anwendungsfall einer allgemeinen Regel* erkennen.

Genau darin liegt ein Stolperstein für den Soziologen; denn benutzt man den Begriff klinische Soziologie, dann rückt die Soziologie in die Nähe der Heilkunde. Handelnde in Sachen Heilkunde haben es mit einzelnen Fällen zu tun. Der Einzelfall als Fokus von Forschung wurde jedoch in der Soziologie lange vernachlässigt, ungeachtet dessen, dass *la grande dame* Renate Mayntz schon früh auf die zwingende Erfordernis, auch als Soziologe sich um den einzelnen Fall zu bemühen,

---

4   Die Ausdeutung dieses Satzes würde einen weiteren Aufsatz erfordern. Vgl. FN 1.

aufmerksam gemacht hat: Sie betonte, dass es im Sozialen „kaum universelle, deterministische Zusammenhänge zwischen zwei in ihren möglichen Ausprägungen konstant bleibenden Variablen" (Mayntz 2002: 21) gebe (vgl. auch Hildenbrand 2014). Aufgrund dessen sind von einem Soziologen auch keine einfachen Antworten zu erwarten, will er der naturgemäßen Komplexität seiner Gegenstände gerecht werden.

3. Das „Klinische" an der klinischen Soziologie

Wird die Soziologie in eine Verbindung mit der Klinik im ursprünglichen Wortsinne dieses Begriffs gebracht, dann werden damit neue Maßstäbe hinsichtlich der Verwendung soziologischen Wissens gesetzt. Die klinische Soziologie rückt in die Nähe der Professionen, zu denen die Soziologie einiges zu sagen hat, an deren Stelle sie jedoch nicht treten kann.

Zwar anerkennen Soziologen wie Parsons und Luhmann, dass Professionelle insbesondere dort tätig werden, wo Menschen in Not geraten sind. Die damit verbundene Notwendigkeit, der affektiven Seite professionellen Handelns auch konzeptionell gerecht zu werden, wird jedoch regelmäßig ignoriert, und der rationalen Komponente dieses Handelns (dem Fallverstehen) wird der Vorzug gegeben. Unser Vorschlag, beide Seiten im Konzept des „*Fallverstehens in der Begegnung*" (Welter-Enderlin/Hildenbrand 2004) zu verbinden, wird konsequent ignoriert. Es ist auch die Frage, ob in einer Zeit, in der ein Bankraub oder ein terroristischer Anschlag als „professionell ausgeführt" bezeichnet wird, der Professionsbegriff überhaupt noch verwendet werden kann, ohne in die Esoterik einer soziologischen Fachsprache zu verfallen. Auch ist das, was wir heute im Alltag der Profession antreffen, nicht notwendig identisch mit dem, was die Altvorderen noch für professionelles Handeln hielten. Um diesen Wandel allerdings zu erkennen, muss man aus der Hermetik der theoretischen Entwürfe heraustreten und sich ins Feld begeben. Inzwischen bin ich geneigt, nur noch solche Berufe als Professionen ernst zu nehmen, die notfallsicher sind, also Handlungsmuster zur Bewältigung von Krisen ausgebildet haben. Da bleibt nicht viel übrig. Es ist hier nicht der Platz, dies zu begründen.

Unter „Klinik" versteht Campe 1813 „ausübende Heilkunde". In diesem Begriff stecken die zwei Komponenten Wissen und Heilen bzw. Praxis des Heilens. Der Anspruch einer „klinischen Soziologie", folgt man dieser Definition, impliziert, dass die Soziologie einen unmittelbaren Beitrag zur Lösung menschlicher Probleme leisten könne. Dies erscheint erst einmal unangemessen und vermessen: *Unangemessen* könnte der Anspruch einer klinischen Soziologie sein, weil die Soziologie sich immer als eine kritische Wissenschaft verstanden hat, die von vornherein in einer Distanz zur gesellschaftlichen Praxis steht. *Vermessen* könnte der Anspruch einer klinischen Soziologie sein, weil sie mit dem Anspruch, klinisch zu sein, ein Feld betritt, das von den „alten Professionen" (Arzt, Pfarrer und Jurist) ausgefüllt wird. Diese sind in der klassischen Formulierung Parsons' in Abgrenzung von den Berufen insbesondere dadurch charakterisiert, dass sie an den zentralen Werten einer Gesellschaft ansetzen, gemeinwohlorientiert sowie nicht gewinnorientiert sind und des weiteren Standards kollegialer Kontrolle und des Vertrauensschutzes des Klienten entwickelt haben.

Die Frage ist also, wo der klinische Soziologe seinen Ort finden soll. Denn er sitzt zwischen den Stühlen.

- Als Wissenschaftler ist er der Wahrheit verpflichtet, also auf das Allgemeine fokussiert. Er soll den Dingen auf den Grund gehen, d.h. ihrer Komplexität gerecht werden. Wäre er Kliniker, dann wäre sein Fokus der Einzelfall. Ist dessen Problem beseitigt, dann ist die Aufgabe des Professionellen erledigt, es sei denn, er entwickelt ausgehend von einem speziellen Fall einen wissenschaftlichen Ehrgeiz.

- Zudem fehlt dem klinischen Soziologen die angemessene Sozialisation zum Professionellen, anders formuliert die Ausbildung des entsprechenden professionellen Habitus, also die Fähigkeit, in einer kritischen Situation allgemeines Wissen und das Wissen um den konkreten Fall in Übereinstimmung zu bringen und unmittelbar im Vertrauen darauf zu handeln, dass in der Zukunft dieses Vertrauen als vernünftig begründbar sein wird.

Mit dieser Beschreibung des professionellen Habitus orientiere ich mich an der Professionalisierungstheorie von Ulrich Oevermann. Ich werde darauf zurückkommen.

Es wird Aufgabe dieses Beitrags sein, im Folgenden die Position des klinischen Soziologen zwischen Wissenschaft und Lebenspraxis genauer zu beschreiben. Vorerst aber werfe ich einen Blick auf vorhandene Konzepte einer klinischen Soziologie.

4. Konzepte einer klinischen Soziologie

4.1 Louis Wirth

Louis Wirth hat in einem Aufsatz aus dem Jahr 1931 das erste mir bekannte Konzept einer „klinischen Soziologie" formuliert. Er kann dem Symbolischen Interaktionismus zugerechnet werden, wie sogleich deutlich werden wird.

Mit dem Tätigwerden von Soziologen in Child Guidance Clinics in den 1920er und 1930er Jahren zeichnet sich eine neue Spezialisierung der Soziologie ab: die klinische Soziologie. Unter solchen Kliniken hat man Einrichtungen der

Kinder- und Jugendhilfe zu verstehen, in der familienorientiert und interdisziplinär Beratung in Erziehungskrisen stattfindet. Die beteiligten Professionen (besser: Berufe) sind die der Medizin, der Psychologie und der Sozialarbeit, dazu kommt die Soziologie. Um ihren Beitrag geht es hier.

Klinische Verfahren haben nach Wirth drei Haupteigenschaften:

- Sie sind auf einen „Fall" gerichtet, auf eine Person in ihrem sozialen Umfeld, der Fall präsentiert konkrete Probleme.
- Klinik ist ein kooperatives Unternehmen und schließt die Unterstützung einer Anzahl von Spezialisten ein.
- Klinische Verfahren haben unmittelbar therapeutische Ziele und enthalten daher nicht nur Studien eines „Falles", sondern auch die Formulierung eines Therapieprogramms.

Es geht in solchen Kliniken (im Folgenden Einrichtung genannt) demnach nicht ausschließlich um Praxis, sondern um die Kombination theoretischer mit praktischen Interessen. Daher hat sich folgendes Verfahren herausgebildet:

- Der Fall kommt in die Einrichtung mit einer Formulierung des Problems, wie es die überweisende Einrichtung oder Person sieht;
- dem folgt eine Datensammlung der verschiedenen Untersucher der Einrichtung;
- und dem folgt eine Diskussion unter den beteiligten Spezialisten, um die Fakten auszutauschen;
- die dann analysiert werden, um zu einer Diagnose zu gelangen, mit der alle Beteiligten übereinstimmen;
- worauf die Formulierung eines Behandlungsprogramms folgt;
- dem Versuche folgen, dieses Programm umzusetzen;
- begleitet von Untersuchungen zur Überprüfung und Bewertung des Programms sowie der Diagnose, auf welcher dieses Programm aufruht;
- mit der weiteren Anstrengung, zu validen Generalisierungen der Prinzipien und der Verbesserungen der Techniken zu gelangen.

Zwar profitiere die Soziologie, so Wirth, wenn sie mit anderen Disziplinen zusammenarbeite, aber sie sei nicht identisch z. B. mit der Sozialarbeit. Für den Soziologen ist die Einrichtung eine Art Labor für kontrollierte Beobachtungen.

Wirth zitiert in diesem Zusammenhang Charles Horton Cooley:

> „Der Soziologe soll beobachten. Man kann dagegen einwenden, dies sei die Aufgabe von Künstlern – Shakespeare, Goethe, Balzac. Aber die riesige Aufgabe, das soziale Leben zu beobachten, benötigt die Kooperation verschiedener Arten von ‚synthetischen Geistern': Künstler, Wissenschaftler, Philosophen und Männer der Handlung.

Oder: Der konstruktive Teil der Wissenschaft ist in Wahrheit eine Art Kunst" (Cooley 1966: 402, übs. von B. H.).[5]

Wirth grenzt die Tätigkeit des klinischen Soziologen von den anderen in der Klinik vertretenen Berufen wie folgt ab: Die Ärzte in der Einrichtung sähen geistige und seelische Erkrankungen vom Standpunkt der physischen Gesundheit aus. Aufgabe der Psychogen sei die Bestimmung der geistigen Fähigkeiten und Unfähigkeiten des Individuums, um daraus pädagogische Erfordernisse abzuleiten. Die Aufgabe der Sozialarbeiter bestehe darin, soziale Methoden der Untersuchung und der Behandlung anzuwenden und sich um die beteiligten sozialen Faktoren zu kümmern. Wenn eine Berufsgruppe sich um die Angelegenheiten der anderen kümmere, ohne dafür geschult zu sein (im Auge hat Wirth vor allem die Ärzte), dann tue sie dies aus der Position des Laien und nicht aus der des Fachmanns. Entscheidend sei, dass alle Disziplinen zusammen kommen, um das vollständige Bild, das ein Patient zeigt, zu beschreiben. So können sie zu einer Reintegration der Persönlichkeit gelangen oder soziale Beziehungen aufbauen.

In diesem Konzept setzt Wirth voraus, dass die genannten Berufsgruppen geneigt sind, mit anderen in Kooperation zu treten und den jeweiligen Standpunkt des anderen zu erkunden und gelten zu lassen.

Was aber ist die Aufgabe des klinischen Soziologen gegenüber der des Arztes, des Psychologen, des Sozialarbeiters? Seine Aufgabe sei es nicht, einen „total situation approach" zu verfolgen, denn dazu seien manche Sozialpsychiater ebenfalls in der Lage. Der soziologische Ansatz hinsichtlich Verhalten beruhe dagegen auf der Erkenntnis, dass eine Person ein Individuum mit einem Status ist und dass Persönlichkeit die Summe und die Organisation jener Aspekte ist, welche die Rolle eines Individuums in seiner Gruppe bestimmten; Biologie und Psychologie würden durch diese Definition nicht ausgegrenzt, sondern könnten in Bezug auf ihre soziale Bedeutsamkeit interpretiert werden. Oft werde übersehen, dass die Verhaltensprobleme eines Kindes nur deshalb Probleme sind, weil es einer Gemeinschaft, z. B. einer Schule, angehört, die sein Verhalten als Problem ansieht.

Wovon verstehe also der klinische Soziologe etwas? Von Familien, von Gleichaltrigengruppen, von Gemeindeleben und von sozialen Institutionen. Darüber hinaus habe der Soziologe hat auch etwas zum Thema Persönlichkeit und zu individuellen Verhaltensproblemen beizutragen, wozu die anderen beteiligten Disziplinen nichts sagen könnten.[6] Er müsse daher Zugang zum Patienten haben,

---

5   Wirth bezieht sich hier auf eine Position des amerikanischen Pragmatismus, wie sie besonders
     von John Dewey (2001) formuliert worden ist.
6   Das ist eine radikale Ansicht, die man nur versteht, wenn man den persönlichkeitstheoretischen
     Annahmen des Symbolischen Interaktionismus folgt (Krappmann 2001).

um ihn in seinen sozialen Bezügen kennen zu lernen. In einer Child Guidance Clinic, also einer Einrichtung der Kinder- und Jugendhilfe, gebe es mindestens drei Möglichkeiten nützlichen Handelns für den klinischen Soziologen:

1. Er forscht nur (über das Material, das die Einrichtung ihm bietet).
2. Er berät die anderen Mitarbeiter der Einrichtung und unterrichtet Sozialarbeiter und Psychiater über die Sachverhalte, die in sein Fachgebiet fallen.
3. Er nimmt direkt an Fallstudien und an der Behandlung von Fällen teil. Er spricht also mit den Patienten und pflegt andere Formen des Kontakts zu ihnen, untersucht ihre soziale Welt, sammelt und analysiert Lebensgeschichten, unterhält Kontakte mit der Gemeinde, der Schule und sozialen Einrichtungen, nimmt an Sitzungen der Klinikmitarbeiter teil sowie an Behandlungsprogrammen.
4. In manchen dieser Einrichtungen ist der Soziologe sogar der Direktor.

Wie grenzt sich der Soziologe vom Sozialarbeiter ab? Typisch für die Sozialarbeit sei die Vielfalt ihrer Tätigkeiten. Deshalb könnte sie nicht so genau auf die Persönlichkeit und auf Verhaltensprobleme schauen, und außerdem fehle ihr die erforderliche Kenntnis klinischer Soziologie.

Dass es an Soziologen in der Klinik fehle, zeige der gängige Umgang mit lebensgeschichtlichen Daten seitens der Ärzte und der Sozialarbeiter: Bei ihnen stehe die Defizitorientierung im Vordergrund, und es gehe ihnen um objektive Beschreibungen, nicht um die individuellen und sozialen Wirklichkeitskonstruktionen des Kindes.[7]

Die Tätigkeit des klinischen Soziologen bleibe jedoch so lange akademisch, als er kein Interesse daran entwickle, das Verhalten des Kindes zu rekonstruieren. Diagnosen[8], auch solche des klinischen Soziologen, müssten Aufschluss über die Behandlung geben.

Die Lebensgeschichte biete dafür den entscheidenden Hinweis. Wenn der Klient seine Lebensgeschichte erzählt, könne dies zu den effektivsten Vorgehensweisen in einem therapeutischen Programm gehören. Am meisten aber gehe es um

---

7 Es muss daran erinnert werden, dass Wirth diesen Text im Jahre 1931 veröffentlichte. Aus heutiger Sicht klingt er aktueller denn je, betrachten wir nur die verkümmerte Kunst der Sozialanamnese sowie die Tendenz zu defizitorientierten Einschätzungen in Bezug auf Klienten, die im Gegenzug zur Entwicklung von Konzepten wie „Salutogenese" und „Resilienz", „Fördern der gesunden Anteile" sowie „Ressourcenorientierung" Anlass gegeben hat.

8 Aus heutiger Sicht ist diese Annahme mit Rücksicht auf die soziologische Debatte um die Problematik psychosozialer Diagnosen mit ihrem Bezug zur Labelling-Theorie naiv. Kein klinischer Soziologe wird für sich anheischig machen, Diagnosen zu formulieren. Diagnose heißt bei ihm Fallstrukturhypothese. Es gilt aber auch, dass eine Intervention ohne Diagnose (also ohne solide Fallstrukturhypothese) erhebliche Folgekosten für den Klienten nach sich ziehen kann. Von Diagnostik sollte man nur sprechen, wenn man das Konzept entsprechend differenziert hat (Wieland 2004).

Änderungen in der sozialen Welt des Kindes (in der *Child Guidance Clinic*).
W. I. Thomas nenne das „beneficient framing" (hilfreiches Rahmen) als eine Methode der Sozialtherapie. Das Rahmen beziehe sich sowohl auf das Verhalten des
Kindes als auch auf das seiner sozialen Welt. Dabei könne der Soziologe einiges
von den Sozialarbeitern lernen. Zentral aber sei die Interdisziplinarität. Der Soziologe könne nichts alleine, und es entstünde ein großes Problem, wenn die Einrichtung zum Schlachtfeld der Disziplinen würde.

Diese weitgehende Konzeption einer klinischen Soziologie hat sich in der
Folge nicht durchgesetzt. Wenn in Deutschland nach der Psychiatriereform Soziologen in Kliniken oder in Einrichtungen der Kinder- und Jugendhilfe tätig wurden, dann war das die Ausnahme und nicht die Regel. Entsprechend ist Wirths
Konzept Geschichte und überarbeitungsbedürftig. Was jedoch an konzeptuellen
Vorschlägen nach Wirth kommt, trägt zu Verbesserungen, aber nicht zu grundlegender Neuorientierung bei. Von den im Folgenden vorzustellenden Autoren hat
keiner das Konzept von Wirth zur Kenntnis genommen, obwohl es an prominenter
Stelle erschienen ist.

4.2 Pierre Bourdieu

Pierre Bourdieu verwendet den Begriff klinische Soziologie im Zusammenhang
mit soziologischer Beratungstätigkeit (Bourdieu 1998). In dem von ihm gewählten
Beispiel ist der Gegenstand nicht bedrohte psychosoziale Integrität, sondern die
Integrität eines wissenschaftlichen Instituts. Von einer psychosozialen Dimension
dieses Gegenstandes könnte man allenfalls insofern sprechen, als die Krise eines
wissenschaftlichen Instituts mehr oder weniger massive Konsequenzen für die Be-
findlichkeit, besser gesagt: berufliche und persönliche Autonomie der dort Tätigen
hat. Aber tatsächlich ist Bourdieus Fokus die Überlebensfähigkeit des Instituts
selbst.

Weil Bourdieu mit seinem Konzept den Rahmen der Wissenschaft (in Frankreich sind universitäre Lehre und universitäre Forschung institutionell getrennt,
Wilhelm von Humboldts Idee der Einheit von Lehre und Forschung wird in Frankreich nicht praktiziert) nicht verlässt, ist dieses Konzept im weiteren Sinne für nur
begrenzt von Interesse. Weil Bourdieu das Feld der Wissenschaft nicht verlässt,
kommt er zu einer Beschreibung, die mit dem, wovon Wirth schreibt, der *Child
Guidance Clinic*, wenig zu tun hat. Das wissenschaftliche Feld ist für Bourdieu
ein Feld der Macht, der Konkurrenz und des Kampfes zwischen denen, die der
Wissenschaft als Betrieb, und jenen, die der Wissenschaft um der Wahrheit willen
verpflichtet sind (Bourdieu 1998: 31). Auf solche Ideen kann man kommen, wenn

man keine Klienten außerhalb der Wissenschaft hat[9]. Allerdings sind Bourdieus Ausführungen für den klinischen Soziologen nicht ohne Belang, denn er lenkt den Blick auf die institutionellen Strukturen, auf die der klinische Soziologe im Feld trifft:

> „Was jedoch die soziologische Analyse leisten kann, und was in gewissem Sinne alles ändert, ist vor allem eine systematische Perspektivierung jener perspektivischen Repräsentationen, die im Dienste der Kämpfe innerhalb des Feldes hervorgebracht werden, die trotz aller Bemühungen, sich als ‚universell' darzustellen (wie sie die Verweise auf einen gesellschaftlichen Nutzen zeigen), immer von einer besonderen Stellung in eben diesem Feld ihren Ausgang nehmen, und die nun, derart auf die Füße gestellt, ihren Sinn und ihr Ziel in völlig verändertem Licht erscheinen lassen" (Bourdieu 1998: 42).

4.3 Bernd Dewe

In diesen Zusammenhang gehört auch das Konzept von Bernd Dewe (1985). Er meint „beratende Rekonstruktion", wenn er von der Tätigkeit des klinischen Soziologen schreibt, aber in Wirklichkeit definiert er eine Möglichkeit, sich als Intellektueller mit gesellschaftlicher Praxis zu befassen.

Zunächst formuliert Dewe folgenden Gegensatz: Während die behavioristisch bzw. subsumtionslogisch vorgehende Sozialforschung einer technokratischen Verwendung soziologischen Wissens den Weg bahne, verstehe sich die sinnverstehende Sozialforschung als Sinnexplikation alltäglichen Wissens und Handelns und liefere dadurch reflexives Orientierungswissen für die gesellschaftliche Praxis. Die klinische Soziologie definiert Dewe dann so: Ihre Tätigkeit ist die einer „beratenden Rekonstruktion mit dem Ziel, den Adressaten in einer situativ hergestellten distanzierten Einstellung zu ihrem praktischen Handeln einen Erkenntnisprozess hin zu aufgeklärteren Begründungen ihrer Handlungsentscheidungen virtuell zu ermöglichen" (Dewe 1985: 352).

Dewe macht keine Angaben darüber, wie er sich die konkreten Handlungsrahmen eines klinischen Soziologen vorstellt. So viel kann gesagt werden, dass die Praxis des klinischen Soziologen außerhalb des Alltags stattfindet und sich als Kampf um die Anerkennung der Argumente darstellt. Auch hier steht, wie bei Bourdieu, Die Vernunft im Zentrum. Bourdieu sei noch einmal zitiert: „Es gilt also, einen praktischen, das heißt (spezifisch) politischen Kampf zu führen, um der Vernunft Macht und Vernunftgründen ihr Recht zu verleihen, einen Kampf, der sich auf alle Errungenschaften einer bereits verwirklichten Vernunft stützen muss, welche die Geschichte des Feldes hervorgebracht hat" (Bourdieu 1989: 59).

---

9 Bourdieu-Kennern wird diese Beschreibung als verkürzt vorkommen, mir geht es hier allerdings nicht um Bourdieu-Exegese.

Dewe und Bourdieu weisen also dem klinischen Soziologen die Aufgabe zu, Vernunft in die Welt zu bringen. Die Frage ist, ob die Welt darauf gewartet hat. Die Antwort auf diese Frage wird sich danach bemessen, welchen Vernunftbegriff man unterstellt.

4.4 Ulrich Oevermann

Ulrich Oevermann verfolgt eine mäeutische[10] Vorgehensweise der klinischen Soziologie, gibt dieser jedoch eine methodologische Basis: die der Objektiven Hermeneutik. Des Weiteren liegt dieser Version der klinischen Soziologie eine spezifische Professionalisierungstheorie zugrunde. Das bedeutet also: Klinische Soziologie wird tätig im Feld der Professionen, liefert stellvertretende Deutungen und geht dabei mit einer spezifischen Methode vor. Ich nehme die bereits angesprochene Frage nach der Professionalisierungstheorie aus gutem Grund wieder auf.

Zur Professionalisierungstheorie. Professionen sind gesellschaftliche Orte der Vermittlung von Theorie und Praxis (Oevermann 1996).[11] Diese Vermittlungsaufgabe führt zu einer notwendigen, nicht aufhebbaren Widersprüchlichkeit. Auf der *Wissensebene* drückt sich diese Widersprüchlichkeit dadurch aus, dass Professionelle auf der einen Seite über einen Bestand an allgemein gültigem, systematischem Wissen verfügen, mit dem sie die Probleme ihrer Klienten angehen. Auf der anderen Seite wird dieses allgemeine Wissen jedoch nicht dem individuellen Fall übergestülpt. Stattdessen tritt zum *allgemeinen Wissen* das *fallverstehende Wissen* hinzu. Dieses dient der Entschlüsselung des einzelnen Falles in seiner Eigenart und ist nicht auf Allgemeines, sondern auf Spezifisches gerichtet. Es steht damit immer in einem Spannungsverhältnis zum allgemeinen Wissensbestand, obwohl es sich auf diesen stützt (vgl. das Eingangszitat von Camus. Oevermann ist allerdings nicht der Ansicht, der klinische Soziologe könne dem Praktiker sagen, was zu tun ist; in mäeutischer Haltung sollte dieser selbst darauf kommen, und dazu verhilft ihm die der Sequenzanalyse inhärente mäeutische Vorgehensweise. Dazu weiter unten mehr).

Professionen unterscheiden sich in ihrem Gegenstand und in ihrer Vorgehensweise wesentlich von Berufen. Während Letztere gewinnorientiert sind und mit Kunden arbeiten, sind Professionen gemeinwohlorientiert, denn sie setzen an gesellschaftlichen Krisen und ihren Lösungen an. Die Spannbreite dieser Krisen

---

10   Wörtlich bedeutet die Mäeutik die Hebammenkunst, sie geht zurück auf Sokrates, dessen Mutter Hebamme war. Mäeutik bedeutet: Es ist nicht die Aufgabe des Philosophen, Weisheit zu gebären, sondern der Weisheit zum Glück zur Geburt zu verhelfen.

11   Für eine Umsetzung dieser Theorie in die Lehre therapeutischer Praxis vgl. Welter-Enderlin/Hildenbrand 2004.

reicht von der gesellschaftlichen Integration (Politik, Recht) bis hin zur biopsychosozialen Integration (Arzt, Therapeut). Professionen haben es nicht mit uneingeschränkt autonom handlungsfähigen Kunden zu tun, sondern mit Menschen, die in ihrer Autonomie beschädigt sind, weshalb sie in der Gefahr stehen, dass sie in ihrer Notlage ausgenutzt werden. Um diese Problemkonstellation herum haben sich die Professionen ausgebildet, die es eben nicht mit Kunden, sondern mit Klienten oder mit Patienten zu tun haben. Sie folgen einer spezifischen Ethik, die die Klienten bzw. Patienten schützt.

Professionen gehen fallorientiert vor. Anders als der Ingenieur subsumieren sie die ihnen zur Lösung vorgelegten Fälle nicht unter eine spezifische Methodik. Ihre interventionistische Praxis besteht darin, dass im konkreten Einzelfall die Einheit von Theorie und Praxis sich selbst praktisch vollzieht (Oevermann 2002: 30).

Der klinische Soziologe wird, folgen wir Oevermann, dort tätig, wo die professionelle Praxis selbst in die Krise geraten ist. Er expliziert „die mehr oder weniger naturwüchsigen Erkenntnisoperationen der professionellen Praxis" (Oevermann 2002: 30). Klinische Soziologie ist Beratung von Professionellen zur Erhaltung ihrer spezifisch professionellen Kompetenz, wobei die Funktion der klinischen Soziologie eine *der nachträglichen Überprüfung einer professionellen Intervention und vor allem eine „dienende"* (Oevermann 1993: 248) gegenüber der Praxis sei.[12]

5. Die Sequenzanalyse als Methode der Wahl in der klinischen Soziologie

Die klinische Soziologie sensu Oevermann bedient sich im Wesentlichen des Verfahrens der Sequenzanalyse. Diese dient dazu, den Prozess der Individuierung von Fällen zu rekonstruieren, um hinter die Ordnung (das Muster) zu kommen, die ein Einzelfall in seiner konkreten Individuierungsgeschichte als Prozess der geregelten Auswahl unter objektiv vorhandenen und individuell wahrgenommenen Möglichkeiten herausgebildet hat. Ist diese Ordnung (Muster) in eine Krise geraten, gilt es, diese Individuierungsgeschichte zu rekonstruieren und Hinweise auf mögliche Praktiken mit mehr Aussicht auf Gelingen zu geben. Dem werde ich nun genauer nachgehen:

Bei Dewe ist der Bezug zur Methodologie einer interpretativen Sozialwissenschaft deutlich. Bei Wirth liegt er nahe, Bourdieu befasst sich mit solchen Details nicht. Grundüberzeugung aller Ansätze im Bereich der interpretativen Sozialfor-

---

12 Ulrich Oevermann bemühte sich seit 1978 immer wieder um die Frage nach möglichen Berufsfeldern für Soziologen. Er nannte das zunächst „berufsmäßige Anwendung sozialwissenschaftlicher Kompetenz" (Oevermann 1978). Das Konzept einer klinischen Soziologie stellt dagegen eine erhebliche Verbesserung dar.

schung ist, dass sozialer Sinn in schrittweisen Prozessen der Auswahl von Handlungsmöglichkeiten entsteht. Solche Prozesse bildet die Sequenzanalyse, sei es jene der Grounded Theory oder der Objektiven Hermeneutik (Hildenbrand 2004) nach und rekonstruiert sie. Verstehen wir die Herstellung von Sozialität als schrittweisen Aufbau von Sinn (Schütz 1960), dann ist der Zugang notwendig ein rekonstruktiver. Der Ablauf einer Sequenzanalyse ist folgender (ich beziehe mich auf den Ansatz der Objektiven Hermeneutik): Man beginnt mit der ersten Sequenz, in welcher der Fall eine spezifische Wirklichkeit setzt. Damit werden für den Fortgang der Sequenz verschiedene Möglichkeiten eröffnet, die es zu explizieren gilt. Dann wird die realisierte Möglichkeit in Augenschein genommen. Hat man lange genug nach diesem Muster Material erschlossen, gelangt man zu einer Fallstrukturhypothese, die zeigt, wie der Fall immer wieder seine alltägliche Wirklichkeit produziert und reproduziert.[13] [14]

Das Material, das für eine Sequenzanalyse herangezogen wird, muss sich nicht unbedingt auf Texte beziehen, wenn auch in der Objektiven Hermeneutik der Text und damit die Sprache im Zentrum stehen. Solche Texte werden generiert durch Tonbandaufnahmen, deren Einsatz im Bereich der Medizin und in vergleichbaren Kontexten strengen Regularien untersteht. Auch ist die Einführung entsprechender Geräte im Feld erklärungsbedürftig; der Datenschutz wird gerne herangezogen, um die mit Tonaufzeichnungen verbundenen Zumutungen abzuwehren.

Sofern sich der klinische Soziologe im Feld bewegt, werden ihm auch andere Materialsorten zugänglich: Er kann die Zugangssituation beobachten, das Logo der Institution, die ihn beauftragt hat, analysieren, und wenn es um Klienten geht, kann er auch die Erstellung eines Genogramms anregen (das ist nicht weiter erklärungsbedürftig, die Erhebung der Patientengeschichte gehört zur Sozialanamnese, vgl. Hildenbrand (2011, 2013, Wieser 2015). Ansätze der Ethnographie, von Ulrich Oevermann kritisch beäugt, dienen dazu, die Sinnstrukturen der Milieus von Klienten zu erfassen (Cicourel 1970, Kap.II, Hildenbrand 1983).

Findet die Sequenzanalyse im Feld statt und gelingt es dem klinischen Soziologen, ein Vorgehen in Gang zu setzen, bei dem alle Anwesenden ermuntert werden, zur Erkundung von Möglichkeiten einen Beitrag zu leisten, dann eröffnet dieses Vorgehen alleine schon ein Potenzial für mäeutische Prozesse. Allerdings ist dieses Vorgehen weitgehend aus der Mode gekommen. Es hat sich eingebürgert, von soziologischen Lehrstühlen aus Doktoranden ins Feld zu entsenden mit dem Auftrag, Material zu beschaffen, welches dann in der Universität *lege artis* analysiert wird. Wie das Ergebnis in die Praxis kommuniziert wird, ist nicht weiter von

---

13   Für eine genauere Darstellung sei die Einführung in die Methodik der Objektiven Hermeneutik von Andreas Wernet empfohlen (2011). Zum Verhältnis von Objektiver Hermeneutik und Grounded Theory vgl. Hildenbrand 2004 sowie Wieser 2015).
14   Ein Muster ist, metaphorisch gesprochen, die Melodie, nach der ein Fall tanzt.

Belang. Dabei kann es nachweislich zu zahlreichen Fehleinschätzungen zu, um ein Beispiel zu nennen, Professionalisierungsprozessen in psychosozialen Handlungsfeldern kommen.

6. Übersicht über die vorgestellten Konzepte

Eingangs dieses Beitrags habe ich geschrieben, dass ich mir unter einem klinischen Soziologen jemanden vorstelle, der seiner Tätigkeit *außerhalb* der Universität nachgeht, der sich also in die Lage begibt, sich leibhaftig dem Feld auszusetzen, dem er seine Dienste anbietet oder das seine Dienste wünscht.

Das Konzept, das Louis Wirth vorschlägt, kommt meinen Vorstellungen in folgenden Punkten sehr nahe: *erstens* hinsichtlich der Fallorientierung, *zweitens* hinsichtlich der Kooperation mit unterschiedlichen Disziplinen (was nicht wenig voraussetzt: der klinische Soziologe muss sich auseinandersetzen mit den Selbstüberzeugungen und den Alltagspraktiken dieser Disziplinen, eine schlichte Ableitung aus gängigen professionalisierungstheoretischen Grenzziehungen reicht nicht aus), *drittens* in Bezug auf die Bereitschaft, einen Beitrag zur Aufgabenstellung der Institution, in der er tätig wird, zu leisten. Von den von Wirth aufgelisteten drei Möglichkeiten des Handelns eines klinischen Soziologen kann ich die dritte aus eigener Erfahrung nachhaltig bestätigen. Sie sei an dieser Stelle wiederholt: Er nimmt direkt an Fallstudien und an der Behandlung von Fällen teil. Er spricht also mit den Patienten und pflegt andere Formen des Kontakts zu ihnen, untersucht ihre soziale Welt, sammelt und analysiert Lebensgeschichten, unterhält Kontakte mit der Gemeinde, der Schule und sozialen Einrichtungen, nimmt an Sitzungen der Klinikmitarbeiter teil sowie an Behandlungsprogrammen.

Die anderen Konzepte, die ich hier vorgestellt habe, sind nur im Dienste der Verfolgung der unter Punkt drei (bei Wirth) aufgeführten Aufgaben von Belang. Nun zum Vergleich der Konzepte:

1. Bourdieu macht das, was er als Soziologe immer macht, und gibt dem das Etikett „klinische Soziologie". Sein Klient ist die Wissenschaft, und welchen Klient dieser hat, ist für ihn uninteressant.
2. Dewe weicht von Bourdieu nicht wesentlich ab, bemerkenswert ist jedoch sein Konzept der „beratenden Rekonstruktion".
3. Ähnlich geht auch Oevermann vor, obwohl dieser das Konzept der „Rekonstruktion" nicht für sich in Anspruch nehmen würde. Oevermann verdanken wir allerdings überzeugende Studien zur Struktur professionellen Handelns, also Einsichten, an denen es im Konzept von Wirth mangelt und die, wenn er sie damals gehabt hätte, heute nicht mehr aktuell wären,

sowie eine solide und praktikable methodologische Grundlage der Tätigkeit des klinischen Soziologen.

4.	In diesem Zusammenhang wäre auch noch Anselm Strauss zu erwähnen. Sucht man ein Beispiel für gelungenes mäeutisches Vorgehen, dann wird man bei ihm fündig. Auch für die angemessene methodologische Grundlage hat Strauss (zunächst mit Glaser) (Glaser/Strauss 1967) die nötigen Instrumente bereitgestellt. Die Fallbeispiele in „Grundlagen qualitativer Sozialforschung" (Strauss 1994: 200ff.) sind in dieser Hinsicht überzeugend.

Strauss hat den Begriff der klinischen Soziologie nicht für sich in Anspruch genommen. Das war in seinem Fall auch nicht nötig: Als Dean der School of Nursing an der staatlichen Universität in San Francisco war er im Feld und an der Universität zugleich, seine Adressaten rekrutierten sich aus Pflegepersonal, welches das bei Strauss erworbene Wissen in die Praxis transferieren konnte, indem er den Teilnehmenden die Gelegenheit gab, die Sinndeutung von Prozessen sozialer Wirklichkeit zu habitualisieren.

Er entwickelte Formen der Lehre und der Forschung, die für das Handeln eines klinischen Soziologen eine Orientierung bieten. In seinen Leitlinien für Forschungsberatung und Lehre, die das letzte Kapitel von „Grundlagen qualitativer Sozialforschung" (Strauss 1994) bilden, betont er vor allem die Aufgabe für den Soziologen, „einen kreativen Prozess durch einen kreativen Geist" (1994: 333) zu fördern. Sein Vorgehen ist mäeutisch, darin dem des Therapeuten vergleichbar, wenn auch der Auftrag ein anderer ist, und es folgt folgenden Regeln (1994: 334-336):

- „Hören Sie zu!"
- „Es ist in dieser Situation (der Beratung – B. H.) nicht angebracht, Ihre eigene Brillanz zur Schau zu stellen oder Ihre eigenen Wünsche zu formulieren."
- „Arbeiten Sie in dem vom Ratsuchenden gesetzten Rahmen."
- Falls der Rahmen unangemessen ist: „Schlagen Sie vorsichtig alternative Zugangsweisen zum Datenmaterial vor."
- Falls die Ratsuchenden den Vorschlag aufgreifen: „Sehen Sie, wohin die Diskussion dann führt."

Zum mäeutischen Vorgehen: Ich selber habe mich in der Praxis oft über Gebühr vom dort herrschenden Handlungsdruck beeindrucken lassen und damit das Kapital des klinischen Soziologen, das darin besteht, dass er handlungsentlastet Situationen professionellen Handelns rekonstruieren und Handlungsalternativen mit den Professionellen entwickeln kann, verspielt. Allerdings zeigt die Wiedergabe der Rekonstruktion eines Genogramms in meiner Einführung in die Genogramm-arbeit (Hildenbrand 2011) ansatzweise mäeutische Züge. Dort haben auch die Rahmenbedingungen gestimmt: Ein Großteil der Fachkräfte einer therapeutischen Gemeinschaft nahm sich für diese Arbeit einen halben Tag Zeit.

7. Ein Fallbeispiel für die Tätigkeit eines klinischen Soziologen

In einer gemeindepsychiatrisch tätigen Klinik hatte ich den Auftrag, eine Station zu beraten. Vorgestellt wurde ein Patient, der sich konstant weigerte, entlassen zu werden. Deswegen hatte es schon Probleme mit dem Kostenträger gegeben. Ich fragte danach, wie sich dieser Patient in dieser Station eingerichtet habe, und er-fuhr, dass er sich den ganzen Tag über im Dienstzimmer der Station aufhalten würde. Wer die Arbeit von Erving Goffman (1973) oder den Film „Einer flog über das Kuckucksnest" kennt, weiß, dass dieser Patient sich im Heiligtum einer psy-chiatrischen Station eingerichtet hat, an einem Ort also, wo er nichts zu suchen hat. Umso erklärungsbedürftiger ist dieser Fall: Welche Personal-Patient-Bezie-hung hat sich hier eingerichtet?

Meine Deutung dieser Situation war: Auf dem Hintergrund einer spezifischen Familiengeschichte, welche in Gestalt eines Genogramms vorlag, dessen Details mir entfallen sind, die wir aber in diesem Zusammenhang rekonstruiert haben, ist die Station zur Heimat dieses Mannes ohne Alternative geworden. Falls man ihn also entlassen wolle, müsste man sich zusammen mit dem Patienten Gedanken machen, wo und wie er sich neu beheimaten könnte. Im Rahmen dieser Klinik (Gemeindepsychiatrie) ist das keine unüberwindbare Aufgabe. Monate später er-fuhr ich dann, dass die Entlassung erfolgreich verlaufen sei. Er sei in eine Dach-kammer gezogen, in der es aber im Sommer unerträglich heiß wurde, so dass er für zwei bis drei Tage in die Klinik flüchtete, um nach Abklingen der Hitzetage wieder nach Hause zu gehen.

Für diese Deutung waren psychologische Wissensbestände nicht erforderlich, ich konnte mich beschränken auf die Deutungsmöglichkeiten, die die Soziologie bietet.

8. Epilog

Sich als klinischer Soziologe zu positionieren heißt heute, den akademischen Ha-sard (Schmeiser) auf die Spitze zu treiben. Nicht ums Wunder tauchen Konzepte einer klinischen Soziologie in Deutschland in den 1980er Jahren auf. Sie sind ge-tragen vom Optimismus des Aufschwungs der Sozialwissenschaften in den 1970er Jahren, und in den 1980ern begann man, die Ernte einzufahren, die sich allerdings zunehmend als verfault erwies; denn inzwischen hat sich das soziologische Charisma veralltäglicht, und wer sich als klinischer Soziologe eine berufliche Zukunft außerhalb der Universität verschaffen will, muss Sonderleistungen erbringen, worin sich seine (ihre) Arbeit als nützlich in einem spezifischen Handlungsfeld erweist. Als Beispiele seien genannt die Arbeiten von Daniela Jäkel-Wurzer (2010) und Gesa Anne Busche (2013). Beide Kolleginnen bringen heute ihre Kompetenz außeruniversitär zur Geltung; die eine in einer Landesbehörde, die andere in freiberuflicher Praxis.

Literatur

Bardé, Benjamin/Mattke, Dankwart (Hrsg.) (1993): Therapeutische Teams. Göttingen: Vandenhoeck und Ruprecht. 141-248.

Bliesener, Thomas (1980): Erzählen unerwünscht. Erzählversuche von Patienten in der Visite. In: Ehlich, Konrad (1980): 143-178.

Bergmann, Jörg/Hildenbrand, Bruno (2017): Rezeption des Symbolischen Interaktionismus und der Ethnomethodologie in der deutschsprachigen Soziologie. In: Moebius, Stephan/Ploder, Andrea (2017).

Bonß, Wolfgang/Hartmann, Heinz (Hrsg.) (1985): Entzauberte Wissenschaft. Zur Relativität und Geltung soziologischer Forschung. Göttingen: Schwartz.

Bourdieu, Pierre (1998): Vom Gebrauch der Wissenschaft. Für eine klinische Soziologie des wissenschaftlichen Feldes. Konstanz: UVK.

Busche, Gesa Anne (2013): Über-Leben nach Folter und Flucht. Resilienz kurdischer Frauen in Deutschland. Bielefeld: transcript Verlag.

Camus, Albert (1969): Der Mensch in der Revolte. Reinbek bei Hamburg: Rowohlt.

Cicourel, Aaron V. (1970): Methode und Messung in der Soziologie. Frankfurt am Main: Suhrkamp.

Combe, Arno/Helsper, Werner (Hrsg.) (1996): Pädagogische Professionalität: Untersuchungen zum Typus pädagogischen Handelns. Frankfurt am Main: Suhrkamp.

Cooley, Charles Horton (1966): Social Process. Carbondale: Southern Illinois University Press.

Corbin, Juliet/Strauss, Anselm (2010): Weiter leben lernen. Verlauf und Bewältigung chronischer Krankheit. Bern: Huber. (3., überarb. Aufl.).

Dewe, Bernd (1985): Soziologie als „beratende Rekonstruktion". Zur Metapher des „klinischen Soziologen". In: Bonß, Wolfgang/Hartmann, Heinz (1985): 351-390.

Dewey, John (1988): Kunst als Erfahrung. Frankfurt am Main: Suhrkamp (7. Auflage).

Ehlich, Konrad (Hrsg.) (1980): Erzählen im Alltag. Frankfurt am Main: Suhrkamp.

Gadamer, Hans-Georg (1993): Über die Verborgenheit der Gesundheit. Frankfurt am Main: Suhrkamp.

Glaser, Barney G./Strauss, Anselm L. (1967): The Discovery of Grounded Theory. Strategies for Qualitative Research. Chicago: Aldine Publishing Company.

Goffman, Erving (1973): Asyle. Über die soziale Situation psychiatrischer Patienten und anderer Insassen. Frankfurt am Main: Suhrkamp.

Hildebrandt, Bruno (1983): Alltag und Krankheit. Ethnographie einer Familie. Stuttgart: Klett Cotta.

Hildenbrand, Bruno (2004): Gemeinsames Ziel, verschiedene Wege. Grounded Theory und Objektive Hermeneutik im Vergleich. Sozialer Sinn. H. 2: 177-194.

Hildenbrand, Bruno (2005): Einführung in die Genogrammarbeit. Heidelberg: Carl-Auer-Systeme-Verlag.

Hildenbrand, Bruno (2013): Genogrammarbeit. In: Senf, Wolfgang/Begher, Franz-Peter (2013): 93-95.

Hildenbrand, Bruno (2014): Die Methodologie einer interpretativen Sozialforschung als Vorgehen der Wahl bei der systemischen Therapieforschung. In: Levold, Tom/Wirsching; Michael (2014): 521-528.

Jäkel- Wurzer (2010): Töchter im Engpass. Eine fallrekonstruktive Studie zur weiblichen Nachfolge in Familienunternehmen. Heidelberg: Carl Auer.

Krappmann, Lothar (2001): Soziologische Dimensionen der Identität. Stuttgart: Klett Cotta. 10. Aufl.

Lemert, Edwin (1967): Human Deviance, Social Problems and Social Control. Englewood Cliffs, N. J.: Prentice Hall.

Levold, Tom/Wirsching; Michael (Hrsg.) (2014): Systemische Therapie und Beratung. Das große Lehrbuch. Heidelberg: Carl Auer.

Mayntz, Renate (Hrsg.) (2002): Akteure. Mechanismen. Modelle. Zur Theoriefähigkeit makro-sozialer Analysen. Frankfurt am Main/New York: Campus-Verlag.

Mayntz, Renate (2002): „Zur Theoriefähigkeit makro-sozialer Analysen." In: Mayntz, Renate (2002): 7-43.

Moebius, Stephan/Ploder, Andrea (Hrsg.) (2017): Handbuch der Geschichte der deutschsprachigen Soziologie Bd. 1. Geschichte der Soziologie im deutschsprachigen Raum. Wiesbaden: Springer.

Oevermann, Ulrich (1978) Probleme der Professionalisierung in der berufsmäßigen Anwendung sozialwissenschaftlicher Kompetenz. Einige Überlegungen zu Folgeproblemen der Einrichtung berufsorientierter Studiengänge für Soziologen und Politologen. Frankfurt am Main: Unveröffentlichtes Manuskript.

Oevermann, Ulrich (1993): Struktureigenschaften supervisorischer Praxis. In: Bardé, Benjamin/Mattke, Dankwart (1993): 141-248.

Oevermann, Ulrich (1996): Theoretische Skizze einer revidierten Theorie professionalisierten Handelns. In: Combe, Arno/Helsper, Werner (1996): 70-182.

Oevermann, Ulrich (2002): Klinische Soziologie auf der Basis der Methodologie der objektiven Hermeneutik. Manifest der objektiv hermeneutischen Sozialforschung. Online: http://www.ihsk.de/publikationen/Ulrich_Oevermann-Manifest_der_objektiv_hermeneutischen_Sozialforschung.pdf. Stand 04.3.2016.

Onfray, Michel (2013): Im Namen der Freiheit. Leben und Philosophie des Albert Camus. München: Knaus.

Popitz, Heinrich (1968): Über die Präventivwirkung des Nichtwissens. In: Recht und Staat. 331/332 (3., unveränd. Aufl.).

Schmeiser, Martin (1994): Akademischer Hasard. Das Berufsschicksal des Professors und das Schicksal der deutschen Universität 1870-1920. Stuttgart: Klett-Cotta.

Schütz, Alfred (1960): Der sinnhafte Aufbau der sozialen Welt. Berlin: Springer.

Senf, Wolfgang/Begher, Franz-Peter (Hrsg.) (2013): Techniken der Psychotherapie. Ein methodenübergreifendes Kompendium. Stuttgart: Thieme.

Strauss, Anselm (1994): Grundlagen qualitativer Sozialforschung. München: Fink (UTB 1776).

Weber, Max (1995): Wissenschaft als Beruf. Stuttgart: Reclam.

Welter-Enderlin, Rosmarie/Hildenbrand, Bruno (2004): Systemische Therapie als Begegnung. Stuttgart: Klett-Cotta. 4., völlig überarb. und verb. Aufl.

Wernet, Andreas (2011): Einführung in die Interpretationstechnik der Objektiven Hermeneutik. Wiesbaden: VS Verlag für Sozialwissenschaften.

Wieland, Wolfgang (2004): Die Diagnose. Überlegungen zur Medizintheorie. Warendorf: Verlag Johannes G. Hoof (Neuaulage 2013 bei de Gruyter).

Wieser, Clemens (2015): Verschiedene Fokussierungen, gemeinsame Möglichkeiten. Perspektiven der komplementären Nutzung von Strategien der Grounded Theory Methodology und der Objektiven Hermeneutik. In: Sozialer Sinn. H. 2. 199-221.

Wirth, Louis (1931): Clinical Sociology. In: American Journal of Sociology. 37. 49-66.

Zola, Émile (1983): Germinal. Frankfurt am Main: Insel.

Das Konzept des „Burden of Normality" als Wegbereiter für eine klinische Soziologie im Feld der Neurochirurgie – Möglichkeiten und Limitationen

Johannes Hätscher

Keywords: Bewältigung chronischer Erkrankung im Lebenslauf, burden of normality, Morbus Parkinson, Tiefe Hirnstimulation, Klinische Soziologie, Neuropsychosomatik, Grenzen der Soziologie, Biopsychosoziales Feld

Abstract

Das aus der Epilepsiechirurgie stammende Konzept des *burden of normality* eröffnet neue Perspektiven für eine klinische Soziologie im Feld der Neurochirurgie, die auch eine medizinische Praxis konkret berät. Zunächst sollen die klinisch-soziologischen wie medizinsoziologischen Implikationen des Modells expliziert werden. Anschließend gilt es zu demonstrieren, wie nicht-standardisierte, auf Gesprächsprotokolle zurückgreifende Methoden bereits ansatzweise in der neurologischen Forschung Anwendung gefunden haben. Am Beispiel einer Studie zu den Handlungs- und Deutungsproblemen von Parkinsonpatienten und ihren Angehörigen wird ein konkreter Vorstoß der klinischen Soziologie in das neurochirurgische Feld beschrieben und schließlich aufgezeigt, wo Limitationen dieses Vorgehens liegen.

1. Einleitung

Im Folgenden wird ein klinisches Feld vorgestellt, das sehr weit von den üblichen Gegenständen einer Soziologie – und das schließt ihre medizinsoziologischen und klinisch-soziologischen Ausdifferenzierungen mit ein - entfernt ist: Die neurochirurgische Therapie der Parkinson-Krankheit und die mit ihr verbundenen psychosozialen Adaptationsprobleme. Einige LeserInnen wird möglicherweise das Gefühl beschleichen, dass es doch vergleichsweise schlecht um eine nichtstandardisiert arbeitende klinische Soziologie bestellt sein muss, wenn man nun auch noch in der Neurologie sogenannte qualitative Interviews zu führen versucht. Liegt hier nicht ein klarer Fall von Verstiegenheit vor? Denn was soll eine Wissenschaft vom sozialen Handeln gewinnen, wenn sie sich in ein vom biomedizinischen Paradigma, der multivariaten Statistik, einer High-Tech-Medizintechnik sowie dem Goldstandard der Doppelblindstudie dominierten Feld einmischt?

Der Autor würde nach seinen konkreten Erfahrungen im Projekt (vgl. Hätscher 2009, 2010, 2015 a,b) allen Skeptikern letztlich beipflichten wollen: Grundsätzlich ist es kaum zu empfehlen, die Zelte einer klinischen Soziologie über kurze Explorationen hinweg aufzuschlagen.[1] Dennoch soll auf zwei Sachverhalte zu Beginn hingewiesen werden: 1.) Das Projekt gibt in einem klinischen Feld den Blick auf Phänomene frei, die als Gegenstand für eine klinische Soziologie hervorragend geeignet sind und letztlich auch nur von einer solchen Disziplin angemessen beantwortet werden können – zumindest, wenn man die Regeln der soziologischen Methode (Durkheim 1984) ernstnimmt: Danach lassen sich soziale Krisen weder auf psychische noch auf biologische Determinanten reduzieren, sondern haben vielmehr soziale Ursachen sui generis. 2.) Nach Erscheinen von Helmut Dubiels autobiographischem Erfahrungsbericht „Tief im Hirn" (Dubiel 2008) kam es innerhalb der Neurologie und Neurochirurgie zu kontroversen Diskussionen, ob und bis zu welchem Grade die Therapie der Tiefen Hirnstimulation nichtintendierte klinische Handlungsfolgen produziere. Neurologen gingen im Zuge dieser Debatte auch auf die klinische Soziologie zu mit der Bitte, zur Aufklärung bisher noch wenig verstandener sozialer Phänomene beizutragen: Die medizinische Profession befand sich in ihrer biomedizinischen Reduktion damit selbst in einer Krise und wandte sich neben Psychologen auch an Soziologen mit der Bitte, zu einer stellvertretenden Krisendeutung beizutragen.

Damit zum geplanten Vorgehen: Zunächst soll allgemein in die Problematik eingeführt werden. Wie lässt sich die Parkinsonerkrankung im Spätstadium durch neuere neurochirurgische Methoden therapieren und welche psychosozialen Schwierigkeiten sind hiermit verbunden? Anschließend wird demonstriert, wie man durch das Phänomen des *burden of normality* ein fallrekonstruktives Forschungsdesign im Feld der Neurochirurgie entwerfen kann, um dann schließlich allgemeine Ergebnisse zu demonstrieren, die zugleich zeigen, welche Schwierigkeiten es bereitet, im klinischen Bereich soziologische Phänomene von biologischen und psychologischen analytisch zu trennen und entsprechend klinisch sauber auszudeuten.

---

1   Um in dieser Metaphorik zu bleiben: Zeitfenster mit gutem Wetter sind selten und täuschen über die in der Regel harschen klimatischen Verhältnisse und gemeinhin sehr schlechten Sichtverhältnisse hinweg.

2. Die Tiefe Hirnstimulation in der Therapie des Morbus Parkinson[2]

In der klinisch-neurologischen Literatur wird Morbus Parkinson als Bewegungsstörung definiert. Zu den motorischen Symptomen gehören der Rigor[3], der Tremor[4], die Bradykinese[5] sowie die posturale Instabilität[6]. In den letzten Jahren sind darüber hinaus die zahlreichen nicht-motorischen Symptome in den Scheinwerfer des neurologischen Erkenntnisinteresses getreten, von denen hier nur endogene Depressionen und eine ganze Reihe neuropsychiatrischer Symptome erwähnt werden sollen (vgl. Braak et al. 2004). Entscheidend ist in jedem Fall, dass die Krankheit bis dato unheilbar ist und progredient fortschreitet. Lediglich der Verlauf lässt sich durch eine medikamentöse Therapie aufhalten, und die Symptome lassen sich unterdrücken. Bei etwa einem Drittel der Patienten entstehen aber langfristig starke Nebenwirkungen durch die medikamentöse Therapie. Diese Patienten leiden dann unter einem sogenannten Levodopa-Langzeitsyndrom, das heißt der durch das Präparat Levodopa beeinflusste Dopaminspiegel im zentralen Nervensystem ist entweder zu hoch oder zu tief – eine gesunde Balance lässt sich auch medikamentös nicht mehr erreichen. Motorisch bedeutet dies ein Schwanken zwischen zwei extremen Zuständen, dem sogenannten „OFF" und „ON". NeurologInnen sparen hier nicht mit mechanistischen Metaphern, wenn sie solche PatientInnen als „austherapiert" bezeichnen. Entweder werden sie von ihren Symptomen bewegt, rudern also beispielsweise unintendiert und unentwegt mit den Armen oder aber ihre Motorik „friert" vollständig ein und die Betroffenen können sich gar nicht mehr bewegen. Es wirkt auf Außenstehende so, als ob der Bewegungsapparat unter einer bipolaren Krankheit leiden würde. Die bereits erwähnten neuropsychiatrischen Probleme sind weniger sichtbar, oftmals aber nicht weniger belastend.

Auf handlungspraktischer Ebene bedeutet dies für die Betroffenen, dass sie die Kontrolle über ihr Leben verlieren: Sie können nicht mehr gut sprechen, vermögen ihre Mimik und Gestik nicht mehr einzusetzen und sind dabei nicht mehr fähig, als chronisch Erkrankte einer Arbeit nachzugehen. Auch können sie nicht gesellschaftliche Masken und Rollen in flexibler Weise annehmen, um am Spiel auf der Bühne des öffentlichen Lebens zu partizipieren. Sie erscheinen für Außenstehende oft nur noch in der Rolle des Verrückten oder Betrunkenen und ziehen

---

2   Da es sich um einen Aufsatz für ein medizinsoziologisches Publikum handelt, verzichtet der Autor an dieser Stelle auf eine umfangreiche medizinische Zitation, die an anderer Stelle – nicht zuletzt ermöglicht durch die großzügige Unterstützung der betreuenden neurologischen Kooperationspartner im Projekt – zu finden ist (Hätscher 2015b). Einen guten neurologischen Gesamtüberblick bieten Schneider (1997) sowie Oertel und Reichmann (2008).

3   Dies ist eine erhöhte Muskelsteifigkeit.

4   Es handelt sich um ein unintendiertes Schütteln der Hände in Ruhe und/oder Bewegung.

5   Dies betrifft eine generelle Verlangsamung der Bewegungsabläufe.

6   Dies ist eine erhöhte Fallneigung.

sich beschämt und stigmatisiert in die häusliche Vergemeinschaftung zurück (Nijhof 1995; Ceballos-Baumann/Gündel 2006: 86). Hier trifft das Gewicht der Erkrankung nun das partnerschaftliche wie familiale Netzwerk mit hohen psychosozialen Belastungen, von denen hier nur der sogenannte *caregiver-burden* mit exogen induzierten depressiven Verstimmungen bei den Behandelten erwähnt werden soll (Sanders-Dewey/Mullins/Chaney 2001, Ceballos-Baumann/Gündel 2006: 80ff., Martinez-Martin et al. 2008).

In diesem Stadium der Erkrankung gibt es nur noch sehr wenige Therapiemöglichkeiten. Als sogenannte ultima ratio gilt die bilaterale Tiefe Stimulation des Nucleus Subthalamicus (Deuschl et al. 2006, Oertel/Reichmann 2008). Bei diesem stereotaktischen Eingriff[7] werden bei Bewusstsein des Patienten zwei Elektroden in ein spezifisches Zielgebiet im zentralen Nervensystem implantiert. Während der mehrstündigen Operation ist der Kopf des Patienten im stereotaktischen Ring fixiert und die zuvor mittels bildgebender Verfahren errechneten Trajekte und genauen Zielgebiete müssen durch die aktive Mitarbeit des Patienten noch einmal in situ feinjustiert werden. Dazu ist zu sagen, dass es im Gehirn kein Schmerzempfinden gibt. Dennoch werden alle Medikamente präoperativ abgesetzt. Ein kleinster Fehler des Neurochirurgen kann irreparable Schäden herbeiführen. Zu den zu absolvierenden Tests gehören motorische Übungen, kleine Rechenaufgaben und linguistische Tests: Es muss ein Zielpunkt gefunden werden, der den besten Kompromiss aus verbesserter Beweglichkeit, akzeptablem Sprachvermögen und klarer Kognition darstellt. Anschließend wird ein Impulsgeber implantiert, der die Elektroden mit einer Dauerspannung versorgt. Wenn die Patienten aufwachen, könnte der Kontrast zu den Jahrzehnten der chronischen Krankheitsbelastung und der durch die Operation schließlich noch einmal maximierten Heteronomie nicht größer sein - in den Worten eines Patienten:

> „Es war wie eine Befreiung von Fesseln, wie, als ob ich aus jahrelangen Festungen befreit worden bin." (Herr Reinard, vgl. Hätscher 2015b:112 ff.)

Auch die Angehörigen nehmen die Phase des Erwachens fast einstimmig als eine Art der Wunderheilung wahr (ebd.). Bei einem sehr guten Operationsergebnis kann auf biomedizinischer Ebene die Medikamentengabe auf etwa die Hälfte reduziert werden. Faktisch erreichen die Betroffenen ein früheres Stadium der Erkrankung, das bereits jahre- wenn nicht jahrzehntelang zurückliegt. Dennoch schreitet trotz dieser beachtlichen Erfolge die Erkrankung weiter fort – sie wird

---

7   Der stereotaktische Ring ist ein aus Halterungen für chirurgische Instrumente an einem dreiachsigen Koordinatensystem bestehendes metallisches Gebilde, in das der Kopf der Patienten eingespannt wird. Auf diese Weise ist es für NeurochirurgInnen möglich, jeden beliebigen Punkt im vorab mittels bildgebender Verfahren kartographierten Schädel in realita zu erreichen und dort chirurgisch präzise zu intervenieren.

nur symptomatisch kuriert, nicht aber geheilt. Am deutlichsten wird dies bei der Deaktivierung des Impulsgebers: Innerhalb von wenigen Minuten werden die Patienten, Angehörigen wie betreuenden Neurologen in so einem Fall Zeugen, wie die Erkrankung in ihrer vollen klinischen Gestalt wieder erscheint. Krisenhaft ist dabei, dass dies durch das Drücken einer Fernbedienung ausgelöst werden kann (vgl. Hätscher 2015a).

3.   Der „Burden of Normality"

Es ist nun in klinischen Artikeln beobachtet worden, dass bei diesem Wiedereintritt in den Alltag und bei der Zurechnung der Therapieergebnisse psychosoziale Probleme auftreten, die in starkem Kontrast zu der durch standardisierte klinische Tests gemessenen wiedererlangten Beweglichkeit stehen. Der wirkmächtigste Aufsatz stammt vom Team um den Schweizer Neurologen Schüpbach und trägt den Titel: „A distressed mind in a repaired body" (Schüpbach et al. 2006).

Aus einem Sample von 29 Parkinson-Patienten im Zustand nach Tiefer Hirnstimulation haben die Probanden über Probleme in der Selbstwahrnehmung, partnerschaftliche Probleme sowie Schwierigkeiten beim Wiedereintritt in das Berufsleben berichtet. Zur ersten Kategorie haben ein verändertes Körperbild, ein subjektiver Zustand der Entfremdung von sich selbst und der Verlust von Vitalität gezählt. Zur zweiten Kategorie wurden fortwährende Streitigkeiten zwischen den PatientInnen und ihren PartnerInnen sowie postoperativ vollzogene Trennungen bzw. Scheidungen berichtet. Schließlich hatten PatientInnen Schwierigkeiten, wieder Ihrer früheren beruflichen Tätigkeit nachzugehen: Obwohl durch die Intervention auf biomedizinischer Ebene dies grundsätzlich wieder ermöglicht worden war und die Operierten hervorragend in motorischen und kognitiven Tests abgeschnitten haben, hatte sich die Krankheit habitualisiert. Dafür spricht auch, dass keinerlei ungünstige psychische Reaktionen erkennbar waren. Auch die psychiatrischen Skalen (Angst, Depression) zeigten Verbesserungen. Kurz: Auf biomedizinischer Ebene und gemessen mit den dazugehörigen standardisierten Instrumenten war die Operation ein voller Erfolg. Es sind Neurologen und NeurochirurgInnen, keine nicht-standardisiert forschenden Medizinsoziologen, die nun folgende methodologisch hochinteressante Beobachtung machen:

> "While neuropsychological assessments and psychiatric scales did not show any worsening after surgery, subtle behavioral changes in operated patients were only detectable using open interviews." (Schüpbach et al. 2006: 1815)

Die interessierenden Phänomene fallen damit durch das subsumptionslogische Raster der Psychometrie und aller angewendeten Fragebögen: Nur durch nicht-standardisierte Interviews bzw. im direkten Gespräch mit den Betroffenen können die nicht auf den ersten Blick ersichtlichen, aber nachhaltigen Phänomene erkannt werden.

Dieselben Charakteristika sind bereits in der neurochirurgischen Therapie der Epilepsie beobachtet worden – einem neurologischen Krankheitsbild, das auf pathophysiologischer Ebene ganz andere Ursachen besitzt. Australische Mediziner haben es zuerst als ein umfassendes Phänomen beschrieben, den *burden of normality* (Wilson/Bladin/Saling 2001): Wenn biomedizinische potente Therapiemethoden mit einem Mal alle Symptome einer jahre-, manchmal lebenslang belastenden Erkrankung zum Verschwinden bringen, sind damit nicht etwa alle Probleme gelöst. Vielmehr wird nun die Tatsache der radikal erfolgten Gesundung in sich krisenhaft. Bruno Hildenbrand und der Autor sind unter Rückgriff auf das Modell der Lebenspraxis von Ulrich Oevermann (1995) zu dem Schluss gekommen, dass nun alle Routinen, die eine betroffene Lebenspraxis über einen langen Zeitraum ausgebildet hat, um ein Leben in seiner Beschädigung als lebenswert zu halten, in paradoxaler Weise krisenhaft werden (vgl. Hildenbrand 2009b, Hätscher 2009, 2015b).[8] Es ist die psychosoziale Ebene, es sind die kulturell und historisch gewachsenen Prozesse auf der Ebene des sinnhaften Handelns, die einer anderen Geschwindigkeit folgen als die nun wiederhergestellten physiologisch-biologischen Prozesse.[9]

Die genannten Arbeiten der NeurochirurgInnen (Schüpbach et al. 2006, Wilson/Bladin/Saling 2001) stellen eine erste Brücke dar, von der aus wir ein fallrekonstruktives Forschungsdesign aus der Perspektive der klinischen Soziologie

---

8 Die Doktorarbeit entstand am Lehrstuhl für Soziologie und Sozialpsychologie von Professor Tilman Allert, der die soziologisch-neurologische Kooperation maßgeblich initiierte. Ermuntert durch seinen Doktorvater stellte der Autor Konzept wie empirisches Material in den Forschungswerkstätten von Bruno Hildenbrand, Fritz Schütze wie Ulrich Oevermann zur Diskussion – nicht ohne dabei ganz entscheidende Impulse für die klinische soziologische Tätigkeit zu bekommen. Nicht zuletzt führte das – untypisch für einen mit der strukturalen Hermeneutik arbeitenden Frankfurter Soziologen – zu einer intensiven Rezeption der Grounded Theory und des Bewältigungskonzepts im Kontext chronischer Erkrankungen.

9 Hier liegt auch der Unterschied zum von den Ärzten gern sogenannten „Tiermodell" auf der Hand: Einer Maus lassen sich Parkinsonsymptome medikamentös induzieren und anschließend mittels einer Tiefen Hirnstimulation testweise reduzieren. Die Maus wird ihrem psychosozialen Netzwerk nun nicht die wiedergewonnene Autonomie beweisen wollen oder aber – auf einem anderen Ende eines Kontinuums einer aus der Balance geratenen Mitte der Tätigkeit – in Apathie verharren, obwohl sie sich längst wieder bewegen kann. Sie äußert auch keine Sätze, wie etwa, dass sie sich plötzlich wie ein Cyborg oder die Filmfigur „Robocop" fühlt (vgl. Gisquet 2008) und hat auch keine Probleme damit, wieder einer geregelten Tätigkeit nachzugehen; schlichtweg weil Mäuse nicht arbeiten, keine Bewusstsein und damit erst recht kein durch Anerkennungsverhältnisse und Liebe geprägtes, reziprokes psychosoziales Netzwerk mit Beziehungsformen wie Familien, Partner- oder Freundschaften besitzen.

entwickeln konnten. So greifen die Autoren auf explorative und nichtstandardisierte Datenerhebungs- und -auswertungsverfahren zurück, rekonstruieren Selbst- und Fremddeutungen der Betroffenen, diskutieren biographische und alltagspraktische Faktoren im Prozess der Bewältigung einer chronischen Erkrankung und sehen Indikatoren für von den Betroffenen zu leistende Deutungsarbeit bei der Integration von Therapieergebnis und Leibartefakt, kurz, betreiben implizite klinische Soziologie. Aus dieser Perspektive ist es logisch nur folgerichtig, dass die betroffenen Neurologen im nächsten Schritt auf die Soziologie zugegangen sind.

4.   Forschungsdesign und Datenerhebung

Wie in jedem klinisch-soziologischen Projekt steht zu Beginn die Fallbestimmung. Hier ist es in erster Linie eine von der Parkinsonerkrankung betroffene Partnerschaft, in der sich die Patienten für die Tiefe Hirnstimulation entschieden haben. In sekundärer Weise sind natürlich auch die NeurologInnen betroffenen, die es mit einem Phänomen zu tun haben, das außerhalb ihres engeren, durch das biomedizinische Paradigma geprägten Feldes liegt.

Im Projekt sind entsprechend 26 explorative Tiefeninterviews mit betroffenen PatientInnen und wenn auch möglich den Partnern durchgeführt worden. Die initialen Gespräche haben wenige Wochen bis Tage vor dem Eingriff stattgefunden. Die Post-Op-Interviews sind drei und zwölf Monate nach dem Eingriff durchgeführt worden. Die leitende erste Forschungsfrage ist: *Welchen Einfluss besitzt die Fallstruktur auf die Entscheidung für die Tiefe Hirnstimulation und wie formen lebensgeschichtliche Determinanten die postoperative Entwicklung des psychosozialen Netzwerkes?*

Zu diesem Zweck sind drei exemplarische Fallgeschichten nach der Methode des maximalen Kontrasts ausgewählt worden. Methoden der Datenauswertung sind die rekonstruktionslogische Familienforschung mit Genogramm- und Sequenzanalysen (Allert 1998, Hildenbrand 2005, 2011) sowie die Basissegmentierung und Analyse der Textsorten (Schütze 1981, 1984, Lucius-Hoene/Deppermann 2004). Insgesamt kontrastiert das kasuistische Forschungsdesign damit maximal mit den in der Neurologie vorherrschenden Methoden und Vorgehensweisen:

- Statt einzelnen PatientInnen stehen zugleich PartnerInnen bzw. umgehende Familie und Milieu sowie deren Beziehungen zu den Ärzten im Mittelpunkt.
- Die Anamnese schließt Biographie und Lebensgeschichte ein.
- Statt großer Zahlen und Vergleichbarkeit werden nur wenige Fälle sehr detailliert analysiert.

- Es wird nicht versucht, eine artifizielle und kontrollierte Laborsituation für die Datenerhebung zu schaffen, sondern vielmehr werden die Betroffenen nach Möglichkeit in ihrer eigenen Alltagspraxis besucht und befragt.
- Statt einem standardisierten, vorab festgelegten Vorgehen in der Datenerhebung steht das explorative, zukunftsoffene Gespräch: Und gerade in einem Umfeld, in dem schambesetzte oder (potenziell) traumatisierende Erlebnisse nicht immer gleich erzählt werden oder den Befragten zunächst nicht bewusst sind, hilft eine vertrauensschaffende, emphatische Gesprächstechnik bei der Hebung solcher schwierigen Episoden. Schließlich helfen hermeneutische Verfahren bei der oft in detektivischer Manier erfolgenden Rekonstruktion solchen Materials, dass sich an der Oberfläche nicht gleich abschöpfen lässt.

Bei der fallrekonstruktiven Arbeit ist bald deutlich geworden, dass sich gewisse Ereignisse mit Stabilität reproduzieren, Ereignisse, die fallunabhängig sind. Es handelt sich um die sogenannten Stationen der Operation. Der reine Fokus auf die partnerschaftliche Fallstruktur hilft nur bedingt, diese Charakteristika zu heben, Charakteristika, die einen großen Teil des erzählten Materials darstellen und für das klinisch-soziologische Projekt zentral sind. Dies ist besonders in der Analyse eines episodalen narrativen Interviews zur Operation deutlich geworden, das in der Forschergruppe von Fritz Schütze 2008 in Magdeburg durchgeführt worden ist. Es ist das Material selbst gewesen, das einen Wechsel im Forschungsansatz erfordert hat.[10] In einem zweiten Teil der Arbeit steht damit die folgende Forschungsfrage im Mittelpunkt: *Wie kollidieren die Alltagsüberzeugungen und Deutungsmuster der Betroffenen mit der Tiefen Hirnstimulation? Welche psychosozialen Herausforderungen und Schwierigkeiten emergieren aus diesen Deutungsproblemen?*

Entsprechend ändert sich die Perspektive: Die Ereignisse werden bei einer Variation der Fälle konstant gehalten. Verfahren der Datenauswertung sind: a.) Bottom-up Identifikation der Ereignisse im Rahmen der drei Fallrekonstruktionen, b.) Kodierung der zusätzlichen Interviews, c.) Inhaltsanalyse sowie pragmatistische Feinanalysen ausgewählter Textstellen sowie d.) Auswertung neurochirurgischer, neurologischer und ethnographischer Literatur zur Gewinnung eines äußeren Kontextes.

Damit zu den Ergebnissen, die Antworten auf die zwei leitenden Forschungsfragen darstellen.

---

10   Oder anders gesagt: Hätte es zu diesem Zeitpunkt noch keine Grounded Theory gegeben, die einen solchen Wechsel des methodischen Instrumentariums im Prozess der Forschung selbst für legitim erklärt – der Autor wäre einfach wie unzählige ForscherInnen vor Anselm Strauss und Barney Glaser (1998) verfahren, ForscherInnen, die primär an der neugierigen Erschließung von Gegenständen anstatt der Reproduktion intellektualistischer Ordnungssysteme interessiert gewesen sind und sind.

5.   Ergebnisse der Studie

An dieser Stelle sollen drei zentrale Ergebnisse der Studie vorgestellt werden, die Antworten auf die erste Forschungsfrage geben.

Der Leidensdruck unter einem Morbus Parkinson im Spätstadium ist ein notwendiger, aber nicht hinreichender Grund für eine Entscheidung für die Tiefe Hirnstimulation. Hinzu muss ein lebensgeschichtlich gewachsenes Motiv kommen, das sich auf der Ebene der je spezifischen Fallstruktur identifizieren lässt. Ein Vergleich: In einer neurologischen Metastudie entschieden sich nur 28% der ProbandInnen, die ideal für die Tiefe Hirnstimulation geeignet waren, für eine genauere Prüfung. Von diesen wiederum entschieden sich letztlich 41% gegen das Verfahren, 50% blieben zunächst unentschieden (Wächter et al. 2010). Was für die behandelnden Neurologen zunächst etwas rätselhaft erschien - hatten Sie doch aus ihrer Perspektive gerade eine Revolution in der Parkinsontherapie durchgesetzt, vergleichbar nur mit der Einführung des Medikamentes Levodopa in den 1960er und 1970er Jahren (vgl. Sacks 1982) – kann durch die hermeneutische Rekonstruktion offengelegt werden: Trotz umfassender Marketingmaßnahmen der Medizingerätehersteller (vgl. Gilbert/Ovadia 2011) und einer extensiven begleitenden Medienkampagne bleibt die persistierende Angst der PatientInnen und ihrer Angehörigen vor dem operativen Setting: Die Tatsache, bei Bewusstsein in einen Ring eingespannt zu sein und dabei am Gehirn operiert zu werden, schreckt die Betroffenen ab. Dies ist gekoppelt mit einer oft diffusen Angst vor Persönlichkeitsveränderungen, die angesichts immer wieder berichteter perioperativer psychiatrischer Adaptationsprobleme auch nicht ganz unbegründet ist (vgl. Müller 2010). Damit ist die Frage, warum sich die befragten PatientInnen und ihre PartnerInnen dann doch für die OP entschieden. Im Sinne einer umfassenden Generalisierung lassen sich folgende Faktoren und Gründe angeben: a.) Therapeutischer Avantgardismus b.) Ausgeprägter Glaube an den medizinischen Fortschritt c.) frühe biographische Erfahrungen mit Zuständen der Heteronomie/der Handlungseinschränkung bei sich oder signifikanten Anderen d.) ausgeprägter Altruismus bei einzelnen PatientInnen und schließlich e.) wenig emphatische/stützende PartnerInnen, die die Betroffenen bestärken, die OP durchführen zu lassen in der Hoffnung, ein eingebauter Hirnschrittmacher mit einem Schalter würde alle Probleme auf einmal lösen.

Die Bewertung des operativen Outcomes durch PatientInnen und ihre PartnerInnen wird maßgeblich von ihren präoperativen Erwartungen beeinflusst. (I) Unrealistische Erwartungen sind den Betroffenen und aufklärenden Ärzten in der Regel nicht bewusst, bewirken aber dennoch eine subjektive Unzufriedenheit der PatientInnen und/oder PartnerInnen nach dem Eingriff. (II) Der erste Punkt ist den behandelnden NeurologInnen aus ihrer eigenen Praxis bereits gut bekannt (vgl. Döring-Sixel/Eberbach 2010) und wird in dieser Studie neu bestätigt. Was allerdings erstmals in unserer Studie belegt wird, ist die Tatsache, wie wenig einflussreich das Bemühen der betreuenden NeurologInnen letztlich ist, oft tief sitzende, eben überzogene Erwartungen korrigieren zu können. Doch was ist gemeint mit überzogenen Erwartungen? Hier lässt sich feststellen, dass der ursprünglich mit dem aus der Epilepsieforschung stammenden Konzept des *burden of normality* gewählte konzeptionelle Weg nicht zu hundert Prozent zielführend ist. Im Gegensatz zur neurochirurgischen Therapie der Epilepsie ist nicht nur die Operation bei Bewusstsein eine besondere Herausforderung, sondern – und dies ist zentral – lässt sich die Erkrankung nicht heilen, sondern wird bloß symptomatisch reduziert. Woher rühren dann die Erwartungen an eine außeralltägliche, avantgardistische Therapie? Im Gegensatz zur medikamentösen Therapie wird die Tiefe Hirnstimulation als extrem außergewöhnliche Operation von den Betroffenen wahrgenommen. Wer die enorme Angst vor einem solchen Eingriff dann erst einmal überwunden hat, erwartet dann auch ein außergewöhnliches Ergebnis. Schließlich darf nicht unerwähnt bleiben, dass das massive Marketing der Medizingerätehersteller wenig dazu beiträgt, das Verfahren nüchtern zu sehen, vielmehr werden in besonderer Weise die tatsächlich außeralltäglichen Effekte in der direkten Aufwachphase fokussiert, ohne auf die oft schwierige und harte Krankheitsarbeit hinzuweisen, die es benötigt, um Symptombesserung und fortschreitende Progredienz zu integrieren (Gilbert/Ovadia 2011). Dies ist zugleich das dritte zentrale Ergebnis, dass hier vorgestellt werden soll:

Die symptomatischen Effekte der Tiefen Hirnstimulation verursachen keine Transformation der Fallstruktur. Die Tiefe Hirnstimulation vermag dem betroffenen psychosozialen Netzwerk aber ein „motorisches Kapital" zu bieten, welches helfen kann, Veränderungen auf der Ebene der Praxis post-operativ vollziehen zu können. Die Patienten und ihre Angehörigen müssen hierzu Arbeit leisten. Hier deckt sich das Ergebnis der Studie mit den gemeinsam mit Bruno Hildenbrand (Hildenbrand 2009b, Hätscher 2009) entwickelten theoretischen Vorerwartungen: Zwar gibt es in den ersten Stunden, Tagen bis Wochen eine auch durch neurobiologische Effekte verstärkte Phase des Erwachsens, die als quasi-magische Heilung von den Betroffenen und ihren Angehörigen zugerechnet wird. Hier unterscheiden sich die Parkinsonpatienten mit einer Tiefen Hirnstimulation kaum von den Erkrankten der europäischen Schlafkrankheit, die Oliver Sacks erstmals mit Levodopa behandelte (Sacks 1982) – eine Pionierstudie in diesem neuro-anthropologischen Kontext. Doch die oft jahrzehntelange Krankheit hat die gesamte Alltagspraxis der Partnerschaft und Familie transformiert. Diese aus der Not geborenen Routinen müssen nun eben mühsam und unter gemeinsamer Anstrengung aller Beteiligten transformiert werden. Hier gibt es eine weitere Analogie, nämlich zur Psychoanalyse Sigmund Freuds, die besonders in ihren amerikanischen Spielarten ab den 1950er Jahre in vielen PatientInnen Wünsche einer möglichst automatisch erfolgenden Heilung evozierte. Umso größer sind die Anforderungen auch an das professionelle Arbeitsbündnis, wie abschließend noch zu zeigen sein wird.

Die zweite Forschungsfrage zielt auf einen Punkt, der im initialen Design zu wenig gesehen worden ist, in dem die psychosozialen Probleme nach Tiefer Hirnstimulation in Analogie zu den Folgen der Epilepsiechirurgie gesehen worden sind. Im Fall der Tiefen Hirnstimulation lassen sich über die verschiedenen Fälle hinweg hingegen relativ stabile Sequenzen der Operation rekonstruieren, die in einem eigenen Kapitel der Arbeit (Hätscher 2015b) detailliert beschrieben sind: Entscheidend ist dabei, dass sich Phänomene des *burden of normality* in den Stationen nach dem Erwachen zeigen, mit der Zeit aber von einer gegenläufigen Entwicklung konterkariert werden, der Tatsache nämlich, dass die Parkinson-Erkrankung weiter fortschreitet. Damit können zentrale Ergebnisse der Forschung zum *burden of normality* für die ersten Wochen bis postoperativen Monate in der Studie bestätigt werden, zugleich zeigt sich aber, dass zentrales Handlungsproblem beim Übergang in die Langzeitbetreuung (ab 1 Jahr Post-OP) die Integration von Behandlungserfolgen und fortschreitender Progredienz ist. Zugleich hat dieser Wechsel der Perspektive den Vorteil, zwei therapiespezifische Charakteristika der Operation detailliert analysieren zu können, die in dieser Form in der Klinik neu sind und in extensa noch nicht beschrieben worden sind: Die Herausforderung der Operation zum einen und die Phase der Feineinstellung zwei bis drei Wochen postoperativ. Diese Stationen möchte ich schließlich noch einmal kurz beleuchten und dabei zeigen, wie zwei Stränge der Arbeit hier zusammenkommen: Die Konzentration auf therapiespezifische Stationen zum einen und die Rekonstruktion des partnerschaftlichen Copings mit der Situation auf der anderen.

Betroffene versuchen in der postoperativen Situation wiederholt, partnerschaftliche Probleme ingenieurial durch eine Änderung der Amplitude oder Stromspannung des Impulsgebers zu lösen. Dahinter verbergen sich in der Mehrzahl partnerschaftliche Anerkennungsprobleme, die sich in dieser Handlungslogik kaum lösen lassen. Dieses Ergebnis zeigt zunächst etwas ganz grundsätzliches: In der klinischen Praxis wie der sie erforschenden Medizinsoziologie steht immer noch das Ärztin-Patient-Bündnis im Vordergrund. Niemand würde anzweifeln, dass Angehörige, vor allem PartnerInnen nicht auch eine wichtige Rolle spielen, dennoch werden sie bis in die Anlagen der je konkreten Studiendesigns hinein regelmäßig vergessen. In dieser Studie sind die PartnerInnen allerdings berücksichtigt und zugleich ist versucht worden, sowohl vor wie nach dem Eingriff ihre Perzeption ebenfalls zu rekonstruieren. Nur auf diese Weise, in einem empirischen Pre-/Post-Design mit beiden primär Betroffenen im Fokus kann herausgefunden werden, wie stark der Einfluss der alltäglichen Perzeption auf die postoperative Entwicklung ist und wie sehr biomedizinisches Vorgehen auf der einen und die Zurechnung durch die Betroffenen auf der anderen Seite konfligieren können. Ein

Beispiel: Eine Ehefrau beschreibt vor dem Eingriff im Rahmen der partnerschaftlichen Anamnese, dass ihr erkrankter Mann sich in den letzten Jahren sehr verändert habe. Er sei immer introvertierter geworden, seine Persönlichkeit habe sich durch den Parkinson sehr verändert. Im postoperativen Interview spricht sie erneut diese charakterliche Veränderung mit identischen rhetorischen Mitteln an, ihre Begründungsstruktur hat sich aber von ihr unbemerkt verändert. Nun sei es die Tiefe Hirnstimulation, die diese „Persönlichkeitsveränderung" bewirkt habe. Bei allen betroffenen Partnerschaften lassen sich entsprechende Figuren ausmachen: Subtile Veränderungen werden der Tiefen Hirnstimulation zugerechnet, Veränderungen, die die Qualität der partnerschaftlichen Interaktion maßgeblich beeinflussen: Ein Patient sei fauler wie vergesslicher geworden, ein anderer beim Sport viel zu engagiert etc. Dieser klinisch-soziologisch relevante Symptomkomplex besitzt Schnittmengen mit dem *burden of normality* in dem Maße, dass viele der Verhaltensweisen den postoperativen Adaptationsproblemen zugerechnet werden können. Andere lassen sich wirklich durch eine Veränderung der Einstellung direkt biomedizinisch ausschalten, wie neuropsychiatrische Studien beweisen (Ulla et al. 2006). Hinzu kommen aber durch das klinisch soziologische Studiendesign klar rekonstruierbare Fälle, in denen wie oben beschrieben keine Veränderung stattfindet, dennoch aber eine angebliche Persönlichkeitsveränderung dem Verfahren zugerechnet wird - mit dann negativen Folgen für die postoperative Adaptation. Entscheidend bei dieser wie den mit dem *burden of normality*-Konzept erklärbaren Ereignissen ist im Falle der Tiefen Hirnstimulation – wiederum in Kontrast zur Epilepsiechirurgie aber auch allen anderen vergleichbaren Verfahren mit derart starker Einwirkung – die Tatsache, dass das postoperative Ergebnis durch den Arzt oder die Ärztin feineingestellt werden kann, in dem durch einen Impulsgeber die Volt- und Amplitudenzahl sowie eine Reihe weiterer Parameter verändert werden (Volkmann/Fogel/Krack 2000). Worauf die auf eine biomedizinisch exzellente Intervention geschulten Neurologen weniger vorbereitet sind, ist die Tatsache, dass Sie nun nicht länger nur implizite Psychotherapeuten im Rahmen des Arzt-Patientin-Bündnisses (vgl. Parsons 1970, 2005) sein müssen, um eine gelingende Intervention leisten zu können, sondern darüber hinaus als implizite *Sozioanalytiker* in Erscheinung treten bzw. – präziser gesagt – die postoperative Adaptation in dem Maße gelingt, wie sie auch auf dieser Ebene tätig werden. So lässt sich im Rahmen des Projekts aus dem empirischen Material rekonstruieren, dass die betreuenden Experten fortlaufend differenzieren müssen, welche Effekte durch eine Veränderung des Hirnimplantates und seines Impulsgebers verursacht werden und welche auf einer Ebene der partnerschaftlichen Interaktion liegen und durch Bewältigungsarbeit auf der Ebene der partnerschaftlichen Dyade gelöst werden müssen[11].

---

11   Der Neurologe Oliver Sacks benennt dieses Phänomen bereits vor Jahrzehnten als „accomodation" (Sacks 1982).

Die erstgenannte betrifft die Sphäre des Medizinsystems, die zweite die Alltags-praxis. Kompliziert wird es nur, wenn beide Ebenen intervenieren. Das ist vor al-lem innerhalb der ersten sensiblen drei Monate nach dem Eingriff faktisch ständig der Fall, da die Feineinstellung zwar in der Klinik passiert, die Effekte aber erst mit einer gewissen Latenz voll zur Geltung kommen – meist dann, wenn sich die Betroffenen wieder in den eigenen vier Wänden befinden. Hier zeigt sich auch die Rolle der klinischen Soziologie im Projekt: Sie vermag als externer Berater die Handlungslogik am Material analytisch präzise zu bestimmen, oder methodolo-gisch strenger formuliert: *Nur* die klinische Soziologie hat in diesem bio-psycho-sozialen Feld die Expertise für einen Gegenstandsbereich, der sozial sui generis ist. Weder die klinische Psychologie noch die klinische Biologie (=Biomedizin) können sauber partnerschaftliche Interaktionen, biographische Bewältigungspro-zesse und die Logik des professionellen Arbeitsbündnis bestimmen. Doch selbst handlungspraktisch tätig werden vermag die klinische Soziologie gewiss nur mit sehr beschränkten Erfolgsaussichten: So vermag sie auf der Ebene der sinnstruk-turierten Welt Spuren im Material ausmachen, doch über die pathophysiologische wie die die klinisch-neurologische Ebene kann sie selbstverständlich keine validen Aussage treffen. Sie vermag einzig die Patienten wie die Ärzte zu sensibilisieren, doch wirklich professionalisiert differenzieren zwischen endogenen, exogenen wie partnerschaftlichen Determinanten vermag damit nur jemand, die eine fun-dierte Neurologin wie ein darüber hinaus ausgebildeter Psychosomatiker oder zu-mindest für diese Ebene sensibilisierte klinische Praktikerin ist.[12] Prädestiniert sind für die Behandlung damit NeuropsychosomatikerInnen (vgl. Henningsen 2006) mit einem Gespür für partnerschaftliche Interaktionslogik. Nichts desto trotz ist der *burden of normality* ein Phänomen, das maßgeblich in den Bereich der sozialen Interaktion und damit den Gegenstandsbereich einer Medizinsoziologie und klinischen Soziologie hineinreicht. Es ist die Komplexität der Parkinsoner-krankung und ihrer Therapie durch die Tiefe Hirnstimulation im Spätstadium, die aber deutliche Grenzen in Bezug auf die Reichweite ihrer Aussagen setzt. Das heißt nicht, dass keine positiven Forschungsergebnisse erreicht worden sind: In der Studie sind erstmalig die für eine Aufklärung der Akteure wichtigen psycho-sozialen Stationen der Operation präzise rekonstruiert, ist die Kooperationslogik analytisch bestimmt und sind drei valide klinisch-soziologische Fallstudien erstellt worden. Eine dauerhafte Arbeitsposition für klinische Soziologen – analog zu Bruno Hildenbrands Pioniertätigkeit in der Marburger Psychiatrie – ist im Kontext der Epilepsiechirurgie aber viel stärker als im Kontext der Parkinsonchirurgie sinnvoll wie damit gefordert. In letztgenannter legt die Wirkmächtigkeit progre-dienter pathologischer Prozesse eine andere Koordination der Kompetenzen nahe, wie es zum Schluss noch einmal zu unterstreichen gilt.

---

12 Zudem vermeint man schemenartig eine Disziplin der *Soziosomatik* im Nebel zu erkennen.

6. Ausblick

Klinisch relevante Ausdeutungen zu postoperativen psychosozialen Schwierigkeiten nach neurochirurgischen Eingriffen im Kontext einer durch eine chronische Erkrankung langjährig betroffenen Paarbeziehung verlaufen paradigmatisch mitten durch die Gräben der sogenannten Wissenschaftskriege: Naiv-realistische wie (radikal-)konstruktivistische kulturalistische Positionen stehen sich gegenüber. Wie wenig diese Lagerkämpfe weiterführen, wenn es darum geht, konkrete klinische Handlungsempfehlungen zu geben und wie fruchtbar es sein kann, sowohl die Realität pathologischer wie psychosozialer Prozesse anzuerkennen, zeigt das aus der Epilepsiechirurgie stammende Konzept des *burden of normality*, das sich sehr gut mit einem rekonstruktionslogisch verfahrenden bottom-up Studiendesign in einem klinisch-soziologischen Bezugskontext verbinden lässt. Darüber hinaus ist die andauernde Tätigkeit klinischer Soziologen hier sehr gut denkbar.

Im Feld der Therapie durch Tiefe Hirnstimulation bei der Parkinson-Erkrankung verkompliziert sich die Situation. Es lassen sich Ergebnisse finden, die in ähnlicher Form auch die Neuroanthropologie (Sacks 1982) bereits formuliert hat. Im Gegensatz zu einzelnen Virtuosen wie dem kürzlich verstorbenen Oliver Sacks, der in der Tradition großer Pioniere wie Sigmund Freud[13] oder Alexander Lurija[14] steht, vermag eine ausdifferenzierte klinische Soziologie, die allein fallrekonstruktiv Texte ausdeutet, nicht auf ein fundiertes neurologisches Wissen zurückgreifen. Die klinische Soziologie vermag das Feld immerhin analytisch aufzuklären und die betroffenen Akteure zu beraten.

Für die Zukunft zu begrüßen wäre es aber aus grundlagenwissenschaftlicher wie klinischer Perspektive, wenn Figuren wie die NeuropsychosomatikerInnen stärker die Techniken einer rekonstruktiven Sozialforschung rezipieren würden, um hier eine integrierte klinische Wissenschaft im Dreieck zwischen Psychologie, Soziologie und Biologie voranzutreiben. Vorsichtig soll zudem extrapoliert werden, dass klinische SoziologInnen in der Neurologie und Neurochirurgie in dem Maße in der Zukunft gefragt sein werden, wie biomedizinische Therapiemethoden bei chronisch und langjährig verlaufenden neurologischen Erkrankungen besonders erfolgreich sein werden. Dies gilt zugleich für alle Erkrankungen, in denen eine spontane und *anhaltende* Symptomreduktion oder Heilung nach Jahren oder Jahrzehnten therapeutisch erreicht werden kann. Hier weist das Konzept des *burden of normality* über die Neurochirurgie hinaus und unterstreicht die Bedeutung der Medizinsoziologie und klinischen Soziologie im Kontext der Therapie chronischer Erkrankungen.

---

13   Der Gründer der Psychoanalyse, die sich auf die Ausdeutung verbaler Assoziationen konzentriert, war bekanntlich von Hause aus Neurologe und Neurowissenschaftler.

14   Der Gründer der Neurorehabilitation war von Hause aus Soziologe und - in Forschungskooperation mit Leontev und Vigotskij - Soziolinguist.

Literatur

Allert, Tilman (1998): Die Familie: Fallstudien zur Unverwüstlichkeit einer Lebensform. Berlin/New York: de Gruyter.

Braak, Heiko/Tredici, Kelly D./Rüb, Udo et al. (2004): Staging of brain pathology related to sporadic Parkinson's disease. In: Neurobiology of Aging. 24/2. 197-211.

Brentel, Helmut/Siegel, Tilla (Hrsg.) (2010): Nachwuchsforschung in den Geistes- und Sozialwissenschaften. Forschungstag 2009 der Frankfurt am Main Graduate School for the Humanities and Social Sciences. Frankfurt am Main: Goethe-Universität.

Ceballos-Baumann, Andrés/Gündel, Harald (2006): Bewegungsstörungen. In: Henningsen, Peter/Ceballos-Baumann, Andrés/Gündel, Harald (2006): 73-92.

Deuschl, Günther/Schade-Brittinger, Carmen/Krack, Paul et al. (2006): A randomized trial of deep-brain stimulation for Parkinson's disease. In: New England Journal of Medicine. 355/9. 896-908.

Dubiel, Helmut (2008): Tief im Hirn. München: Kunstmann.

Durkheim, Émile (1984): Die Regeln der soziologischen Methode. Frankfurt am Main: Suhrkamp.

Fangerau, Heiner/Trapp, Thorsten (Hrsg.) (2010): Implanted Mind. Bielefeld: transcript Verlag.

Gilbert, Frédéric/Ovadia, Daniela (2011): Deep brain stimulation in the media: over-optimistic portrayals call for a new strategy involving journalists and scientists in ethical debates. In: Frontiers Integrative Neuroscience. 5/16. Stand 04.1.2012.

Gisquet, Elsa (2008): Cerebral implants and Parkinson's disease: A unique form of biographical disruption? In: Social Science & Medicine. 67/11. 1847-1851.

Glaser, Barney G./Strauss, Anselm L. (1998): Grounded Theory. Strategien qualitativer Forschung. Bern: Huber.

Hätscher, Johannes (2009): Die Tiefe Hirnstimulation in der Therapie des Morbus Parkinson als Gegenstand fallrekonstruktiver Forschung. Eine Exploration. In: Psychotherapie und Sozialwissenschaft. 11/2. 27-60.

Hätscher, Johannes (2010): Soziologische Forschungspraxis im klinischen Feld der Neurologie und Neurochirurgie – zur Vorgehensweise und Modellbildung in einem multidisziplinären Rahmen. In: Brentel, Helmut/Siegel, Tilla (2010): 27-35.

Hätscher, Johannes (2015a): Switching On, Switching Off. Does Neurosurgery in Parkinson's Disease Create Man-Machines? In: Mul, Jos de (2015): 357-374.

Hätscher, Johannes (2015b): Geregelte Außeralltäglichkeit. Handlungs- und Deutungsprobleme von Parkinsonpatienten und Ihren Partnern bei der Therapie durch Tiefe Hirnstimulation. Weilerswist: Velbrück.

Henningsen, Peter (2006): Handlungsempfehlungen. In: Henningsen, Peter/Ceballos-Baumann, Andreas/Gündel Harald (2006): 53-57.

Henningsen, Peter/Ceballos-Baumann, Andreas/Gündel Harald (Hrsg.) (2006): Neuropsychosomatik – Grundlagen und Klinik neurologischer Psychosomatik. Stuttgart: Schattauer.

Hildenbrand, Bruno (2005a): Fallrekonstruktive Familienforschung. Wiesbaden: Vs Verlag.

Hildenbrand, Bruno (2005b): Einführung in die Genogrammarbeit. Heidelberg: Carl-Auer-Systeme-Verlag.

Hildenbrand, Bruno (2009a): Die "Bewältigung" chronischer Krankheit in der Familie – Resilienz und professionelles Handeln. In: Schaeffer, Doris (2009): 133-155.

Hildenbrand, Bruno (2009b): Die Stellung des Klinischen Soziologen zwischen Wissenschaft und Lebenspraxis. In: Psychotherapie & Sozialwissenschaft. 11/2. 7-26.

Kohli, Martin/Robert, Günther (Hrsg.) (1984): Biographie und soziale Wirklichkeit. Stuttgart: Metzler.

Lucius-Hoene, Gabriele/Deppermann, Arnulf (2004): Rekonstruktion narrativer Identität. Ein Arbeitsbuch zur Analyse narrativer Interviews. Wiesbaden: Vs Verlag.

Matthes, Joachim/Pfeifenberger, Arno/Stosberg, Manfred (Hrsg.) (1981): Biographie in handlungswissenschaftlicher Perspektive. Kolloquium am Sozialwissenschaftlichen Forschungszentrum der Universität Erlangen-Nürnberg. Nürnberg: Verlag der Nürnberger Forschungsvereinigung.

Martinez-Martin, Pablo/Arroyo, Susana/Rojo-Abuin, Jose. M. et al. (2008): Burden, perceived health status, and mood among caregivers of Parkinson´s disease patients. In: Movement Disorders. 23/12. 1637-1680.

Mul, Jos de (Hrsg.) (2015): Plessner´s Philosophical Anthropology - Perspectives and Prospects. Amsterdam/Chicago: Amsterdam University Press.

Müller, Sabine (2010): Personality changes through Deep Brain Stimulation of the subthalamic nucleus in Parkinsonian patients – An ethical discussion. In: Fangerau, Heiner/Trapp, Thorsten (2010): 231-257.

Nijhof, Gerhard (1995): Parkinson's disease as a problem of shame in public appearence. In: Sociology of Health & Illness. 17/2. 193-215.

Oertel, Wolfgang H./Reichmann Heinz (2008): Leitlinie Parkinson-Syndrome: Diagnostik und Therapie. Stuttgart/New York: o.V.

Oevermann, Ulrich (1995): Ein Modell der Struktur von Religiosität. Zugleich ein Strukturmodell von Lebenspraxis und sozialer Zeit. In: Wohlrab-Sahr, Monika (1995): 27-102.

Oevermann, Ulrich (2002): Klinische Soziologie auf der Basis der Methodologie der objektiven Hermeneutik. Manifest der objektiv hermeneutischen Sozialforschung. Online: http://www.ihsk.de/publikationen/Ulrich_Oevermann-Manifest_der_objektiv_hermeneutischen_Sozialforschung.pdf. Stand 04.3.2008.

Parsons, Talcott (1970): Struktur und Funktion der modernen Medizin. Eine soziologische Analyse. In: König, René/Tönnesmann, Margret (Hrsg.): Kölner Zeitschrift für Soziologie und Sozialpsychologie. 3/Sonderheft: Probleme der Medizin-Soziologie. Köln/Opladen. 10-57.

Parsons, Talcott (2005): Sozialstruktur und Persönlichkeit. Frankfurt am Main: Klotz Verlag.

Sacks, Oliver (1982): Awakenings. London: Pan Books.

Sanders-Dewey, Neva E.J./Mullins, Larry L./Chaney John M. (2001): Coping style, perceived uncertainty in illness, and distress in individuals with Parkinson's disease and their caregivers. In: Rehabilitation Psychology. 46/4. 363-381.

Schaeffer, Doris (Hrsg.) (2009): Bewältigung chronischer Krankheit im Lebenslauf. Bern/Stuttgart: Huber.

Schüpbach, W. Michael/Gargiulo Marcela/Welter Marie L. et al. (2006): Neurosurgery in Parkinson disease. A distressed mind in a repaired body? In: Neurology. 66/12. 1811-1816.

Schneider, Eberhard (1997): Diagnostik und Therapie des Morbus Parkinson. Berlin/New York: de Gruyter.

Schütze, Fritz (1981): Prozeßstrukturen des Lebensablaufs. In: Matthes, Joachim/Pfeifenberger, Arno/Stosberg, Manfred (1981): 67-156.

Schütze, Fritz (1984): Kognitive Figuren des autobiographischen Stegreiferzählens. In: Kohli, Martin/Robert, Günther (1984): 78-117.

Sixel-Döring, Friederike/Ebersbach, Georg (2010) Nachsorge nach tiefer Hirnstimulation bei Patienten mit M. Parkinson. In: Der Nervenarzt. 81/ 6. 688-695.

Ulla Marina/Thobois, Stéphane/Lemaire, Jean-Jacques et al. (2006): Manic behaviour induced by deep-brain stimulation in Parkinson´s disease: evidence of substantia nigra implication? In: Journal of Neurology, Neurosurgery and Psychiatry. 77/12. 1363-1366.

Volkmann, Jens/Fogel, Wolfgang/Krack, Paul (2000) Postoperatives Management bei Stimulation des Nucleus subthalamicus. In: Aktuelle Neurologie. 2000/27. Suppl., 23-39.

Wächter, Tobias/Mínguez-Castellanos, Adolfo/Valldeoriola, Francesc et al. (2010): A tool to improve pre-selection for deep brain simulation in patients with Parkinson´s disease. In: Journal of Neurology. PMID 21088849. Stand 02. 12. 2010.

Wilson, Sarah/Bladin, Peter/Saling, Michael (2001): The "burden of normality": concepts of adjustment after surgery for seizures. In: Journal of Neurology, Neurosurgery and Psychiatry. 70/5. 649-656.

Wohlrab-Sahr, Monika (Hrsg.) (1995): Biographie und Religion. Zwischen Ritual und Selbstsuche. Frankfurt am Main: Campus-Verlag.

Methamphetaminkonsum in Mitteldeutschland. Barrieren, Herausforderungen und Verbesserungspotenziale der ambulanten Suchtberatung – Ergebnisse einer qualitativen Studie

Laura Hoffmann, Nadine Schumann, Matthias Richter

Keywords: Methamphetamin, Suchtberatung, Versorgungsbarrieren und Verbesserungspotenziale, Expert_inneninterviews

Abstract

In Deutschland ist in den letzten Jahren ein erheblicher Konsumanstieg der Droge Methamphetamin zu beobachten. Der folgende Beitrag untersucht die Anforderungen an den gestiegenen Versorgungsbedarf von Crystal Meth Abhängigen in Mitteldeutschland für den Versorgungssektor der *ambulanten Suchtberatung*. Dazu wurden Experten der gesamten Versorgungskette Suchterkrankter (Hausärzte – Suchtberatung – Akutversorgung – Rehabilitation) mittels leitfadengestützter Experteninterviews befragt. Im Ergebnis zeigt sich, dass die Versorgung für Methamphetaminabhängige im Bereich der ambulanten Suchtberatung durch mehrdimensionale Barrieren und Defizite auf den Ebenen des Zugangs, der Inanspruchnahme und Qualität stark beeinträchtigt ist und die Beratungsangebote zukünftig noch stärker sowohl inhaltlich als auch strukturell den Bedürfnissen und Besonderheiten der Zielgruppe angepasst werden müssen.

1. Einleitung

In den letzten Jahren häufen sich die Schlagzeilen in den deutschen Medien und zeigen „Horrorbilder von Menschen, die sich in kürzester Zeit in Wracks verwandeln - das verbindet man mit Crystal Meth" (Spiegel-online 2016). Solche Formulierungen sind zwar überspitzt, verdeutlichen jedoch die Brisanz dieses Themas, denn die Droge Methamphetamin (Crystal Meth) ist billig, leicht erhältlich, besitzt ein enormes Abhängigkeitspotenzial und gehört nach Cannabis weltweit zu den meist konsumierten illegalen Drogen (Die Drogenbeauftragte der Bundesregierung 2015; UNODC 2015; EMCDDA 2015; European Monitoring Centre for

Drugs and Drug Addiction 2010; Chomchai/Chomchai 2015). In Deutschland weist der Konsum von Crystal Meth in den letzten Jahren die höchsten Steigerungsraten im Vergleich zu anderen Drogen auf (Die Drogenbeauftragte der Bundesregierung 2015; EMCDDA 2015). Der regelmäßige Konsum ist mit gravierenden gesundheitlichen Auswirkungen, wie bspw. einem rasanten körperlichen Verfall (z.B. Zahn- und Hautschäden), Herz- und Gefäßerkrankungen, kognitiven Beeinträchtigungen und psychischen Erkrankungen wie Depressionen oder Psychosen, assoziiert (Vearrier et al. 2012; Maxwell 2014; Cruickshank/Dyer 2009; Buxton/Dove 2008; Darke et al. 2008; Petit et al. 2012; Grant et al. 2012). Zusätzlich kommt oftmals ein polyvalenter Konsum der Betroffenen mit weiteren Substanzen wie Alkohol, Cannabis und Halluzinogenen hinzu, wodurch die gesundheitlichen Risiken nochmals verschärft werden (Brand et al. 2014). Neben den gesundheitlichen Konsequenzen sind Methamphetaminkonsumenten häufig mit sozialen, rechtlichen und ökonomischen Problemen konfrontiert (Sommers et al. 2006; Maxwell 2014; Room 2005).

Im vorliegenden Beitrag werden erste Ergebnisse der Studie „Methamphetaminkonsum in Mitteldeutschland. Eine qualitative Studie zu Bedarf und Herausforderungen für die rehabilitative Versorgung (METH_MD)" für den Versorgungssektor der *ambulanten Suchtberatung* vorgestellt und diskutiert.

1.1 Epidemiologie

Internationale Studien zeigen, dass der Konsum von kristallinem Methamphetamin in den letzten Jahren weltweit rapide zugenommen hat und besonders Europa von einem starken Konsumanstieg betroffen ist (UNODC 2015; EMCDDA 2015; European Monitoring Centre for Drugs and Drug Addiction 2010). Derzeit liegen für Deutschland nur wenige verlässliche Daten zur Prävalenz problematischen Crystal Meth Konsums vor (Die Drogenbeauftragte der Bundesregierung 2016). Dies liegt neben einer hohen Dunkelziffer vor allem an der nicht differenzierten Darstellung der verschiedenen Amphetamin-Typ-Stimulanzien, die in den meisten vorliegenden Statistiken unter „Stimulanzien" zusammengefasst dargestellt werden. Laut Drogen- und Suchtbericht der Bundesregierung (2015) steigt die Zahl der erstauffälligen Konsumenten im Zusammenhang mit Methamphetamin jedoch auch in Deutschland konstant an (Die Drogenbeauftragte der Bundesregierung 2015). Hierbei bestehen deutschlandweit starke regionale Unterschiede. Aufgrund der Nähe zu Tschechien, der Hauptproduktionsstätte des in Deutschland in Umlauf gebrachten und konsumierten Crystal Meths (EMCDDA 2016), und der damit verbundenen hohen Verfügbarkeit in dieser Region, ist Mitteldeutschland besonders stark von dem problematischen Konsumanstieg betroffen (Die Drogenbeauftragte der Bundesregierung 2016). So ist beispielsweise in Sachsen in den letzten 5 Jahren eine konstante Steigerung der Klientenzahlen im Bereich „illegaler Drogen" im Vergleich zu den Vorjahren zu verzeichnen, was in erster Linie auf Zuwächse bei den Methamphetaminkonsumenten zurückzuführen ist (SLS 2014, 2015). Aktuell weisen in dieser Region im Bereich der illegalen Drogen mehr als zwei Drittel der Klienten eine Suchtproblematik im Zusammenhang mit Crystal Meth auf (SLS 2016).

1.2 Konsumierendengruppen

Im Vergleich zu anderen illegalen Drogen ist beim Methamphetaminkonsum eine Begrenzung auf bestimmte Personengruppen (z.B. innerhalb der Partyszene) kaum feststellbar, d.h. riskante Konsummuster sind in verschiedenen sozialen Gruppen zu finden (Brecht et al. 2004; Degenhardt et al. 2007; Fast et al. 2014). In einer ersten von der Bundesregierung in Auftrag gegebenen explorativen Studie, in der 400 (Meth-)Amphetaminkonsumenten befragt wurden, konnten verschiedene Konsumentengruppen identifiziert werden (Milin et al. 2014). Dazu zählen, neben den Konsumierenden mit freizeitbezogenem Konsum, Konsumierende im beruflichen bzw. schulischen Kontext, Konsumierende mit zusätzlichen psychischen Erkrankungen sowie Konsumierende mit Kindern (Milin et al. 2014). Neben seiner Funktion als Partydroge, wird Crystal Meth in vielen Fällen zur Leistungssteigerung auf der Arbeit, in der Schule und Ausbildungsstätte konsumiert. Weitere auffällige Motive sind der Konsum zur Tagesstrukturierung, zur Unterdrückung von Albträumen, zur Selbstmedikation von Störungen sowie zur sexuellen Aktivität (Milin et al. 2016).

1.3 Suchthilfesystem in Deutschland

Das Beratungs- und Behandlungsangebot für suchtkranke Menschen in Deutschland ist breit gefächert und lässt sich grob gliedern in Maßnahmen der Früh- oder Kurzintervention (Erkennung riskanten Konsums), der Akut- und Postakutbehandlung (Entzugs- und Entwöhnungsbehandlung) sowie der Postakutbehandlung (Nachsorge) (Schmidt 2006). Im Zugang zum Hilfesystem und in der Behandlung der Betroffenen ist eine Vielzahl an Akteuren tätig. Als zentrale Vermittler in das Suchthilfesystem fungieren vor allem *Suchtberatungsstellen*, ambulant tätige Ärzte[1] und Psychotherapeuten sowie Akutkrankenhäuser (Brand et al. 2014). Die *ambulante Suchtberatung* hat hierbei die Aufgabe, Betroffene auf die stationäre

---

1   Zur einfacheren Lesbarkeit wird im Text nur eine Sprachform zugrunde gelegt; sie bezieht sich gleichermaßen auf Ärztinnen und Ärzte, Frauen und Männer.

Entgiftungs- und Entwöhnungsbehandlung vorzubereiten und sie für die Aufnahme einer Therapie zu motivieren. *Suchtberatungsstellen* begleiten Betroffene bis zum Therapieantritt und erbringen im Anschluss die Nachsorgebehandlung. Eine effektive und effiziente Behandlung der Betroffenen bedingt eine intensive Zusammenarbeit der verschiedenen Versorgungssektoren und -akteure. Erfahrungen aus dem rehabilitativen Versorgungskontext zeigen jedoch, dass die professionsübergreifende Zusammenarbeit durch unterschiedliche Fachkenntnisse, Behandlungskonzepte und Finanzierungsstrukturen häufig erschwert ist (Deck 2010; Pohontsch/Deck 2012; Grundke et al. 2013). Hier sind insbesondere motivationale Barrieren der Hausärzte bei der Antragsstellung und Zuweisung zur Reha, bedingt durch intransparente Zuweisungskriterien der Leistungsträger und mangelnde Rückkopplung des Trägers an den Arzt, Skepsis gegenüber der Effektivität von Reha-Maßnahmen sowie fehlende Kommunikation zwischen Reha-Kliniken und den Hausärzten (insbesondere im Übergang zur Nachsorge) zu nennen (Schubert et al. 2012; Pohontsch et al. 2013; Deck et al. 2009). Inwieweit dies auch für die derzeitige Versorgungsstruktur von Methamphetamin-Konsumenten gilt, ist bislang nicht untersucht.

2.   Studiendesign und Methodik

Ziel der von der Deutschen Rentenversicherung Mitteldeutschland geförderten Studie „Methamphetaminkonsum in Mitteldeutschland (METH_MD)" ist es, die Anforderungen an den gestiegenen Versorgungsbedarf von Crystal Meth Abhängigen in Mitteldeutschland und die damit verbundenen Herausforderungen für den Rentenversicherungsträger zu explorieren. Hierzu werden Experten der gesamten Versorgungskette, d.h. der ambulanten Beratungs- und Behandlungseinrichtungen, der Akutversorgung sowie der Rehabilitation zu zentralen Aspekten und Herausforderungen einer bedarfsgerechten Versorgung der Betroffenen sowie zu ihren Erfahrungen und Einschätzungen bezüglich bestehender Risikogruppen befragt. Inhaltlich werden Aspekte des Zugangs, der Inanspruchnahme und der Qualität der Versorgung Methamphetaminabhängiger erschlossen sowie Optimierungsmöglichkeiten innerhalb der Teilbereiche aus Expertensicht herausgearbeitet.

Der vorliegende Beitrag bezieht sich im Ergebnisteil ausschließlich auf *Versorgungsdefizite* und *Optimierungsmöglichkeiten* aus und in dem Bereich der *ambulanten Suchtberatung*.

2.1 Studiendesign

Um das oben genannte Ziel der Studie zu erreichen, wurde ein qualitatives Forschungsdesign gewählt, da dies eine offene Vorgehensweise ermöglicht. Qualitative Forschungsmethoden haben sich in der Versorgungsforschung als wichtige Methoden bewährt, da sie eine Subjektorientierung und damit die Berücksichtigung unterschiedlicher Perspektiven auf ein Versorgungsproblem ermöglichen (Meyer et al. 2012; Karbach et al. 2012). Die offene Vorgehensweise bietet die Chance, die praxisbezogenen Erfahrungen und Sichtweisen der Experten der Versorgungskette Suchterkrankter zu rekonstruieren, subjektiv wahrgenommene Defizite in der Versorgung aus Expertensicht zu explorieren, um daraus Optimierungsmöglichkeiten für eine bedarfsgerechte Versorgung Methamphetaminabhängiger abzuleiten.

Die empirische Datenerhebung erfolgte in einem konsekutiven, zweistufigen Verfahren durch leitfadengestützte Experteninterviews (Bogner et al. 2009) sowie Fokusgruppendiskussionen (Schulz et al. 2012):

- In einer *ersten Erhebungsphase* wurden mittels semi-strukturierter Einzelinterviews die Erfahrungen und Perspektiven von Experten aus unterschiedlichen Versorgungsbereichen zu Methamphetaminabhängigen umfassend exploriert, durch das Projektteam sondiert und anschließend
- in einer *zweiten Erhebungsphase* in zwei professionsübergreifenden Fokusgruppen gebündelt diskutiert und evaluiert.

Mehr Informationen zum methodischen Vorgehen der Studie sind im Studienprotokoll zu finden (siehe Hoffmann et al. 2016).

Die Studie wird gemäß den Prinzipien der Deklaration von Helsinki und nach den Standards guter wissenschaftlicher Praxis durchgeführt. Vor Studienbeginn wurde ein Votum der Ethikkommission der Medizinischen Fakultät der MLU Halle-Wittenberg eingeholt und deren datenschutzrechtliche Vorgaben werden während des gesamten Projektverlaufes konsequent umgesetzt.

2.2 Fallauswahl

Insgesamt wurden 39 Interviews mit Experten der gesamten Versorgungskette Methamphetaminabhängiger geführt, mit dem Anspruch ein breites Spektrum von Versorgungseinrichtungen und -diensten und somit auch Expertenwissen und -erfahrungen zu erfassen. Befragt zu Erfahrungen im Zusammenhang mit Crystal Meth Betroffenen wurden Experten aus dem Bereich der hausärztlichen Praxis,

der Suchtberatungsstellen, der suchtmedizinischen Akutversorgung im Krankenhaus und der Rehabilitation (Tab. 1).

Versorgungsbereich	Anzahl der Interviews
Allgemeinmedizin	8
Suchtberatung	11
suchtmedizinische Akutversorgung	9
Rehabilitation	11
Gesamt	**39**

Tabelle 1: Fallauswahl Experteninterviews

2.3 Feldzugang und Datenerhebung

Da eine Zufallsauswahl nicht ergebnisorientiert erschien, wurden mit Hilfe der
Landesstellen für Sucht der Länder Sachsen, Sachsen-Anhalt und Thüringen aus-
gewiesene Experten der verschiedenen Versorgungsbereiche identifiziert und
diese, in Kooperation mit der Sektion Allgemeinmedizin der MLU Halle, schrift-
lich über das Projekt informiert und um ein Interview gebeten[2]. Die Teilnahmebe-
reitschaft der verschiedenen Professionsgruppen war insgesamt sehr hoch, lediglich die Rekrutierung der Hausärzte erwies sich in der Praxis als aufwendiger. Mit
Erreichen einer theoretischen Sättigung, wurde die konsekutive Expertenrekrutie-
rung beendet.

Durchgeführt wurden die Interviews im Zeitraum von April bis November
2015. Die Interviewdauer erstreckte sich von ca. 30 bis 90 Minuten. Alle Einzelinterviews wurden am jeweiligen Beschäftigungsort des Studienteilnehmers (z.B.
durch Praxis- bzw. Klinikbesuche) durchgeführt, digital aufgezeichnet und anschließend mit der Software f4 vollständig transkribiert.

Für die face-to-face Interviews wurde ein semi-strukturierter Leitfaden entwickelt, der offene Fragen beinhaltet und Gesprächsthemen vorgab, ohne jedoch
eine Reihenfolge vorzugeben. Die Orientierung an einem Leitfaden gewährleistet
eine Vergleichbarkeit der Interviews und Fokussierung auf die Forschungsfragen.
Folgende Themendimensionen wurden u.a. angesprochen:

---

2   An dieser Stelle möchten wir uns herzlich bei den Landesstellen für Sucht der Länder Sachsen,
     Sachsen-Anhalt und Thüringen für ihre wertvolle Unterstützung bei der Rekrutierung der Stu-
     dienteilnehmer bedanken. Ebenso danken wir der Sektion Allgemeinmedizin für die Koordinie-
     rung der Durchführung der Rekrutierung.

- Erfahrungen mit Crystal-Patienten/-Betroffenen
- Bewertung der aktuellen Versorgungsstruktur Crystal-Abhängiger
- Besonderheiten in der Versorgung Crystal-Betroffener im Vergleich zu anderen Suchterkrankungen
- zentrale Schwierigkeiten in der aktuellen Versorgung Crystal-Betroffener
- Verbesserungsvorschläge/Wünsche

2.4 Datenauswertung

Die Auswertungen der Experteninterviews und Fokusgruppen erfolgten inhaltsanalytisch auf Grundlage der qualitativen Auswertungsmethode von Meuser und Nagel (2009), welche insbesondere für Experteninterviews entwickelt wurde und folgende Auswertungsschritte beinhaltet: Transkription, Paraphrase, Kodierung, Thematischer Vergleich, Soziologische Konzeptualisierung und theoretische Generalisierung (Meuser und Nagel 2009). Zu Beginn orientiert sich die Analyse an thematisch zusammengehörigen – oftmals über das Gespräch verteilten – Darstellungspassagen. Die gewonnenen Informationen der Experten wurden im Kontext ihrer institutionell-organisatorischen Handlungsbedingungen verortet, um diese übergreifend vergleichen zu können (Meuser/Nagel 2009). Aus dem Gesprächsleitfaden wurde zunächst ein Kategoriensystem entwickelt, mit dessen Hilfe das Material „zerlegt" wurde (deduktive Auswertungsstrategie). Im folgenden induktiven Schritt wurden neue Kategorien entwickelt. Hierfür wurden einzelne Aussagen durch Zusammenfassung, Explikation und Strukturierung herausgearbeitet und versorgungssektorenübergreifend verglichen. Dabei wurden Beziehungen und Interaktionen zwischen den Themen geprüft. Schließlich wurden aus unterschiedlichen Versorgungsbereichen sektorenspezifische und sektorenübergreifende Informationen herausgearbeitet und generalisierbare Aussagen ermittelt.

Für die Dokumentation und Auswertung des Interviewmaterials wurde mit der Software MAXQDA Version 11 gearbeitet. Während der Planung, Durchführung und Beschreibung erfolgt eine Orientierung an den internationalen COREQ-Kriterien („Consolidated criteria for reporting qualitative research") (Tong et al. 2007). Um die Plausibilität der Analyse und somit die Stringenz der Argumentation zu verstärken, wurde exemplarisch an ca. der Hälfte der Interviews eine Doppelkodierung und -auswertung der Daten vorgenommen. Während des Auswertungsprozesses erfolgte zudem ein ständiger Austausch mit den Mitgliedern der „AG Qualitative Methoden" des IMS, um die intersubjektive Nachvollziehbarkeit des Forschungs- und Auswertungsprozesses zu gewährleisten (Steinke 2013).

3.   Ergebnisse aus dem Bereich der ambulanten Suchtberatung

Auf Grundlage des erschlossenen Datenmaterials konnten durch das Projektteam Barrieren und Versorgungsdefizite der ambulanten Suchtberatung auf den Ebenen des Zugangs, der Inanspruchnahme und Qualität ermittelt werden. Diese werden nachfolgend abschnittsweise ausführlich betrachtet und anhand exemplarischer Erzählpassagen der Befragten belegt. Ein immanenter Bestandteil der wahrgenommenen Barrieren ist ferner die Zusammenarbeit und Kommunikation der Suchtberatung mit den anderen Versorgungssektoren, welche durch verschiedene Schnittstellenprobleme charakterisiert werden kann.

Aufbauend auf den sondierten Problembereichen werden anschließend die verschiedenen Perspektiven der Befragten auf Potentiale zur Verringerung der wahrgenommenen Barrieren vorgestellt, um diese am Ende des Beitrages resümierend zu diskutieren und potentielle Handlungsempfehlungen für eine frühzeitige und bedarfsgerechte Versorgung von Methamphetaminbetroffenen abzuleiten.

3.1 Barrieren und Versorgungsdefizite

3.1.1   Zugang und Inanspruchnahme

Bezogen auf den Versorgungsbereich der ambulanten Suchtberatung berichten die befragten Experten über zahlreiche Zugangs- und Inanspruchnahmebarrieren zu professionellen Beratungsangeboten:

Die Befragten bemängeln hierbei ein allgemeines *Problem der Erreichbarkeit der Crystal Meth Konsumenten*. Insgesamt sei es schwierig, die Betroffenen in das professionelle System zu integrieren, da diese durch bestehende Strukturen, wie die sogenannte „Komm-Struktur" der Beratungsstellen, nur bedingt erreicht würden und keine aufsuchende Hilfe geleistet werden könne. Hinzu kommt, so berichten die befragten Experten, eine insgesamt schwankende Motivation der Betroffenen sich Hilfe zu suchen und eine verzerrte Problemwahrnehmung, die zusätzlich die Inanspruchnahme von Hilfs- und Beratungsangebote behindern.

> „Ich denke aber, dass wir aktuell uns den Kopf darüber machen, wie wir Crystal-Abhängige erreichen. [...] zum einen ist es so, dass Crystal-Abhängige, wenn sie richtig drauf sind eben die Termine nicht wahrnehmen, wir haben keine aufsuchende Hilfe, ich hab auch damals in der Akutpsychiatrie gesagt, als leitende Ärztin, wenn jemand durch die Tür reinkommt, dann muss der innerhalb von 24 Stunden behandelt werden,

sonst ist der weg. Dann, also die Motivationslage ist immer sehr ambivalent: heute finden sie's noch toll und dann wollen sie wieder gehen."[3] (B012)

Weiterhin berichten die Experten von teils stark überlaufenen Beratungsstellen. Fehlende finanzielle und personelle Ressourcen führen zu einem *Zeitmangel der Suchtberater sowie zu langen Wartezeiten* und behindern so den schnellen Zugang zum Versorgungssystem für die Betroffenen. Generell sei es für die Berater nicht möglich kurzfristige Terminvergaben zu gewährleisten und ebenso wenig spontane Beratung der Methamphetaminabhängigen zu ermöglichen, die für diese besondere Zielgruppe jedoch essenziell wäre.

> „Unsere Bestellzeiten sind alle zwei bis drei, manchmal, wenn sich's ballt, alle vier Wochen. [...] Und da können Sie sich vorstellen, der wacht auf 'jetzt will ich was machen' dann ruft der hier an und kriegt einen Termin in drei Wochen [...]. In drei Wochen sitzt der vielleicht mit Kumpels in Berlin auf irgendeiner Party, da ist eigentlich alles wieder schön." (B004)

> „Die [Crystal Meth Abhängigen] wachen Frühs auf, nachdem sie drei Tage da irgendwie durchgemacht haben und dann nochmal zwei Tage durchgeschlafen haben und sind der Meinung so kann's nicht weiter gehen. Da wollen die zu uns in die Beratungsstelle, da ist schon der erste *Punkt*: wir sind so überlaufen in der Beratungsstelle, dass wir *spontan* die gar nicht beraten können, ja? Wir haben ein Bestellsystem, wo wir stündlich bestellen und wenn da jemand zwischendurch kommt, da hat keiner wirklich Zeit von uns für diese Person." (B004)

Als eine weitere Zugangsbarriere zur Suchtberatung für die Betroffenen, wird eine *Unterversorgung in ländlichen Regionen* genannt. Hier wird insbesondere die geringe Verfügbarkeit von Beratungsangeboten auf dem Land in Kombination mit weiten Anfahrtswegen zu städtischen Angeboten kritisiert. Die weiten Wege zur nächstmöglichen Beratungsstelle werden von den Experten als „Hürde" für die Betroffenen beschrieben sich in professionelle Beratung zu begeben.

> „Ja, also man muss in die Stadt reinfahren, man muss eine halbe Stunde Weg machen und die städtischen Angebote zur Suchtberatung nutzen, was viele eben dann nicht tun, weil es zu weit ist, weil sie eben schon ein Problem haben, weil sie eben nicht mehr wirklich verkehrstüchtig sind, sozusagen, und nicht mehr regelmäßig Wege machen können [...] wenn man jetzt wirklich daran denken würde, den Landkreis, den *A.-Kreis zu nutzen, ist man eine Stunde unterwegs mit dem Auto bis man dort ist, bis man bei einer Suchtberatungsstelle ist." (B033)

---

3   Zur besseren Lesbarkeit wurde die gesprochene Sprache in den Interviews mit sämtlichen Dialekten oder anderen sprachlichen Besonderheiten geglättet und der Schriftsprache angepasst.

„Also der Bedarf ist da und es wird auch reagiert aber es ist offenbar [...] nicht flächendeckend. Das ist ganz klar das Stadt-Land-Gefälle. In den Großstädten ist die Versorgung wahrscheinlich, nach allem was ich höre, so, dass der Bedarf gedeckt werden kann. Auf dem Land natürlich weniger. Da ist es ähnlich wie mit der hausärztlichen Versorgung, man muss halt, wenn man wirklich was unternehmen möchte, auch eine längere Anfahrt in Kauf nehmen." (B015)

3.1.2 Qualität der Beratungsangebote

Auch bei der Qualität der Beratungsangebote für Methamphetaminabhängige führen die Experten wesentliche Defizite an. So wird bemängelt, dass die Beratungsstellen *wenig bis gar nicht auf Eltern mit Kindern eingestellt* sind. Diese besondere Zielgruppe kommt jedoch gerade unter den Crystal Meth Konsumenten auffällig oft vor. Der Beratungsablauf könne durch die Anwesenheit der Kinder nicht mehr wie gewohnt beibehalten werden und die Suchtberater sehen sich der Herausforderung gegenüber, sich und die Beratungssituation den ständig wechselnden Bedingungen anzupassen.

„Da kommt dann eine Mutter, eine 24-jährige Mutter, hat zwei Kinder und sagt 'ich brauch jetzt hier Beratung'. Beratungsstellen *sind nicht* eingestellt auf Kinder und eigentlich gehören Kinder auch nicht in Suchtberatungsstellen, sozusagen von dem, was wir mal gelernt haben. Das ist auch sehr neu. Was machen wir jetzt mit Kindern in Beratung? [...] Wer *nimmt* die Kinder während der Beratung? Das heißt also nix mit dreiviertel Stunde geschützter Raum [...] also Auto für Kinder und Malzeug und man muss die Störung aushalten oder muss jemanden finden, der sich um die Kinder kümmert, dafür sind Suchtberatungen gar nicht geeignet." (B011)

Weiterhin berichten die befragten Experten, dass die Dauer der regulären *Beratungszeit* von ca. einer Stunde *nicht angemessen für Crystal Meth Konsumenten* sei. Ein Teil dieser Konsumenten könne sich wegen kognitiver Einschränkungen und Konzentrationsproblemen, die durch den Gebrauch von Methamphetamin ausgelöst werden können, nicht ausreichend lange auf das Beratungsgespräch einlassen und würde dieses nicht durchhalten. So wären bewährte Beratungsmethoden nur bedingt wirksam, da die Klienten nicht in vollem Umfang von den Beratungseinheiten profitieren können.

„Also zum Beispiel kann man mit einem Crystalabhängigen keine *langen* Gespräche führen, also das traditionelle 45 bis 60-minütige Beratungsgespräch, was man gewöhnt ist, *kann* dann schlichtweg nicht mehr stattfinden. Das heißt mit einem Akutkonsumenten können Sie allenfalls fünfzehn bis zwanzig Minuten, wenn überhaupt, ein effektives Gespräch führen, was auch ein Stückchen einen Problemfokus hat oder einen Auftragsfokus hat, danach *sinkt* die Konzentration und die Aufmerksamkeit derartig ab, dass es im Sinne einer beraterischen Effizienz nicht mehr *möglich* ist weiter zu beraten" (B010)

Dass bewährte Beratungsmethoden (Motivationsaufbau, Wertschätzung etc.) bei Methamphetaminkonsumenten nur bedingt wirksam seien, zeige auch eine *geringe Haltequote in den Beratungsstellen*, welche durch schwankende Einstellungen der Klienten zusätzlich verschärft würde.

„Also da kann man sich wirklich Mühe geben, wenn ich sämtliche Dinge anwende, die ich bei den Alkoholabhängigen, die gut funktionieren, die also auch zu einer erhöhten […] Beratungsmotivation, zu einer erhöhten Motivation führen einfach dabei zu bleiben, wie Wertschätzung, so wenig wie möglich Dogmen in die Beratung mit einzubringen, das funktioniert bei den Alkoholabhängigen sehr, sehr gut, nicht? Dass die dann auch kommen und auch gerne kommen. […] Das funktioniert bei den Methamphetaminabhängigen *auch*, wenn sie da sind, aber das führt *nicht* dazu, dass sie verlässlich beim nächsten Mal wiederkommen, ja? Also diese Dinge, die investiere ich, damit die Beratung in dem Moment funktioniert aber während bei den Alkoholabhängigen das dazu führt, […] dass sie das nächste Mal wiederkommen, ja? So die Tür nicht ganz zuschmeißen, sondern nur angelehnt lassen, *das* funktioniert bei den Methamphetaminabhängigen meiner Meinung nach nicht." (B006)

Bedingt durch den oben beschriebenen Zeitmangel, leide auch die Qualität der Beratung, denn eine *intensive Betreuung der Klienten kann so nicht gewährleistet werden*. Stresssituationen und Personalmangel können ebenso dazu beitragen, dass die Qualität der Beratung abnimmt. Auch eine umfangreiche und komplexe Nachsorge, welche eine essenzielle Rolle bei der Wiedereingliederung der Betroffenen in Beruf, Schule und Alltag spielt, kann durch fehlende personelle und finanzielle Ressourcen nicht ausreichend geleistet werden. Gerade komplexe Fälle im Methamphetaminbereich, sind von diesem Versorgungsdefizit besonders betroffen.

„Und hier in *K. ist es auch so, wir haben wirklich auch komplett durchbestellt, nicht? Ich weiß das von ländlicheren Regionen auch, Mensch die machen wunderbar noch Hausbesuche und fahren mit denen dahin, *das* können wir gar nicht mehr. Wir haben hier wirklich stündlich tack tack tack tack haben wir die Leute." (B004)

„Und die Beratungsstellen können das nicht und […] haben nicht das Personal das auch zu leisten, weil ich brauche ja jemanden, der sowohl die Suchttherapie, wie auch die Psychotherapie beherrscht, der speziell auf dieses Klientel auch eingehen kann. Und das fehlt und da haben wir die Erfahrung, dass es oft kippt oder dass die zur Auffangtherapie wieder zurückkommen oder bei uns andocken und quasi eine Nachsorge verlangen, die wir eigentlich nicht leisten können aber gezwungenermaßen dann immer wieder mal so nebenbei noch ein paar Kontakte aufrechterhalten, also da fehlt es uns." (B019)

3.1.3   Schnittstellen- und Kommunikationsprobleme

Ambulante Suchtberatungsstellen agieren entlang verschiedener Schnittstellen im gesamten Versorgungssystem und kommen so mit zahlreichen Kooperationspartnern in Berührung. Die Experten berichten jedoch von unterschiedlichen Problemen entlang dieser Schnittstellen. Die Schnittstelle „niedergelassener Hausarzt-Suchtberatung" ist dabei besonders problembehaftet. Die Experten berichten, dass *Klienten selten über den Hausarzt den Weg in die Suchtberatung finden* würden, obwohl dieser eine sogenannte „Gatekeeper-Funktion" inne hat (Schubert et al. 2012; Höhne et al. 2009) und „idealerweise" als „Lotse" in das weitere professionelle Behandlungssystem für Abhängige dienen soll. Im Falle der Methamphetaminabhängigen gibt es jedoch *wenig Austausch zwischen Hausärzten und Suchtberatern*. Im seltenen Falle einer Vermittlung des Hausarztes zur Suchtberatung wird die Zusammenarbeit durch *unkoordinierte und wenig abgestimmte Kommunikation* sowie durch *fehlenden Informationsaustausch* und *mangelnde Rückmeldungen* behindert.

> „Ich fang mal an eben bei niedergelassenen Ärzten, dass die Wenigsten zu uns kommen in die Beratungsstelle über niedergelassene Ärzte. Also wie gesagt, wenn dann sind es die Gebärenden über die Kliniken wo sich jetzt seit zwei Jahren zwei, also insbesondere zwei, drei Krankenhäuser hier in *E. den Blick geschärft haben, das ja, aber aus der Niederlassung eher selten bis gar nicht." (B007)

> „Also, die die ich geschickt habe, die sagt, sie war da. Ich hab kein Feedback bekommen […] kann man mehr oder weniger verstehen unter dem Blickwinkel der Schweigepflicht. Und wenn ich davon ausgehe, dass sie dort hingegangen sind, ist die Kommunikation, die interprofessionelle Kommunikation, wenn die Wege weiter sind, irre schwierig." (B033)

> „Also zum Beispiel von der, wie gesagt, von der Suchtberatungsstelle krieg ich, hab ich noch nie einmal eine Rückkopplung gekriegt irgendwo her." (B032)

Zusätzlich erschweren datenschutzrechtliche Bestimmungen den gegenseitigen Austausch.

> „Aber dass man sich sozusagen gegenseitig informiert, was dann ja vermutlich auch datenschutzrechtlichen Einschränkungen unterworfen ist, das gibt es gar nicht." (B029)

Weitere Schnittstellenprobleme berichten die Experten zwischen den Beratungsstellen und der Akutversorgung. Durch die bereits beschriebenen schwankenden Einstellungen und sprunghaften Entscheidungen der Crystal-Patienten, sowie deren konsumbedingtes wechselhaftes Verhalten in Bezug auf Termineinhaltungen, ist die *Kommunikation zwischen Suchtberatung und Akutversorgung deutlich erschwert*. Negative Auswirkungen hat dies vor allem in Hinblick auf die Einweisung der Betroffenen in die Entgiftung und qualifizierte Entzugsbehandlung.

> „Was wir auch, denk ich, die Suchtberatungsstellen uns ja auch sagen und das werden sie Ihnen ja auch sagen, dass diese Betroffenen ja sehr sehr sprunghaft sind, ja? Die sind eben sehr impulsiv und sind eben auch, [...] muss man jetzt ein bisschen salopp sagen, sehr abgeschossen, wenn sie grad richtig konsumiert haben und merken wir jetzt hier auch bei unseren Aufnahmen, so verbindlich, wie das jetzt mit anderen Patienten oft ging, sagen wir Terminvereinbarungen, dann klappt das mit der Aufnahme, die kommen ja? Das ist *nicht* mehr so gut zu händeln, ja? Und deswegen ist das jetzt auch in der Zusammenarbeit jetzt wenn's um Einweisung auch geht auch wieder schwierig. Die Suchtberater sind sehr bemüht dann hier das alles zu bahnen und es bedarf dann oft mehrerer Anläufe." (B018)

Weitere Kommunikationsprobleme und Defizite berichten die Experten in der Zusammenarbeit mit der Rentenversicherung (RV). Den Suchtberatungsstellen kommt in der Versorgung Abhängigkeitserkrankter eine zentrale Rolle bei der Antragsstellung für eine Rehabilitationsbehandlung (Entwöhnungsbehandlung) zu, die im Wesentlichen durch die Rentenversicherungsträger finanziert wird. Aufgabe der Beratungsstellen ist hierbei die Betroffenen zur Aufnahme einer Entgiftungs- und anschließenden Entwöhnungsbehandlung zu motivieren und mit Ihnen gemeinsam den Reha-Antrag zu stellen. Zwischen Rentenversicherung und den Beratungsstellen gibt es jedoch Kommunikationsprobleme verschiedener Art: So berichten die Experten von Telefonzentralen der RV, welche *eine direkte Kommunikation* mit dem zuständigen Sachbearbeiter und kurzfristige Absprachen *nahezu unmöglich* machen. Die Kommunikation mit den Mitarbeitern der Telefonzentralen gestalte sich zeitaufwendig, schwierig und ineffizient, da diese keine genauen Auskünfte und Informationen über die einzelnen Fälle bereithalten könnten.

> „*Diese* direkte Kommunikationsmöglichkeit ist abgeschnitten. Wir haben nur noch allgemeingültige Team-E-Mail Adressen, wie gesagt diese Call-Center Einwahlen und das ist nicht hilfreich. Also gerade im Sinne von schnellen und klaren Absprachen geht das gar nicht." (B010)

> [...] und jetzt gibt es nur noch eine Nummer und die ist ja häufig völlig überlastet [...] das wäre ein persönlicher Wunsch, genau, das sind Sachen, also die einfach mal schnell geklärt werden mussten, nicht? Ob noch irgendwas benötigt wird oder was ist

jetzt am Antrag angekommen oder ist der Arztbericht jetzt, liegt der schon in der Rentenkasse? Das sind so Sachen, wofür wir jetzt einfach unheimlich viel Zeit mehr brauchen, weil wir schreiben *E-Mail* oder wir versuchen auf dieser, ich sag mal, Hotline
da anzurufen und das kostet uns unheimlich viel Zeit." (B004)

Weiterhin bemängeln die Experten *teils nicht-nachvollziehbare Ablehnungen von
Reha-Anträgen* und *ein intransparentes Antragsverfahren*. An dieser Stelle fehlt
es an Kommunikation, Rücksprache und Austausch.

„Und bei manchen Entscheidungen fragt man sich, wer diese Entscheidung getroffen
hat und *warum*. [...] es gibt Klienten, die wollen gerne Therapie machen, wir haben
sie motiviert und dann gibt es sozusagen eine Rückmeldung 'ja, da müssen weitere
Motivationsgespräche geführt werden' und dann gibt es Klienten, wo wir sagen 'o.k.
die wollen einen Therapieantrag?' da tun wir uns im Zweifel also unsere Einschätzung
mit rein schreiben, die kriegen innerhalb kürzester Zeit eine Therapie vermittelt.
Manchmal nicht durchschaubar." (B011)

Zusätzlich *mangelt es an Kommunikation während des Antragverfahrens* und der
Auswahl bestimmter Kliniken. Die befragten Experten beschreiben, dass es Unstimmigkeiten bei der Wahl der Klinik gäbe und der Eindruck vermittelt würde,
dass dem Sozialbericht, den die Suchtberater verfassen, wenig Beachtung geschenkt wird. Die Suchtberater erarbeiten gemeinsam mit dem Klienten Klinikwünsche bzw. -vorschläge, welche jedoch nur selten durch den Reha-Kostenträger
berücksichtigt würden. An dieser Stelle fühlen sich die Suchtberater teilweise
nicht ernst genommen, es erfolgt keine Rücksprache seitens der RV und der Sozialbericht scheint im Vergleich zum Arztbericht wenig Bedeutung zu haben. Dies
schade außerdem der Eigenmotivation der Klienten. Anschließende *Umwidmungsverfahren gestalten sich aufwendig und nehmen viel Zeit in Anspruch*, was
einer zeitnahen Integration der Betroffenen in die Therapie widerspricht.

„Und dann schreiben wir riesen Berichte, wir sind dazu gezwungen und man hat den
Eindruck die Rentenversicherung, die Verwaltungsleute, die lesen das nicht mal, ja?
Da wird irgendwas entschieden, was gerade vom wirtschaftlichen Aspekt, dass die
Klinik gerade zu wenig Belegung hat, gehen die dahin, egal ob das passt oder nicht.
Das wird dann irgendwie behauptet aber es wirkt manchmal wie so ein Spielchen. Ja
das macht man natürlich mit den Klienten nicht." (B023)

„Wir versuchen uns für jeden Klienten ja auch mit dem zusammen Gedanken zu machen, welche Einrichtung könnte passen, [...] und wenn wir denn jemanden haben
und einen Antrag gestellt haben und wenn wir denken, es könnte für den passen und
der will in die Klinik und die Klinik hat einen Platz und wir schreiben schon auf den
Antrag rauf, dann und dann wäre Aufnahme in der Klinik möglich, dann ist es blöd,
wenn dann der Bescheid kommt 'kann Reha antreten' und dann kriegen wir den Bescheid für eine ganz andere Einrichtung. Und dann rufen wir in der Einrichtung an

und die sagen, sie haben auch keinesfalls den zeitnahen Termin, den wir gern hätten, sondern sie haben erst drei Monate später einen Termin, dann fangen wir wieder an, die Kostenträger wieder anzurufen, um zu sagen 'können wir nicht doch den eigentlich von uns gewünschten, geplanten und schon vorabgesprochenen Termin machen', was dann meist geht, dann muss es aber wieder ein offizielles Umwidmungsverfahren geben und das hält einfach auf." (B031)

3.2 Optimierungspotenziale

3.2.1 Zugang und Inanspruchnahme

Aus den eben genannten Barrieren und Defiziten lassen sich folgende Optimierungsmöglichkeiten ableiten bzw. wurden konkret von den befragten Experten vorgeschlagen, um den Zugang und die Inanspruchnahme von Beratungsangeboten für Crystal Meth Abhängige zu erleichtern:

Um das Problem der Erreichbarkeit der Methamphetaminabhängigen beheben bzw. mildern zu können, den Betroffenen den Weg in die ambulanten Beratungsstellen zu ebnen und diese dann auch in der Beratung halten zu können, werden *flexiblere Öffnungszeiten* und *offene Sprechzeiten* gefordert, mit dem Ziel einer zeitlich flexiblen Beratungsstruktur. Abendsprechstunden für Berufstätige, Beratungszeiten auch am Wochenende sowie statt einer sogenannten „Komm-Struktur" eine „Geh-Struktur" (*aufsuchende Sozialarbeit*) und Terminerinnerungen (z.B. per SMS), werden benötigt. Für eine adäquate Umsetzung dieser strukturellen Umgestaltungen der Beratungsstellen und insbesondere für die aufsuchende Arbeit wären *zusätzliche personelle und finanzielle Mittel* zwingend notwendig.

„Und da sehe ich das System, dass es in *O. gab [...] da war man deutlich flexibler, die Angebotsvielfalt war dann doch tatsächlich stärker darauf ausgerichtet, dass Klienten eben genau *das* können und *das* nicht können [Termine einhalten], da hatte man mehr Ansprechzeiten. Ich hab als Streetworker zum Beispiel in *L. gearbeitet, teiloffene Tür [...], unstrukturierte Angebote, um einfach den Kontakt auch zu ermöglichen und zwar zu den Zeiten, wenn die Klienten das auch *können* und wenn die auch aufnahmefähig sind. Und [hier] hab ich da stärker so ein Bestellsystem erlebt, wie in einer gut geführten Arztpraxis und *das* halte ich dem Klientel gegenüber für nicht angemessen." (B021)

„*Ja* also da würde ich sagen ist ein Punkt bei den Beratungsstellen, da ist aus meiner Sicht geht es an verschiedene Punkte, [...] die personelle Ausstattung müsste verbessert werden, damit die ihre Konzepte auch flexibilisieren können [...]." (B017)

„Also es *müssten* einfach mehr Gelder da sein, um wieder mehr Arbeitszeit zu schaffen. Wir hätten auch wesentlich mehr Klienten, wenn wir länger offen hätten und mehr Mitarbeiter hätten." (B004)

Um der ländlichen Unterversorgung an professionellen Beratungsangeboten entgegen zu wirken und die teilweise enorme Auslastung städtischer Angebote zu verringern, werden in betroffenen Regionen mehr Suchtberatungsstellen benötigt. Weiterhin fordern die Experten „die klassische suchttherapeutische Haltung"[4] bei Crystal Meth Konsumenten gänzlich zu überdenken und die Beratungsbeziehung bei einem Rückfall nicht abzubrechen.

„[…] Und wir arbeiten hier auch aktiv mit Rückfällen und also das fände ich wichtiger, das auch in Zukunft flexibler zu machen, weil das, also nicht jetzt den Drogenkonsum zu belohnen aber trotzdem auch die Beziehung zu halten, weil über die Beziehung kann ich auch viel stabilisieren und wie gesagt, da stoßen sich dann oft die klassischen Modelle mit dem, was wir hier auch probieren." (B019)

3.2.2 Qualität der Beratungsangebote

Die Befragten Experten wünschen sich zur Aufrechterhaltung qualitativ hochwertiger Beratungsangebote für Methamphetaminabhängige *mehr Beratungsangebote für Eltern mit Kindern*, ebenso *vermehrten Austausch und Zusammenarbeit mit Einrichtungen zur Erziehungsberatung*. Zudem müsse *der Beratungskontext weitaus flexibler gestaltet werden* und ebenso *kürzere aber dafür häufigere Beratungseinheiten* angeboten werden. Dies käme auch der mangelnden Konzentrationsfähigkeit vieler Crystal Meth Abhängigen zugute.

„[…] dass es spezielle Mutter-Kind-Angebote gibt in der Beratungsstelle vielleicht in Kooperation mit schon vorhandenen Beratungsstellen. Es gibt ja Erziehungsberatungsstellen, Ähnliches. Es muss ja nicht jeder neu erfinden aber um solche Kooperationen leben zu können *braucht man Zeit* das heißt ich muss ja meinen Kollegen, Erziehungsberatungsstelle muss ich ja kennen vor Ort, ich muss mit denen gemeinsam ein Konzept entwickeln, ich muss gucken wie arbeiten wir zusammen und dann kann ich sowas anbieten und bewerten und machen." (B017)

„Wir veranschlagen normalerweise fünfzig Minuten für ein Gespräch und das halten viele nicht durch und dann muss man eben auch *schauen*, was brauchen die jetzt,

---

4 Zum Verständnis der „klassischen suchttherapeutischen Haltung" soll hier die Auslegung eines Interviewpartners aus der Studie genutzt werden: „[…] zum Beispiel wenn ein Rückfall passiert, ist ja die klassische suchttherapeutische Haltung: da muss man die Beziehung beenden und dann sozusagen erst mal den auch in Ruhe lassen." (B019)

müssen die jetzt erstmal wieder los, machen wir lieber kleinere Einheiten und ja und das kriegt man eben raus, wenn man sich drauf einlässt." (B001)

Wie bereits oben beschrieben, sind klassische Nachsorgeangebote für einen Teil der Crystal Meth Abhängigen nicht angemessen. Die Beratungsstellen können aufgrund mangelnder Finanzierung die Nachsorge nicht in solch umfangreichem Ausmaß anbieten, welches für Methamphetaminkonsumenten angemessen wäre. An dieser Stelle werden *mehr ambulante Therapieangebote* benötigt, um auch Klienten mit komplexem Hilfebedarf, für die eine einfache Nachsorge unter Umständen nicht ausreicht, adäquat unterstützen zu können.

> „Was ich als problematisch erlebe ist die Nachsorge [...] also es gibt ja die Adaptionen zum Beispiel, es gibt die betreuten Wohnformen und es gibt die ambulante Suchtnachsorge, dann gibt's noch ambulante Psychotherapie und Tagesklinik und also rein von meiner Wunschvorstellung, was ich auch für sinnvoll halten würde, würde ich ein komplexes Nachsorgesystem für sinnvoll halten, also zum Beispiel auch so eine Doppelanbindung Psychotherapie *und* Suchtnachsorge." (B019)

3.2.3   Verbesserung der Schnittstellen- und Kommunikationsprobleme

An der Schnittstelle „Hausarzt-Suchtberatung" werden ein *regelmäßiger Austausch, konkrete Handlungsabläufe sowie regelmäßige Rückmeldungen* benötigt, um den Betroffenen professionsübergreifende Angebote zur Verfügung stellen zu können. Um Hausärzte für die Behandlung von Drogenpatienten, speziell Methamphetaminabhängige, zu motivieren, schlagen die befragten Experten *Weiterbildungsangebote* (z.B. Gesprächtrainings und die Bereitstellung von Informationen über Trägerzuständigkeiten) vor.

> „Vielleicht könnte für die Ärzteschaften mal Weiterbildung angeboten werden zu Drogenproblemen so, wenn so was laufen würde, vielleicht finanziert von der Rentenversicherung mal in *F. einen Tag, wo über Drogenkonsum gesprochen wird, vielleicht mit namenhaften Leuten oder sowas, das könnte ich mir vielleicht vorstellen, das wäre vielleicht wünschenswert doch, dass dann vielleicht Leute da sind von den Einrichtung, die sich mit Drogenabhängigen kümmern oder um die kümmern, dass die Leute von der Drogenberatung da sind oder von Therapieeinrichtung, dass das einfach mal so als Netz auch ein bisschen dargestellt wird für Leute, die vielleicht auch nicht ganz in der Materie stehen." (B027)

Um den Kommunikationsaustausch zwischen Rentenversicherung und den Suchtberatungsstellen zu erleichtern, wünschen sich die befragten Experten die *Abschaffung der Telefonzentralen*, um somit eine direkte Kommunikation mit den zuständigen Sachbearbeitern zu ermöglichen. Die direkte Kommunikation ermöglicht einen effizienten Informationsaustausch und vereinfacht Problemlösungen.

„Wir hätten gerne wieder von der Rentenversicherung Durchwahlnummern, so wie wir sie früher hatten, von den Mitarbeiterinnen, weil seitdem es die *nicht* mehr gibt, haben wir *unheimlich* Probleme in der Rentenversicherung Leute zu erreichen, um mal kurze Dinge abzusprechen." (B004)

Weiterhin wünschen sich die befragten Experten ein *transparentes Verfahren der Klinikauswahl*. Undurchsichtige Verfahren und unverständliche Ablehnungen bzw. Nicht-Berücksichtigung der Klinikauswahl der Suchtberatung, erschweren die zeitnahe Aufnahme einer Entwöhnungsbehandlung für die Patienten. Eine größere Beachtung des Sozialberichts seitens der RV während des Antragsverfahrens sowie Rücksprachen bei Unstimmigkeiten oder Fragen, können die Transparenz der Klinikauswahl bzw. der Entscheidung über Ablehnung oder Bewilligung des Reha-Antrages deutlich erhöhen und somit zu einer effizienteren und bedarfsgerechten Therapievermittlung führen.

4. Fazit

Zusammenfassend zeigen die hier vorgestellten Teilergebnisse der Studie, dass die Versorgung für Methamphetaminabhängige im Bereich der *ambulanten Suchtberatung* durch mehrdimensionale Barrieren und Defizite stark beeinträchtigt ist. Aufgrund mangelnder finanzieller und personeller Ressourcen entstehen für die Betroffenen teils lange Wartezeiten, die wiederum die Erreichbarkeit und ebenso das Halten der Betroffenen in den Beratungsstellen erschweren. Diese Probleme werden zusätzlich durch eine sogenannte „Komm-Struktur", das heißt die Betroffenen müssen intrinsisch motiviert in die Beratung kommen und werden nicht durch aufsuchende Sozialarbeit („Geh-Struktur") erreicht, verschärft. An dieser Stelle ergibt sich ein Dilemma, denn durch mangelnde Problemwahrnehmung und schwankende Motivationen benötigen Methamphetaminkonsumenten, entgegen einer „klassischen suchttherapeutischen Haltung", häufig externe Unterstützung zur Inanspruchnahme von professionellen Versorgungsangeboten. Weiterhin zeigen die Ergebnisse, dass auch die Qualität der Beratungsangebote durch verschiedene Besonderheiten der Crystal Meth Konsumenten beeinträchtigt wird. So sind Beratungsstellen beispielsweise vielfach nicht auf die Bedürfnisse von Eltern und Kindern eingestellt, weiterhin beeinträchtigen unangemessene Beratungszeiten und eine geringe Haltequote die Qualität der Beratungsangebote. Ebenso konnten diverse Schnittstellen- und Kommunikationsprobleme zwischen ambulanter Suchtberatung und anderen Versorgungssektoren sowie mit der Rentenversicherung als zentralen Leistungsträger rehabilitativer Maßnahmen identifiziert werden. Dazu gehören insbesondere der fehlende Informationsaustausch zwischen Hausärzten und der Suchtberatung, Kommunikationsprobleme zwischen Suchtberatung und der Akutversorgung, bedingt durch schwankende Einstellungen der

Betroffenen, sowie mehrdimensionale Kommunikationsprobleme mit dem Rentenversicherungsträger aufgrund mangelnder Rücksprachen, nicht nachvollziehbaren Antragsablehnungen, Uneinigkeiten bei der Klinikauswahl und daraus resultierenden aufwendigen Umwidmungsverfahren.

Insbesondere die Ergebnisse der Experteninterviews zu Schnittstellen- und Kommunikationsproblemen decken sich weitgehend mit Studien aus anderen Versorgungskontexten (Deck 2010; Pohontsch/Deck 2011, 2012; Grundke et al. 2013; Schubert et al. 2012). Ähnliche Ergebnisse lassen sich vor allem in Studien zum Zugang zur *medizinischen Rehabilitation*, an den Schnittstellen ambulanter Versorgung durch niedergelassene Ärzte, rehabilitativer Maßnahmen und Kostenträgern finden (Pohontsch/Deck 2010, 2012), welche auch im Gesamtkontext der vorliegenden Studie eine entscheidende Rolle spielen. Im Bereich der Optimierungsmöglichkeiten finden sich ebenfalls Überschneidungen mit Lösungsvorschlägen anderer Versorgungskontexte. Zur Behebung der Schnittstellenprobleme zwischen niedergelassenen Ärzten, Kostenträgern und Rehabilitationskliniken werden z.B. eine Verbesserung der Kommunikation und der Nachvollziehbarkeit des Antragsprozesses, verbesserte Strategien der Erreichbarkeit, Weiterbildungen für niedergelassene Ärzte sowie die Optimierung der Befundberichte vorgeschlagen (Pohontsch/Deck 2011, 2012). Auch Ergebnisse internationaler Studien, welche die Perspektiven der Betroffenen in den Untersuchungsfokus rücken, bestätigen die vorliegenden Ergebnisse. Verschiedene Studien zeigen, dass der Zugang zum professionellen Versorgungssystem für Methamphetaminkonsumenten durch unterschiedliche Barrieren erschwert ist bzw. Crystal Betroffene schwer erreichbar sind (Meade et al. 2015; Quinn et al. 2013). Ein Ausstieg aus dem Drogenkonsum wäre für die Befragten unmittelbar mit einem Verlust an sozialen Kontakten verbunden, denn die Droge Crystal Meth ist/war zentraler Bestandteil ihres sozialen Gefüges (Meade et al. 2015). Somit wird die Inanspruchnahme professioneller Versorgungsangebote beeinträchtigt. Weitere Zugangsbarrieren sind bspw. der Glaube, dass die Versorgungs- und Behandlungsangebote nicht wirksam oder nicht verfügbar seien, sowie Angst vor hohen Kosten und Schamgefühl (Meade et al. 2015). Eine weitere Studie zeigt außerdem, dass die Selbstwahrnehmung des Crystal-Konsums als „unproblematisch" den Zugang zum professionellen Suchthilfesystem zusätzlich erschwert (Quinn et al. 2013). Hier finden sich die mangelnde Problemwahrnehmung und schwankenden Einstellungen wieder.

Die vorliegenden Untersuchungsergebnisse sind methodischen und inhaltlichen Einschränkungen unterworfen: Methodische Limitationen ergeben sich aus der regionalen Beschränktheit sowie aufgrund eines „Selection Bias" der Studie. Durch den regionalen, mitteldeutschen Versorgungskontext können die Ergebnisse nicht auf andere Bundesländer übertragen werden. Hinzu kommt, dass durch die direkte Rekrutierung davon auszugehen ist, dass es sich hierbei um hochmotivierte Experten handelt, was zu einer Verzerrung der Ergebnisse führen kann. Inhaltlich ist die Zeitabhängigkeit der vorliegenden Studie zu kritisieren. So zeigen die vergangenen Jahrzehnte, dass oftmals die „passende" Droge zur „passenden" Zeit existiert und der Konsum illegaler Drogen, wie Heroin oder Ecstasy sowie aktuell Crystal Meth, zum gesellschaftlichen Problem werden kann, welches sich aufgrund des sich ständig wandelnden Drogenmarktes und der Verfügbarkeit verschiedener Substanzen „wie von selbst" lösen kann. Die Vergangenheit zeigt außerdem, dass durch das Aufkommen neuer Drogen – hier sind derzeit insbesondere die sogenannten „legal highs" zu nennen – verschiedene andere Suchtmittel verdrängt werden können, weswegen die Aktualität dieser Untersuchung starken Schwankungen ausgesetzt ist. Zu kritisieren ist ebenso die fehlende Perspektive der Betroffenen, denn internationale Studien zeigen, dass die Patientenzufriedenheit bei der Behandlung von Drogenkonsumenten eine entscheidende Rolle spielt. So wirkt sich eine hohe Zufriedenheit mit der Behandlung positiv auf die Einhaltung einer stabilen, abstinenten Lebensweise, die Chancen auf den Wiedereinstieg in Beruf, Ausbildung und Schule und die psychische und physische Gesundheit der Betroffenen aus, zudem senkt sie die Abbruchsrate des in Anspruch genommenen Versorgungsangebots (Morris/McKeganey 2007; Zhang et al. 2008; Kelly et al. 2010). Trotz der genannten methodischen Limitationen, ist der gewählte qualitative Ansatz der Studie die richtige Herangehensweise zur Beantwortung der Forschungsfragen, da dieser es ermöglicht direkt im normativen Handlungskontext der Versorger anzusetzen und die Erfahrungen der Experten zu bewerten.

Die Ergebnisse der Untersuchung stellen erstmalig eine interdisziplinär gefächerte Bestandsaufnahme hinsichtlich des Versorgungsbedarfs und der -struktur Methamphetaminabhängiger in Mitteldeutschland dar sowie der Herausforderungen einer erfolgreichen trägerorientieren Versorgung aus Expertensicht. Bestehende Versorgungsstrukturen für die Betroffenen wurden erfasst, wahrgenommene Optimierungsmöglichkeiten aus Expertensicht exploriert und in diesem Beitrag ausführlich für den Versorgungsbereich der *ambulanten Suchtberatung* praxisnah aufbereitet. Dies ermöglichte es, unterschiedliche Problembereiche aufzuzeigen, um die wachsende Zahl an Betroffenen künftig frühzeitig in das Versorgungsnetz zu integrieren und entsprechend ihres Risikokonsums bedarfsgerecht zu behandeln.

Literatur

Bogner, Alexander/Littig, Beate/Menz, Wolfgang (Hrsg.) (2009): Experteninterviews. Theorie, Methoden, Anwendungsfelder. 3. grundlegend überarbeitete Aufl. Wiesbaden: VS Verl. für Sozialwiss.

Brand, Hanna/Steppan, Martin/Künzel, Jutta et al. (2014): Suchthilfe in Deutschland 2013. Jahresbericht der Deutschen Suchthilfestatistik (DSHS). Unter Mitarbeit von Raphael Gaßmann, Andreas Koch, Peter Missel, Gabriele Sauermann, Renate Walter-Hamann und Theo Wessel. Hg. v. IFT Institut für Therapieforschung. München.

Brecht, Mary-Lynn/O'Brien, Ann/Mayrhauser, Christina von et al. (2004): Methamphetamine use behaviors and gender differences. In: Addictive Behaviors. 29/1. 89-106.

Buxton, Jane A./Dove, Naomi A. (2008): The burden and management of crystal meth use. In: CMAJ : Canadian Medical Association journal = journal de l'Association medicale canadienne. 178/12. 1537-1539.

Chomchai, Chulathida/Chomchai, Summon (2015): Global patterns of methamphetamine use. In: Current opinion in psychiatry. 28/4. 269-274.

Cruickshank, Christopher C./Dyer, Kyle R. (2009): A review of the clinical pharmacology of methamphetamine. In: Addiction. 104/7. 1085-1099.

Darke, Shane/Kaye, Sharlene/McKetin, Rebecca et al. (2008): Major physical and psychological harms of methamphetamine use. In: Drug and alcohol review. 27/3. 253-262.

Deck, Ruth (Hrsg.) (2010): Schnittstellen der medizinischen Rehabilitation. Lage: Jacobs (Rehabilitationsforschung).

Deck, Ruth/Glaser-Möller, Nathalie/Remé, Thomas (2009): Brücken bauen. Schnittstellenprobleme der medizinischen Rehabilitation. Lage: Hans Jacobs.

Degenhardt, Louisa/Coffey, Carolyn/Carlin, John B. et al. (2007): Who are the new amphetamine users? A 10-year prospective study of young Australians. In: Addiction. 102/8. 1269-1279.

Die Drogenbeauftragte der Bundesregierung (Hrsg.) (2015): Drogen- und Suchtbericht. Berlin.

Die Drogenbeauftragte der Bundesregierung (Hrsg.) (2016): Drogen- und Suchtbericht. Berlin.

EMCDDA (Hrsg.) (2015): European Drug Report. Trends and Developments. European Monitoring Centre for Drugs and Drug Addiction. Luxembourg.

EMCDDA (Hrsg.) (2016): European Drug Report 2016. Trends and Developments. European Monitoring Centre for Drugs and Drug Addiction. Luxembourg.

European Monitoring Centre for Drugs and Drug Addiction (Hrsg.) (2010): Problem amphetamine and methamphetamine use in Europe. EMCDDA. Luxembourg.

Fast, Danya/Kerr, Thomas/Wood, Evan et al. (2014): The multiple truths about crystal meth among young people entrenched in an urban drug scene. A longitudinal ethnographic investigation. In: Social science & medicine (1982). 110. 41-48.

Flick, Uwe/Kardorff, Ernst von/Steinke, Ines (Hrsg.) (2013): Qualitative Forschung. Ein Handbuch. Orig.-Ausg. Reinbek bei Hamburg: Rowohlt.

Grant, Kathleen M./LeVan, Tricia D./Wells, Sandra M. et al. (2012): Methamphetamine-associated psychosis. In: Journal of neuroimmune pharmacology : the official journal of the Society on NeuroImmune Pharmacology. 7/1. 113-139.

Grundke, Susanne/Behrens, Johann/Parthier, Katrin et al. (2013): Rehabilitationszugangs- und Schnittstellenoptimierung in der ambulanten Versorgung. In: Prävent Rehabil. 25/2. S. 43-51.

Hoffmann, Laura/Schumann, Nadine/Fankhaenel, Thomas et al. (2016): Methamphetamine use in Central Germany. Protocol for a qualitative study exploring requirements and challenges in healthcare from the professionals' perspective. In: BMJ open. 6/6.

Höhne, Anke/Jedlitschka, Katja/Hobler, Dietmar et al. (2009): Hausarztzentrierte Versorgung in Deutschland. Der Hausarzt als Lotse? In: Gesundheitswesen (Bundesverband der Arzte des Offentlichen Gesundheitsdienstes (Germany)). 71/7. 414-422.

Karbach, Ute/Stamer, Maren/ Holmberg, Christine et al. (2012): Qualitative Studien in der Versorgungsforschung. Diskusionspapier, Teil 2. Stand qualitativer Versorgungsforschung in Deutschland. Ein exemplarischer Überblick. In: Gesundheitswesen (Bundesverband der Arzte des Offentlichen Gesundheitsdienstes (Germany)). 74/8-9. 516-525.

Kelly, Sharon M./O'Grady, Kevin E./Brown, Barry S. et al. (2010): The role of patient satisfaction in methadone treatment. In: The American journal of drug and alcohol abuse. 36/3. 150-154.

Maxwell, Jane Carlisle (2014): A new survey of methamphetamine users in treatment. Who they are, why they like "meth," and why they need additional services. In: Substance use & misuse. 49/6. S. 639-644.

Meade, Christina S./Towe, Sheri L./Watt, Melissa H. et al. (2015): Addiction and treatment experiences among active methamphetamine users recruited from a township community in Cape Town, South Africa: A mixed-methods study. In: Drug and alcohol dependence. 152. 79-86.

Meuser, Michael/Nagel, Ulrike (2009): Experteninterview und der Wandel der Wissensproduktion. In: Bogner, Alexander/Littig, Beate/Menz, Wolfgang (2009): 35-60.

Meyer, Thorsten/Karbach, Ute/Holmberg, Christine (2012): Qualitative Studien in der Versorgungsforschung. Diskussionspapier, Teil 1. Gegenstandsbestimmung. In: Gesundheitswesen (Bundesverband der Arzte des Offentlichen Gesundheitsdienstes (Germany)). 74/8-9. 510-515.

Milin, Sascha/Kleinau, Charlotte/Lüdorf, Till et al. (2016): Konsummotive bei Stimulanzienkonsum. In: Suchttherapie. 17/01. 17-21.

Milin, Sascha/Lotzin, Annett/Degkwitz, Peter et al. (2014): Amphetamin und Methamphetamin. Personengruppen mit missbräuchlichem Konsum und Ansatzpunkte für präventive Maßnahmen. Zentrum für Interdisziplinäre Suchtforschung (ZIS) der Universität Hamburg. Hamburg.

Morris, Zoë Slote/McKeganey, Neil (2007): Client perceptions of drug treatment services in Scotland. In: Drugs: Education, Prevention and Policy. 14/1. 49-60.

Petit, Aymeric/Karila, Laurent/Chalmin, Florence (2012): Methamphetamine Addiction. A Review of the Literature. In: J Addict Res Ther. 01. 1.

Pohontsch, Nadine/Deck, Ruth (2010): Überwindung von "Schnittstellenproblemen" in der medizinischen Rehabilitation. Ein Pilotprojekt zur Optimierung der Zusammenarbeit von Reha- Kostenträgern, Reha-Einrichtungen und ambulanter Versorgung. In: Monitor Versorgungsforschung. 3. S. 40-43.

Pohontsch, Nadine/Deck, Ruth (2011): Schnittstellen-Probleme in der medizinischen Rehabilitation. Lösungsvorschläge aus interdisziplinären Gruppengesprächen. In: Gesundheitswesen. 73/08-09.

Pohontsch, Nadine/Deck, Ruth (2012): Optimierung der Zusammenarbeit von Reha-Kostenträgern, Reha-Einrichtungen und ambulanter Versorgung an den Schnittstellen der medizinischen Rehabilitation. Online: http://www.dgsmp.de/files/jahrestagung/2012/vortraege/mittwoch/session1/Pohontsch.pdf. Stand 30.06.2016.

Pohontsch, Nadine/Träder, Jens-Martin/Scherer, Martin et al. (2013): Empfehlungen zur Überwindung von Schnittstellenproblemen in der medizinischen Rehabilitation der gesetzlichen Renten- und Krankenversicherung. In: Die Rehabilitation. 52/5. 322-328.

Quinn, Brendan/Stoove, Mark/Papanastasiou, Cerissa et al. (2013): An exploration of self-perceived non-problematic use as a barrier to professional support for methamphetamine users. In: The International journal on drug policy. 24/6. 619-623.

Room, Robin (2005): Stigma, social inequality and alcohol and drug use. In: Drug and alcohol review. 24/2. 143-155.

Schmidt, Lutz G. (2006): Evidenzbasierte Suchtmedizin. Behandlungsleitlinie substanzbezogene Störungen. Köln: Deutscher Ärzte-Verl.

Schubert, Michael/ Fiala, Katharina/Grundke, Susanne et al. (2012): Der Zugang zu medizinischer Rehabilitation aus Perspektive niedergelassener Ärzte. Probleme und Optimierungsmöglichkeiten. In: Phys Rehab Kur Med. 22/05. 264-270.

Schulz, Marlen/Mack, Birgit/Renn, Ortwin (Hrsg.) (2012): Fokusgruppen in der empirischen Sozialwissenschaft. Von der Konzeption bis zur Auswertung. Wiesbaden: Springer Vs.

SLS (Hrsg.) (2014): Sucht 2013. Bericht der Suchtkrankenhilfe in Sachsen. Sächsische Landesstelle gegen die Suchtgefahren e.V. Dresden.

SLS (Hrsg.) (2015): Sucht 2014. Bericht der Suchtkrankenhilfe in Sachsen. Sächsische Landesstelle gegen die Suchtgefahren e.V. Dresden.

SLS (Hrsg.) (2016): Sucht 2015. Bericht der Suchtkrankenhilfe in Sachsen. Sächsische Landesstelle gegen die Suchtgefahren e.V. Dresden.

Sommers, Ira/Baskin, Deborah/Baskin-Sommers, Arielle (2006): Methamphetamine use among young adults. Health and social consequences. In: Addictive Behaviors. 31/8. 1469-1476.

Spiegel-online (Hrsg.) (2016): Drogenkonsum. So wirkt Crystal Meth. Online: http://www.spiegel.de/gesundheit/diagnose/crystal-meth-so-wirkt-die-droge-a-1080398.html. Stand 06.07.2016.

Steinke, Ines (2013): Gütekriterien qualitativer Forschung. In: Flick, Uwe/Kardorff, Ernst von/Steinke, Ines (2013): 319-313.

Tong, Allison/Sainsbury, Peter/Craig, Jonathan (2007): Consolidated criteria for reporting qualitative research (COREQ). A 32-item checklist for interviews and focus groups. In: International journal for quality in health care. Journal of the International Society for Quality in Health Care/ ISQua. 19/6. 349-357.

UNODC (2015): World drug report 2015. Hg. v. United Nations Office of Drugs and Crime. United Nations Office of Drugs and Crime. Vienna.

Vearrier, David/Greenberg, Michael I./Miller, Susan Ney et al. (2012): Methamphetamine. History, pathophysiology, adverse health effects, current trends, and hazards associated with the clandestine manufacture of methamphetamine. In: Disease-a-month : DM. 58/2. 38-89.

Zhang, Zhiwei/Gerstein, Dean R./Friedmann, Peter D. (2008): Patient satisfaction and sustained outcomes of drug abuse treatment. In: Journal of health psychology. 13/3. 388-400.

Arbeitswelt und Gesundheit: Ein gesundheitssoziologischer Blick auf die Herausforderungen der Arbeitswelt 4.0

Heike Ohlbrecht

Keywords: Gesundheitssoziologie, Wandel der Arbeitswelt, Arbeit 4.0, Arbeit und Gesundheit

Abstract

Die Veränderungen in der Arbeitswelt, hauptsächlich im Zusammenhang mit der Digitalisierung, sind Themen, die sich in letzter Zeit zunehmender Aufmerksamkeit erfreuen. Die Produktionsverhältnisse und Arbeitsbedingungen werden sich in der Industrie 4.0 rasant verändern. Schon heute zeigen sich die Auswirkungen des fundamentalen Wandels der Arbeitswelt. Die Beschäftigten von heute sehen sich neuen, z.T. widersprüchlichen, Anforderungen gegenübergestellt. Auch die Belastungssituation in der Arbeitswelt ändert sich. In diesem Zusammenhang weisen speziell die Faktoren Risiken auf, die unter den Bedingungen von Arbeit 3.0 noch als erstrebenswerte Aspekte guter Arbeit galten, wie vergrößerte Autonomiespielräume in der Arbeit, flexible Arbeitszeiten, mehr Subjektivität im Arbeitsprozess und größere Kreativitätsspielräume.

1. Einleitung

Die Erwerbsarbeit ist insbesondere in modernen Gesellschaften, die zentral um die Erwerbsarbeit organisiert sind, der entscheidende Modus für die gesellschaftliche Integration. Auch wenn heute stärker die Grenzen der Erwerbsarbeit diskutiert werden und neu darüber nachgedacht wird, wie viel Arbeit der Mensch überhaupt braucht (Jahoda 1983) und ob die Bedeutung von Arbeit im Leben der Individuen sich - beispielsweise aufgrund des demographischen Wandels - verändert, kann der fundamentale Stellenwert der Arbeit für die individuelle Lebensgestaltung kaum überschätzt werden. Erwerbsarbeit vermittelt Identität und soziale Anerkennung, stiftet Sinn sowie Orientierung und sichert i.d.R. die materielle Existenz. Die Erwerbsarbeit ist darüber hinaus entscheidend für Fragen der sozialen Platzierung und der Chancenvergabe: „der berufliche Status [bildet] das stabilste aller

Scharniere, welche die Individuen mit der gesellschaftlichen Chancenstruktur verbindet." (Siegrist 2015: 8). So ist die (Erwerbs)Arbeit in einem langen historischen Prozess zum unhinterfragten Modus gesellschaftlicher Integration geworden. Im neuzeitlichen Verständnis wird Arbeit mit Berufsarbeit gleichgesetzt, stehend „für betriebsmäßig organisierte, mit dem Anspruch auf Entgelt verbundene „Erwerbsarbeit"." (Engler 2007: 15).

Die Entstehung moderner Gesellschaften in den letzten zwei, drei Jahrhunderten führte dazu, dass sich die Chancen auf ein selbstbestimmtes Leben verbessert haben. Im Zuge gesellschaftlicher Prozesse der Individualisierung und Pluralisierung der Lebenslagen und Lebensformen entstand ein Zugewinn an individuellen Freiheiten. Weite Kreise der Bevölkerung erleben mehr Wohlstand sowie Zugang zu Bildung, Erwerbseinkommen und Erwerbstätigkeit. „Zugleich wurden die hierzu erforderlichen Motivationen, der Leistungsbereitschaft des Wettbewerbs und des Gewinnstrebens durch bestimmte Praktiken der Erziehung und der schulischen Ausbildung kollektiv gefördert und gesichert." (Siegrist 2015: 7). Die kollektive Ethik der Eigenverantwortlichkeit, die typisch für moderne Gesellschaften ist, stellt sicher, dass es sich „für arbeitsfähige Individuen verbietet, die eigene Lebensführung von der gesellschaftlichen Wohltätigkeit abhängig zu machen." (Berger 2009: 37). Ein Leben ohne Erwerbsarbeit ist schlicht undenkbar. „Nur eine Wahl bleibt uns versagt: zu arbeiten oder nicht zu arbeiten; hier zeigt sich die >Multioptionsgesellschaft< ausgesprochen spröde, zugeknöpft. Alle Freiheiten, die sie offeriert, alle Rechte, die sie zu vergeben hat, beruhen …. auf der faktischen Pflicht zur Arbeit. Ein Recht auf Arbeit gibt es nicht, was wiederum zu denken gibt." (Engler 2007: 12). Nach dem neuzeitlichen Verständnis dient die (Erwerbs)Arbeit der Selbsterhaltung und der Selbstentfaltung. Arbeit ist somit ein janusköpfiges Phänomen; einerseits ermöglicht Erwerbstätigkeit Spielräume für Selbstentfaltung und Selbstbestimmung mit Optionen für individuelle Freiheiten, andererseits schafft Arbeit Abhängigkeiten und enthält Entfremdungspotentiale. Nicht nur aus diesen Gründen besteht von jeher ein enger Zusammenhang zwischen Arbeit und Gesundheit (Detka/Ohlbrecht 2015). Mit jeder historischen Gesellschaftsphase waren auch bestimmte Spektren von (Arbeits-)Erkrankungen, Belastungen und Gesundheitsrisiken verbunden: »Der positiven Erfahrung von Arbeit stehen historisch immer auch ›Arbeitsleid‹ und Arbeitserkrankungen gegenüber« (Voß/Weiss 2013: 35). Erwerbsarbeit bietet in modernen Gesellschaften, die sich als Leistungsgesellschaften definieren, stabilisierende und gesundheitsförderliche Faktoren (d.h. salutogene Faktoren), wie z.B. Selbstwirksamkeitserfahrungen, aber eben auch pathogene Faktoren, die sich in spezifischen Arbeitsbelastungen zeigen. Die Belastungssituation in der Arbeitswelt hat sich von den eher körperlichen hin zu den psychischen Belastungen verschoben. Dabei ist trotz anhaltender Verbesserungen im Bereich des Arbeitsschutzes und der betrieblichen Gesundheitsförderung, trotz ausgebauter Arbeitnehmerrechte etc. weiterhin ein sozialer Gradient zu beobachten. Dieser wirkt insbesondere hinsichtlich der Exposition von schlechten und krankmachenden Arbeitsbedingungen wie Hitze, Lärm, Zug, Staubbelastung etc. im Sinne körperlicher Belastungen, die wir sehr häufig in Bereichen des produzierenden Gewerbes auf der Ebene der eher niedrigen Qualifikationsniveaus finden. Es sind jedoch die stressbedingten Erkrankungen in der Arbeitswelt (Siegrist 2015), die aus den Besonderheiten der Regulierung oder Nicht-Regulierung der Arbeitszeit und einer damit verbundenen Arbeitsintensivierung entstehen, die das Krankheitsgeschehen dominieren.

In allen modernen Gesellschaften lässt sich ein Wandel im Krankheitsspektrum beobachten. Dieser als sozialepidemiologischer Übergang (Wilkinson 2001) beschriebene Trend, verweist auf die neue Bedeutung von psychischen Störungen und chronischen Erkrankungen[1]. Die Frage nach dem Erhalt der Gesundheit und der weiteren Verbesserung der Gesundheit ist zum Megatrend in modernen Gesellschaften geworden, die Kickbusch als „Gesundheitsgesellschaften" beschreibt (Kickbusch 2006). In diesem Zusammenhang werden die Ursachen und Faktoren diskutiert, die dem Wandel im Krankheitsspektrum zugrunde liegen und insbesondere zum Anstieg von psychischen Erkrankungen führen. Bei dieser Betrachtung gerät die Arbeitswelt verstärkt in den Blick. Die Art und Weise, wie Menschen in spätmodernen Gesellschaften arbeiten, bestimmt in hohem Maße wie sie leben können. Dies hängt mit den eingangs erwähnten Modi der gesellschaftlichen Integration zusammen. Die Erwerbsarbeit nimmt hier eine herausgehobene und durch das Individuum kaum zu hintergehbare Stellung ein. Dabei verschränken sich Arbeits- und Gesundheitskulturen[2] in besonderer Weise.

Gesundheit ist mehr als die Abwesenheit von Krankheit, diese simple Feststellung hat die WHO bereits vor über 70 Jahren angestellt. Gesundheit hat nicht

---

1   Auf den Gestalt- und Bedeutungswandel von Krankheiten in modernen Gesellschaften kann hier nicht weiter eingegangen werden, nur so viel als Bemerkung: Der Begriff der Krankheit ist inzwischen uneindeutig geworden, die ambivalente Dynamik medizinischen Fortschritts führt beispielsweise zu „gesünderen" chronisch Kranken (Aronowitz 1998), was sich auf den Polen zwischen den Gesunden Kranken und den Kranken Gesunden abbildet (Akashe-Böhme/ Böhme 2005). Viele Erkrankungen haben heute eine offenere Verlaufsdynamik, so dass das Leben mit bedingter Gesundheit bzw. das Leben unter der Bedingung andauernden Krankseins vielfältige Herausforderungen bereithält. Mit einem soziologischen Blick auf die Phänomene von Gesundheit und Krankheit wird deutlich, dass es sich dabei nicht allein um eine in naturwissenschaftlichen Kategorien definierbare Norm und entsprechende Abweichungen davon handeln kann, sondern um kulturelle Konventionen und subjektive Deutungen (Kardorff, v. 2012).

2   Der Begriff der Gesundheitskultur verweist darauf, dass Gesundheit in komplexen Zusammenhängen in den Lebenswelten der Menschen entsteht, Gesundheitsfähigkeit (Schnabel 2010) entsteht beispielsweise in Familien, die wiederum Gesundheitskulturen vermitteln. Unter Gesundheitskultur ist in Anlehnung an einen ‚bedeutungs- und wissensorientierten Kulturbegriff' einen Komplex von Sinnsystemen oder von symbolischen Ordnungen gemeint, mit denen sich die Handelnden ihre Wirklichkeit als bedeutungsvoll erschaffen und die in Form von Wahrnehmungs-, Denk- und Handlungsschemata ihr gesundheitsrelevantes Handeln ermöglichen und gleichzeitig begrenzen (siehe Jellen/Ohlbrecht/Winkler in diesem Band).

nur eine biologisch-körperliche Dimension, sondern ebenso eine psychische und soziale. „Gesundheit wird von Menschen in ihrer alltäglichen Umwelt geschaffen und gelebt: dort, wo sie spielen, lernen, arbeiten und lieben. Gesundheit entsteht dadurch, dass man sich um sich selbst und für andere sorgt, dass man in die Lage versetzt ist, selber Entscheidungen zu fällen und eine Kontrolle über die eigenen Lebensumstände auszuüben. Sowie dadurch, dass die Gesellschaft, in der man lebt, Bedingungen herstellt, die all ihren Bürgern Gesundheit ermöglichen" (WHO 1986). Gesundheit ist eben auch als gesellschaftliches Produkt und kulturelle Norm zu betrachten und kann nicht allein „technisch" als Heilkunde betrachtet werden (vgl. v. Kardorff dazu in diesem Band). Der gesellschaftliche und der individuelle Umgang mit Gesundheit hat sich im Zuge des Modernisierungsprozesses historisch nachhaltig verändert: in modernen Gesellschaften besteht eine immer stärkere „Pflicht" und „Aktivierung" zur Gesundheit (Ohlbrecht/Winkler 2016). Offensichtlich aber sind die sozialen, wirtschaftlichen und ökologischen Lebensbedingungen für viele Menschen nicht „gesund" zu bewältigen. Es scheinen immer mehr Menschen Schwierigkeiten zu haben, sich auf die im schnellen Wandel befindlichen Lebens-, Arbeits- und Umweltbedingungen einzustellen. „Das erschöpfte Selbst" (Ehrenberg 2004 und 2011) beschreibt einen typischen Sozialcharakter spätmoderner Lebensführung, in der Eigenverantwortung, Selbstverwirklichung, Erfolg und Glück Ansprüche sind, die wie selbstverständlich übernommen und nicht zuletzt in der Arbeitswelt gesucht werden. Die Selbstüberforderung ist mitunter die Kehrseite der kollektiven Selbstverantwortung.

2.   Ein kurzer historischer Rückblick

Die heutige, hochgradig arbeitsteilig organisierte Erwerbsarbeit als »Standardmodell« für die Existenzsicherung des weitaus größten Teils der Bevölkerung, ist ein relativ junges gesellschaftliches Phänomen. Sie ist an die Herausbildung der industriegesellschaftlichen Moderne im 19. Jahrhundert gebunden. Im Kontext dieser Entwicklung veränderten sich die Funktion und das Verständnis von »Arbeit«. In einem langen, fast zweihundert Jahre umfassenden Prozess, wurden Arbeitstätigkeiten zur Existenzsicherung aus den familiären Produktions- und Reproduktionsgemeinschaften zunächst in Manufakturen, später in Fabriken und Büros ausgelagert. Diese Entwicklung brachte eine wesentliche Veränderung: »Arbeit« wurde zur Erwerbsarbeit außer Haus (Komlosy 2014); die Sphäre der Reproduktionsarbeit (z. B. die Versorgung und die Erziehung der Kinder) wurde sozialräumlich von der Erwerbsarbeit getrennt. Beide Sphären entwickelten sich zwar aufeinander bezogen, doch nach eigenen Normen; sie bildeten ein spannungsreiches Verhältnis aus (Komlosy 2014). Tätigkeiten im Sinne von Nicht-Erwerbsarbeit wurden gesellschaftlich entwertet und in die Sphären des Privaten abgedrängt.

Jeder historische Wandel der (Lohn)Arbeit und der Arbeitsformen war mit Veränderungen der Arbeitsbeziehungen und -interaktionen verbunden. Der kulturhistorische Wandel des gesellschaftlichen Verständnisses von Arbeit kann hier nur in Ansätzen dargestellt werden (vgl. zur vertiefenden Lektüre Komlosy 2014, Jochum 2010). Arbeit wurde historisch und wird durchaus auch heute ambivalent wahrgenommen, einerseits als mühevolle Last, andererseits als Möglichkeit menschlicher Selbstverwirklichung. Nach Kocka lässt sich die „Standarderzählung zur Geschichte der Arbeit" (Kocka 2000: 477) als ein gesellschaftlicher Prozess der zunehmenden Aufwertung von Arbeit verstehen. Dass dieser Prozess auch seinen Preis hat, z.B. die Verdrängung nicht marktgängiger Tätigkeiten aus dem neuzeitlichen Arbeitsverständnis, die Abwertung der Reproduktionsarbeit sowie das Übergewicht des - für moderne Gesellschaft typischen - Glaubens an ein immerwährendes ökonomisches Wachstum (der Traum immerwährender Prosperität wie Lutz 1989 dies beschrieb) sowie eine Ideologie der Konkurrenz, wurde allzu oft vergessen. Angesichts der massiven Veränderungen in der Arbeitswelt stellen sich heute Fragen nach den Grenzen des neuzeitlichen Arbeitsverständnisses und den Bedingungen für gute Arbeit.

Ein kurzer Blick in die rasanten historischen Veränderungen der Arbeitswelt kann aufzeigen, wie sehr sich die Erwartungen und Ansprüche an (gute) Arbeit gewandelt haben und gleichzeitig kann dieser Blick auch dazu führen, dass die Kausalkette, die häufig zwischen einer Beschleunigung der Welt- und Selbstverhältnisse in der Spätmoderne und Stress-, Depressionserkrankungen sowie Burnout (Rosa 2016: 180) gezogen wird, relativiert wird.

Eine gängige Vorstellung der Veränderungen der Arbeitswelt kondensiert in der Darstellung von Arbeit bzw. Industrie 4.0:

Arbeit 1.0 umreißt die Arbeitswelt beginnend um das Ende des 18. Jahrhunderts, verstanden als Zeitenwende zur Industriegesellschaft. Die Einführung der Dampfmaschine, der ersten mechanischen Produktionsanlagen sowie die Möglichkeiten der standardisierten Zeitmessung (nach Mumford (1986) ist die Uhr die „Urmaschine des modernen Industriezeitalters") markieren die rasanten Veränderungen in der Produktionsweise. Damit verbunden waren auch Umwälzungen in der Gesellschaftsstruktur. So veränderten die neuen Produktionsweisen die Familienstrukturen sowie Wohn- und Lebensverhältnisse. Das Leben wurde zeitlich neu getaktet und neue soziale Gruppen, wie die Lohnarbeiter, bildeten sich heraus: „Alles Ständische und Stehende verdampft" (Engels/Marx 1972: 465). Die Auflösungstendenzen der alten agrarisch geprägten Gesellschaftsformation und das z.T. brachiale Aufscheinen von neuen Gesellschaftsstrukturen vollzogen sich in unterschiedlichen Geschwindigkeiten. Neue soziale Probleme der Verelendung der Proletarier, der Kinderarbeit in Fabriken, des Auflösens von vormodernen Arbeitsbeziehungen sind die Folge. Die Arbeiterschaft beginnt sich in dieser Phase zu organisieren und es kommt nach langen Kämpfen und Auseinandersetzungen

(Entstehung der sozialen Frage) zur Einführung erster Modelle der Sozialversicherung.

Arbeit 2.0 beschreibt den Beginn der Massenproduktion und die Veränderungen der Arbeitsprozesse sowie der Arbeitsteilung durch z.B. die Fließbandproduktion. Die Prinzipien der tayloristischen Rationalisierung, die sich in einer zunehmenden Standardisierung und in einer hohen vertikalen und horizontalen Arbeitsteilung niederschlugen, wie auch die folgende Phase des Fordismus, die sich nach dem Ersten Weltkrieg durchsetzte und den Wandel hin zur industriellen Massen- und Warenproduktion sowie Konsumtion markiert, verdeutlichen eine neue Phase des Arbeitens und Produzierens sowie Konsumierens. Die Arbeitsvollzüge wandeln sich, d.h. Maschinen geben immer mehr den Takt an und technische sowie organisatorische Vorgaben bestimmen die Erscheinungsformen industrieller Arbeit. Verbunden ist diese Entwicklung mit der Herausbildung eines – zur Industriearbeit – kompatiblen Sozialcharakters. Max Weber beschreibt „das stahlharte Gehäuse der Hörigkeit" (1920) im Zuge des Siegeszuges der Rationalisierung und Bürokratie.

Arbeit 3.0 umfasst die Zeit des zwanzigsten Jahrhunderts nach dem Zweiten Weltkrieg, die gleichzeitig als die Hochzeit der Industriearbeit bezeichnet werden kann. Insbesondere die 1950er und 1960er Jahre des letzten Jahrhunderts werden als golden age von Arbeit und des Normalarbeitsverhältnisses beschrieben. Vornehmlich in dieser Zeit lässt sich die Konsolidierung des Sozialstaates mit umfassenden Arbeitnehmerrechten auf der Grundlage der sozialen Marktwirtschaft beobachten (im Zuge des Wirtschaftswunders). Prozesse der gesellschaftlichen Institutionalisierung und Standardisierung führten dazu, dass sich die „Normalbiographie" mit ihrer typischen Dreiteilung in die Phasen der Kindheit/Jugend (Schule und berufliche Ausbildung), das Erwachsenenalters (Erwerbsleben bzw. Hausfraudasein für Frauen/Mütter) und des Alters (Rente) herausbildete. Das Vergesellschaftungsprogramm dieses institutionalisierten Lebenslaufs (Kohli 1986) war gekoppelt an ein zumeist Normalarbeitsverhältnis, welches auf eine langjährige Tätigkeit in einem einmal erlernten Beruf in Vollzeittätigkeit zumindest für die männlichen Arbeitnehmer dieser Zeit rekurrierte.

Seit den 60er Jahren des letzten Jahrhunderts begann jedoch ein schleichender Wandel, der mit dem Begriff des Postfordismus beschrieben wird. Die Fabrikarbeit, als klassischer Ort der industriegesellschaftlichen Wertschöpfung, wurde durch den tertiären Sektor der Dienstleistungen, der Verwaltung, des Handels, der Finanzen, des Transports und der Medien überholt. Angesichts des Niedergangs der klassischen Industriebereiche wie Kohle und Stahl in den 70er Jahren des 20. Jahrhunderts und des in der nächsten Dekade zunehmenden globalisierten Wettbewerbsdrucks, der zu einer Infragestellung von sozialen Arbeitsrechten und sozialen Regulierungen führte, d.h. diese werden nun „dereguliert", wandelte sich das neuzeitliche Arbeitsverständnis.

Arbeit 4.0 steht nun unter dem Eindruck der umfassenden Globalisierung und Digitalisierung der Märkte. Die Produktion wird zunehmend automatisiert, die Wertschöpfung entkoppelt sich von Raum und Ort. Die Arbeit wird fluider, d.h. vernetzter, digitaler, flexibler, entgrenzter. Ein grundlegender Wandel der Produktionsverhältnisse steht an: „In der Industrie 4.0 verzahnt sich die Produktion mit modernster Informations- und Kommunikationstechnik. Treibende Kraft dieser Entwicklung ist die rasant zunehmende Digitalisierung von Wirtschaft und Gesellschaft. Sie verändert nachhaltig die Art und Weise, wie zukünftig in Deutschland produziert und gearbeitet wird: Nach Dampfmaschine, Fließband, Elektronik und IT bestimmen nun intelligente Fabriken (sogenannte „Smart Factories") die vierte industrielle Revolution." (BMBF 2017).

Die zunehmende Kooperation von Mensch und Maschine ändert nicht nur die Art wie in Gesellschaften der reflexiven Moderne produziert wird, sondern unser Verständnis von Arbeit und Tätigsein. Unsere Vorstellung des „in-die-Welt-gestellt-seins" wird sich wandeln.

3. Die Herausforderungen von Arbeit 4.0 – zum Wandel der modernen Arbeitswelt

Die Arbeitswelt befindet sich in einem anhaltenden Veränderungsprozess, der in der öffentlichen und fachlichen Diskussion mit den Begriffen Flexibilisierung, Entgrenzung und Mobilität von Arbeit beschrieben wird. Das Motto des lebenslangen Lernens verkörpert diesen neuen Zeitgeist der impliziert, dass die Individuen der reflexiven Moderne sich keine Atempause im lebenslangen Bildungsprozess gönnen dürfen, um auf den rutschigen Hängen (Rosa 2005) ihres stets nur vorläufigen und im Moment der Aneignung schon veralteten Wissens, den Halt nicht zu verlieren. Die Anforderungen an die Arbeitskräfte im Arbeitsprozess haben sich gewandelt und werden sich im Zeitalter von Industrie 4.0 noch weiter steigern. Die mit der Industriegesellschaft traditionell verbundenen Anforderungen, wie z.B. repetitive Teilarbeit am Band, handwerklich geprägte Facharbeit, Bedienung von Automaten etc. scheinen nun in den Hintergrund zu treten: es ist zwar „kein Ende industrieller Arbeit, wohl aber ein grundlegender Wandel von Belastungen diagnostizier[bar]." (Böhle 2010: 462).

Neben den Veränderungen in der Selbst- und Identitätskonstitution in der Spätmoderne (das fluide Selbst löst das starre Selbst der klassischen Industriezeit ab) lässt sich ein Struktur- und Organisationswandel in der Arbeitswelt beobachten. Seit den 1980er-Jahren vollzieht sich ein umfassender Strukturwandel der Arbeitswelt, bei dem es im Kern um das Erodieren von bislang als verlässlich angesehenen Regulierungen von Arbeit und Beschäftigung auf gesamtgesellschaftlicher, arbeitsmarktbezogener sowie betriebs- und arbeitsorganisatorischer Ebene geht.

An die Stelle starrer, bürokratisch-hierarchischer Koordinierungsformen, die zumeist top-down organisiert waren, der Arbeitswelten 1.0 bis 3.0, treten neue Organisationsformen und flachere Hierarchien. Dezentralisierung, Team- und Projektarbeit setzen sich durch, die Gruppenarbeit wird zu einer verstärkten Form der Arbeitsorganisation (Glavin/Schieman 2010).

Die Tätigkeiten, die in den Arbeitswelten des 21. Jahrhunderts verlangt werden, setzen auf Eigeninitiative und Eigenverantwortung der Beschäftigten bei steigender Komplexität der Arbeits- und Leistungsanforderungen sowie veränderten Kontrollinstanzen. Durch die Entkopplung der Arbeit von Zeit und Ort wird Arbeit mobiler und flexibler. Wobei hiermit nicht unterstellt werden soll, dass die Flexibilitäts- und Mobilitätszumutungen oder -versprechungen für alle Arbeitsverhältnisse gleichermaßen gelten. Sinnbildlich gilt, dass sich das Arbeitsleben rasant verändert und sich die Veränderungen in unterschiedlicher Variation auf verschiedenen Ebenen der Erwerbstätigkeit zeigen. So lassen sich neue Freiheiten (größere Flexibilität in den Arbeitszeiten, Spielräume für Kreativität in der Arbeitswelt), aber auch neue Belastungen (beispielsweise ständige Erreichbarkeit und stetige Bereitschaft zur Weiterqualifikation) beobachten.[3]

Die neuen Medien und Technologien suggerieren – für bestimmte Branchen und Hierarchieebenen stärker als für andere – das Phänomen der ständigen Erreichbarkeit (always online). Die Kommunikation über digitale Medien ist so zu einer notwendigen Aufgabe der Beschäftigten geworden, die zunehmend in virtuellen Teams und in dezentral organisierten Unternehmen arbeiten. Virtuelle Formen der Zusammenarbeit werden mehr und mehr von Arbeitnehmenden akzeptiert und sogar gewünscht. „In einer Umfrage von accenture (2009) wurden sogenannte „Millenials", also 14- bis 32-jährige Deutsche, die mit Internet und mobilen Endgeräten aufgewachsen sind, zu ihren Einstellungen gegenüber neuen Technologien am Arbeitsplatz befragt. 67 Prozent der berufstätigen Befragten gaben an, dass für die Wahl ihres nächsten Arbeitgebers entscheidend ist, ob er seinen Mitarbeitern neueste Technologie zur Verfügung stellt." Der Studie zufolge erwarten die „Millenials" webbasierte Echtzeit-Interaktion und neue Plattformen der Internet-gestützten Zusammenarbeit von ihren Arbeitgebern (Heckersbruch et al. 2013).

---

[3]   Damit verschwinden die „alten" Belastungen z.B. starke körperliche Beanspruchung, Belastung durch Lärm, Hitze, Staub selbstverständlich nicht gänzlich, sondern werden in Zukunft verstärkt einem sozialen Gradienten folgen.

3.1 Was sind die Konsequenzen aus steigenden Anforderungen und sich verändernden Qualifikationen im digitalen Zeitalter?

Die historisch gewachsene Trennung zwischen (Erwerbs-)Arbeit und privater Lebenssphäre scheint sich nachhaltig (wieder) aufzulösen, mit widersprüchlichen und weitreichenden Konsequenzen für die Betroffenen, wie einer erschwerten Work-Life-Balance und gefährdeter individueller Erholung sowie Regeneration. Die flexibilisierten Arbeitszeiten führen nicht zu einer ausgewogeneren Arbeitszeitgestaltung, sondern bewirken tendenziell ihr Gegenteil, sie gehen mit reduzierten Pausen, insgesamt mehr Arbeitsstunden (BAuA 2016) und mit unregelmäßiger Inanspruchnahme von Urlaubstagen (Voß/Weiss 2013: 42) einher. Die Auswirkungen auf die Familie und die sozialen Beziehungen - angesichts des vorhandenen Wettbewerbs- und Konkurrenzdrucks, der sich in Statusängsten manifestiert (Siegrist/Marmot 2008) - sind bereits vielfältig beschrieben (Hochschild 2002).

Im Zuge der gestiegenen Erwartungen an die Selbstorganisationsfähigkeit und Selbststeuerungsfähigkeit von Beschäftigten, wächst die Gefahr der Selbstüberforderung. Die vormals meist externen Kontrollmechanismen im Arbeitsprozess werden an das Individuum delegiert, von diesem mehr oder weniger bereitwillig aufgegriffen, internalisiert und in Selbstzwänge verwandelt. Die neuartigen psychosozialen Anforderungen treffen auf ambivalente Freiheiten die „mit diffusen indirekten Herrschaftsformen verknüft sind..." (Voß/Weiss 2013: 35f).

Die erhöhten Anforderungen an die Eigenverantwortung der Individuen werden in der Arbeitssoziologie mit dem Schlagwort der Subjektivierung von Arbeit beschrieben. Der Arbeitskraftunternehmer (Pongratz/Voß 2003) ist dazu aufgerufen mit seiner eigenen Arbeitskraft wie ein Unternehmer umzugehen, seine Arbeitskraft stets zu optimieren und Selbstkontrolle, Selbstökonomisierung, Selbstausbeutung, Selbstmanagement sowie Selbstrationalisierung zu betreiben. Subjektivierung von Arbeit „bezeichnet in der arbeitssoziologischen Debatte ganz allgemein eine Intensivierung von ‚individuellen', d.h. Subjektivität involvierenden Wechselverhältnissen zwischen Person und Betrieb bzw. betrieblich organisierten Arbeitsprozessen.... der zunehmende Stellenwert von Subjektivität [ist] mit einem relativen Rückgang von eindeutig vorstrukturierten, Subjektivität beschränkenden Situationen verbunden. Es gilt dann, Arbeitskraft unter dem Aspekt ihrer individuellen Besonderheiten (und nicht, wie in der Arbeitssoziologie üblich, unter dem Aspekt ihrer Austauschbarkeit) zu betrachten" (Kleemann et al. 2002: 58).

Dieses neue Leitbild tritt nicht nur in den höheren und mittleren Beschäftigungsebenen auf, sondern durchzieht die moderne Arbeitswelt. Auch im Niedriglohnsektor verschärfen sich Arbeitsverdichtung und Zeitdruck, man denke nur an die Sicherheitsbranche, den Gebäudeschutz oder den Pflegesektor, wo die Arbeitsleistung im Minutentakt berechnet wird. Im Niedriglohnsektor werden die erworbenen Qualifikationen tendenziell schneller entwertet, die Handlungsspielräume sind für die Arbeitnehmenden niedrig und die Entlohnung reicht mitunter nicht zum Leben (Working-Poor als neues Phänomen).

Die vielen Gesichter der flexibilisierten Arbeitswelten zeigen sich in den neuen Berufsgruppen und den veränderten Formen der Beschäftigung der z.B. Solo-Selbstständigen, Crowd-Worker und Click-Worker. Diese neuen Beschäftigungsverhältnisse sind mit schwächeren Formen der sozialen Absicherung verbunden und können zu einer Fragmentierung von Erwerbskarrieren führen. Auch wenn nicht generell von einer Erosion des Normalarbeitsverhältnisses ausgegangen werden kann - 60 % aller Erwerbstätigen verfügen über ein Normalarbeitsverhältnis, dieser Bestand an Normalarbeitsverhältnissen ist über die letzten zehn Jahre stabil geblieben (Bertelsmann Stiftung 2014: 8) - so zeigt sich doch eine Zunahme der Beschäftigung außerhalb der Normalarbeitsverhältnisse. Dies gilt insbesondere für hochqualifizierte und kreative Bereiche, für Tätigkeiten im Gesundheits- und Sozialwesen, für den wissenschaftlichen Arbeitsbereich, für Tätigkeiten im Dienstleistungssektor und in der verarbeitenden Industrie in Form von Zeitarbeit (ebda: 10). Aber auch in den auf Dauer angelegten Arbeitsverhältnissen zeigen sich gravierende Veränderungen in den Bereichen Arbeitsorganisation, Arbeitszeiten, Entlohnung und Arbeitsintensivität.

Die Erwerbsarbeit wird somit im Allgemeinen vielfältiger und projektbezogener. Das klassische Modell der Vollerwerbsgesellschaft, wonach (männliche) Erwerbstätige den Großteil ihres Erwerbslebens in Form des sogenannten Normalarbeitsverhältnisses in einem Unternehmen verbrachten, ist längst nicht mehr selbstverständlich. Immer mehr Beschäftigte haben keinen klassischen nine-to-five-Arbeitsplatz mehr. So hat sich die Zahl der Teilzeitbeschäftigten seit den 1990er Jahren verdoppelt. In atypischen und häufig zugleich prekären und wenig mitbestimmten Arbeitsverhältnissen, wie Leiharbeit, Befristung oder Minijobs, sind derzeit ca. ein Drittel der Beschäftigten tätig (Schulze Buschoff 2015: 1).

Die Arbeitsverdichtung und Arbeitsintensität scheint sich derzeit auf hohem Niveau im Zuge der Digitalisierung zu stabilisieren. Digitalisierung bedeutet, dass sich in der Produktion Prozesse der Automatisierung durchsetzen, rechnergestützte Produktionsketten werden zum Alltag und robotergestützte Arbeitsschritte mit dem Ziel maßgeschneiderter Massenproduktion, lassen den Menschen als Arbeitskraft nicht überflüssig werden, verändern jedoch die Anforderungen an seine Arbeitskraft. Im Bereich des Handels hat sich durch die rechnergestützte Logistik unter der Hand eine Revolution des Versandhandels vollzogen. Die „24 Stunden Kauf- und Warenwelt an sieben Tage die Woche" lässt die Konsumwelt zeit- und grenzenlos werden. Auch für den Finanzsektor gilt, dass die Banken zu 24/7-Dienstleister geworden sind. Für die Medienbranche gelten diese Phänomene ebenso, wie auch das gravierende und explosionsartige Anwachsen des Sektors

der Kreativ-Industrie zeigt, mit all den verbundenen Entwicklungen wie outsour-
cen von anspruchsvollen und spezialisieren Tätigkeiten an externe Dienstleister,
Click- und Crowd-Working mit arbeitsrechtlich völlig ungeklärten Fragen.

4.　Arbeit und Gesundheit heute

Wie eingangs dargestellt standen Arbeitsfreude und Arbeitsleid schon immer in
einem spezifischen Wechselverhältnis. „Ob sich Arbeitsleid und arbeitsbedingte
Erkrankungen im Lauf der Zeit nachhaltig verringert haben..." kann nicht beantwortet werden. Was von Belang ist, ist die Frage „inwiefern sich die Formen der
Belastung und deren Krankheitsfolgen systematisch verändern" (Voß/Weiss 2013:
35). Die Hoffnungen darauf, dass sich die Belastungen in der Arbeitswelt eingren-
zen lassen durch Technisierung der Produktion, durch Veränderungen der betrieblichen Rationalisierung, Vermeidung von Standardisierung und einem Ausbau der
betrieblichen Gesundheitsförderung etc. bestätigten sich jedoch nicht. Seit Anfang
der 2000er Jahre zeichnet sich in der öffentlichen Diskussion sowie in der arbeits-
und industriesoziologischen Forschung eine „deutliche Ernüchterung in der Beurteilung des Wandels von Arbeit ab" (Böhle 2010: 466). Den traditionellen Belastungen in der Arbeitswelt, wie hohe Arbeitsteilung, Standardisierung, körperliche
Beanspruchungen etc., stehen heute neue Anforderungen gegenüber, die sich aus
einer veränderten Arbeitsorganisation ergeben, die auf Selbstverantwortung, Subjektivierung, Qualifizierung und erweiterte Handlungsspielräume setzt. Erweiterte
Handlungs-, Dispositions- und Autonomiespielräume – alles Aspekte, die in der
Zeit von Arbeit 3.0 als Kriterien guter Arbeit galten – führen jedoch nicht zwangsläufig zur Ausweitung der Kontrolle über die eigenen Arbeitsbedingungen (Böhle
2010, Neckel/Wagner 2013) und zu einer Verbesserung der Arbeitssituation. So
werden zunehmend neue Gefährdungen in der Arbeitswelt diskutiert, die als psychische Belastungen gerahmt werden: „die Selbstüberforderung als Kehrseite der
Selbstverantwortung" (Böhle 2010: 466).[4]
　　Arbeitnehmende standen früher eher in Gefahr an körperlichen Erkrankungen
zu leiden, bedingt durch die schlechten Arbeitsbedingungen, den überlangen Arbeitszeiten und den wenig bis gar nicht ausgeprägten Formen des Arbeitsschutzes
zu Beginn der Industrialisierung beispielsweise. Heute sehen die Arbeitswelten -
zumindest in den Regionen der entwickelten Industrienationen und nicht auf die

---

4　Das Anforderungs-Kontroll-Modell (Karasek/Theorell 1990), welches bereits in den 1970er Jah-
　　ren entwickelt wurde, weist auf den Zusammenhang zwischen den erlebten (psychischen) An-
　　forderungen in der Arbeitswelt und den Möglichkeiten der Einflussnahme (Kontrolle) auf den
　　Arbeitsplatz, d.h. den möglichen Handlungsspielräumen und Autonomie, hin. Stresssymptome
　　entstehen demnach bei fehlender Autonomie und fehlenden Kontrollmechanismen über den Ar-
　　beitsprozess. Fehlende Kontrolle über die Arbeitsbedingungen, aber auch gesteigerte Autono-
　　mieversprechen bewirken heute neue Problemlagen.

Bereiche des zweiten oder gar „schwarzen" Arbeitsmarktes bezogen - anders aus. So nehmen im Zuge der Technisierung und Digitalisierung die Beanspruchungen in der Arbeitswelt durch schwere körperliche Arbeit, Schadstoffe, Lärm etc. ab (wenn auch diese nicht völlig verschwinden und einem sozialen Gradienten folgen), jedoch nehmen psychische Belastungen durch Arbeitsverdichtung und Entgrenzung von Arbeit zu. Der moderne Arbeitskraftunternehmer ist körperlich nur bedingt in Gefahr (das höchste Risiko stellen hier Muskel-Skeletterkrankungen durch die einseitige und zunehmend sitzende Tätigkeit am PC dar), sein zentrales Risiko ist mental oder seelisch zu erkranken (Voß/Weiss 2013).

Verlässliche statistische Daten zum Krankheitsgeschehen in der erwerbstätigen Bevölkerung liefern regelmäßig die gesetzlichen Krankenkassen[5]. Die Steigerungsraten bei den krankheitsbedingten Fehlzeiten sind in den letzten Jahren moderat. Die Krankheiten des Muskel- und Skelettsystems und des Bindegewebes stehen bei den Anlässen für Krankschreibungen an erster Stelle und verursachen mit weit über 20 % einen beträchtlichen Teil der Arbeitsunfähigkeitstage (AOK 2014; Liebers et al. 2013: 367). Von großer Bedeutung sind ebenfalls Verletzungen, Vergiftungen, Unfälle (zusammengezählt) sowie Krankheiten des Atmungssystems mit jeweils über 10 % der Krankschreibungen (BAuA 2014: 41; Knieps/ Pfaff 2014: 41). Aber auch der Anteil psychischer Erkrankungen an den Arbeitsunfähigkeitstagen ist mit mehr als 10 % beträchtlich (BAuA 2014: 41; Knieps/ Pfaff 2014: 41 ff.; Schubert et al. 2013: 22 ff.). Frauen sind weit überproportional von psychischen und Verhaltensstörungen betroffen (BAuA 2014: 42; Knieps/ Pfaff 2014: 106 ff.), sie gelten z. B. als doppelt so häufig von Depressionen betroffen wie Männer, wobei Depressionen zu den häufigsten psychischen Erkrankungen gehören (Melchior et al. 2014: 87). Auch wenn Arbeitsunfähigkeitsfälle in diesem Bereich auch bei Frauen deutlich seltener zu verzeichnen sind als Muskel- und Skeletterkrankungen sowie Erkrankungen des Atmungssystems, bringen sie aufgrund der langen Erkrankungsdauer jedoch viele AU-Tage mit sich (Knieps/Pfaff 2014: 107 f.). Seit Jahren ist eine Zunahme von AU-Tagen aufgrund psychischer Erkrankungen zu verzeichnen – der Trend ist ungebrochen (Knieps /Pfaff 2014; DAK Gesundheitsreport 2013) und verweist auf eine verstärkte berufsbedingte seelische Überforderung. So verzeichnete z. B. die DAK von 1997– 2013 eine Steigerung der Fehltage aufgrund psychischer Erkrankungen um 165 % und eine Zunahme der AU-Fälle um 142 % (DAK Gesundheitsreport 2013: 6), wobei Depressionen die Haupterkrankungen darstellen. Eine Ausnahme scheint das Burnout-Phänomen darzustellen. In diesem Bereich sind die Zahlen erstmals rückläufig, wobei noch unklar ist, ob tatsächlich die Krankheitsfälle zurückgehen oder gesundheitliche Beeinträchtigungen anders klassifiziert werden (Knieps/ Pfaff 2014: 105).

---

5   Zu bedenken ist bei diesen Zahlen, dass nur ein Teil des Krankheitsgeschehens abgebildet wird, denn es handelt sich um Daten zu den gesetzlich versicherten und erwerbstätigen Personen.

Der amerikanische Psychiater Frances mahnt bei der Interpretation der Zuwachsraten der psychischen Erkrankungen zur Vorsicht: „Eine Theorie besagt, dass unsere psychische Störungen deshalb zunähmen, weil wir unter dem extremen Druck einer beschleunigten, anstrengenden Gesellschaft leben ... Diese Hypothese ist schwer zu widerlegen, überzeugend finde ich sie nicht ... Das Leben war immer auf die eine oder andere Weise anstrengend, und daran wird sich auch nichts ändern .... Epidemien im eigentlichen Sinn haben wir in der Psychiatrie nicht erlebt; es wird lediglich der Begriff der Krankheit immer weiter ausgedehnt." (Frances 2013: 130f). So ist zu bedenken, dass sich in den gestiegenen Zahlen auch ein verändertes Diagnoseverhalten sowie ein Sensibilitätszuwachs zeigt, die Tabuisierung von einigen psychischen Krankheiten ist weitestgehend verschwunden und der Krankheitsbegriff hat sich ausgedehnt. Angesichts der neuen spätmodernen Pflicht zur Gesundheit und der Selbstverantwortung für die eigene Gesundheit (Aktivierungsdiskurs), verbunden mit allerlei Machbarkeitsphantasien in Hinblick auf den Körper und die Leistungsfähigkeit (z.B. Neuro-Enhacement und gesundheitliches self-tracking), entsteht hier ein Bedingungsgefüge, welches – neben dem Subjektivierungsdiskurs und der Arbeitsverdichtung – die Zuwachsraten erklärlich macht[6]. „Als Bilanz dieser Überlegungen lässt sich festhalten: Man kann nicht sagen, dass arbeitsbedingte Beschwerden oder Erkrankungen zugenommen haben, aber man kann sagen, dass die schon immer vorhandenen diffusen Leiden an der Arbeit eine neue Form angenommen haben, in der sie als psychische Leiden in Erscheinung treten. Dabei ist Überforderung durch Arbeitsverdichtung ... das kleinere Problem. Das Hauptproblem wird hervorgerufen durch die neue Weise, eine Gesellschaft durch individualisierte Inklusion zu bilden, sowie durch ... die erhöhten Anforderungen an die Selbststeuerungsleistungen in flexiblen Arbeits- und Familienverhältnissen." (Dornes 2016: 123).

Selbstverständlich darf nicht unerwähnt bleiben, dass die Flexibilisierung von Arbeit auch Chancen für die Verbesserung der Work-Life-Balance verspricht, beispielsweise könnten die unterschiedlichen Arbeitszeitmodelle und die neuen Möglichkeiten der Arbeitszeitgestaltung im Sinne einer besseren Vereinbarkeit von Beruf und Familie, insbesondere in der Rush hour of life, genutzt werden. Dass hier Vorsicht geboten ist, wurde bereits erwähnt, denn bisher scheinen die flexibilisierten Arbeitszeitmodelle nur stärker in den Teufelskreis der Selbstausbeutung zu führen. Der Arbeitszeitreport 2016 (BAuA 2016) gibt Auskunft über

---

6   Nicht eingegangen werden kann an dieser Stelle auf eine historische Betrachtung unterschiedlicher Krankheitsbilder. Wenn Burnout als Modeerkrankung und neue Volkskrankheit diskutiert wird, verweist dies darauf, dass jede historische Epoche „ihre" Symptome und Krankheitsbilder sozial konstruiert, um abweichendes Verhalten oder auffälliges Verhalten etc. mit Krankheitswerten zu versehen (siehe Neurasthenie oder die Ablösung der medizinischen Diagnose der Hysterie). Burnout und die „Eilkrankheit" scheinen heute auf ein gewisses „gesellschaftliches Unbehagen" zu verweisen und sollten als Chiffren für gesellschaftliche Pathologien verstanden werden.

die Arbeitszeitrealität in Deutschland. Deutlich wird dabei, dass die vorhandenen Arbeitszeitregelungen den vielfach geäußerten Wünschen nach flexibleren Arbeitszeiten hinterherhinken. Abhängig Vollzeitbeschäftigte arbeiten knapp fünf Stunden pro Woche länger als es vertraglich vereinbart ist (BAuA 2016: 9). 22 % der Beschäftigten berichten, dass ihr Arbeitsumfeld erwartet, auch im Privatleben für dienstliche Angelegenheiten erreichbar zu sein. Arbeit am Wochenende ist weit verbreitet (45% der abhängig Beschäftigten arbeiten am Wochenende). Die Arbeitsverdichtung zeigt sich auch daran, dass die arbeitszeitbezogenen Belastungen zugenommen haben und sich Beschäftigte oft unter Zeitdruck fühlen (52 %) (ebda). In direktem Zusammenhang mit der Arbeitsverdichtung ist auch das Phänomen des Präsentismus zu sehen, welches in Deutschland weit verbreitet ist: aus Sorge um die möglichen Folgen von krankheitsbedingten Fehlzeiten gehen Beschäftigte häufig trotz Krankheit zur Arbeit. 68 % der Befragten einer repräsentativen Studie des DGB gaben an, dass sie in den 12 Monaten vor dem Befragungszeitpunkt krank zur Arbeit gegangen sind, knapp die Hälfte der Beschäftigten hat eine Woche und mehr trotz Krankheit gearbeitet (DGB 2016).

Mit der fortschreitenden Technisierung und Rationalisierung der Arbeitswelt verband sich lange die Hoffnung, dass sich die Arbeitsbedingungen verbessern würden, indem die Anforderungen an die Qualifikationen steigen, schlecht bezahlte Jobs zunehmend verschwinden und sich die Handlungsspielräume der Arbeitenden vergrößern werden. Aber erweiterte Dispositions- und Handlungsspielräume „sind nicht zwangsläufig gleichbedeutend mit einer Ausweitung der Kontrolle über die eigenen Arbeitsbedingungen" (Böhle 2010: 465). So erwachsen gerade aus den Arbeitsbedingungen, die noch aus der Perspektive von Arbeit 2.0 bzw. 3.0, also aus tayloristischer Perspektive, zu den Kriterien humaner Arbeit zählten, besondere Belastungen und Risiken.

Insgesamt bleibt festzuhalten, dass die flexibilisierte Arbeitswelt, welche mit einem hohen Grad an berufsbiografischer Unsicherheit verbunden ist, mit starker Arbeitsverdichtung, Zeitdruck und Entgrenzungsphänomenen sowie der damit verbundenen Erwartung an ständige Erreichbarkeit zu spezifischen Gesundheitsrisiken führt. Psychosoziale Arbeitsbelastungen entstehen häufig dann, wenn eine hohe Verausgabung seitens der Beschäftigten bei gleichzeitig geringer Belohnung vorliegt. Belohnungen sind einerseits monetär als Lohn oder Gehalt zu verstehen, aber auch Aufstiegsmöglichkeiten, Arbeitsplatzsicherheit sowie Wertschätzung stellen Belohnungsmodi dar. Mit dem Modell der beruflichen Gratifikationskrisen (Siegrist 2015: 26) liegt ein Konzept vor, welches Fragen der Tauschgerechtigkeit in der Arbeitswelt neu thematisiert. In verschiedenen Studien zeigt sich, dass Personen über erstaunlich lange Zeit ein Ungleichgewicht zwischen ihrer Verausgabung und der erfahrenen bzw. in Aussicht gestellten Belohnung aufrechterhalten, dass dieses Bedingungsgefüge jedoch den Ausbruch von stressassoziierten Erkrankungen, der koronaren Herzkrankheit, begünstigt (Marmot/Elliot 2005; Siegrist/Marmot 2008).

Der Gewinn aus der identitätsstiftenden, in sozialen Anerkennungszusammenhängen erworbenen Erwerbstätigkeit, ist insgesamt nicht gering zu schätzen, wie auch die „Opfer", die dafür erbracht werden (siehe auch Präsentismus). Die Arbeitszufriedenheit ist in Deutschland in den letzten Jahren konstant geblieben und beträgt ca. 90 %, wobei eine geringere Arbeitszufriedenheit bei atypisch Beschäftigten vorliegt sowie bei Beschäftigten im Niedriglohnbereich (Bertelsmann 2014: 18). Befragte geben selbst dann eine hohe Arbeitszufriedenheit an, wenn sie häufig unter Zeitdruck leiden und Stress am Arbeitsplatz erleben (ebda: 14). Aus der Arbeitszufriedenheit kann daher nicht kausal eine Zustimmung zu den Arbeitsbedingungen abgeleitet werden, wohl aber sehen wir die hohe Bedeutung, die Erwerbstätigkeit in spätmodernen Gesellschaften einnimmt.

Ohne nun abschließend ein zu düsteres Szenario heraufzubeschwören, lässt sich festhalten: „Von krank machendem Arbeitsstress waren, je nach Branche, Zeitpunkt und Land, im Mittel der publizierten Studien ... etwa 20 % der untersuchten Teilnehmer betroffen ..." (Siegrist 2015: 77). Angesichts von ca. 44 Millionen Erwerbstätigen in Deutschland ist diese Zahl jedoch nicht zu vernachlässigen. Darüber hinaus gilt es folgende Zahlen zu beachten: 62 % der abhängig Beschäftigten beurteilen ihren allgemeinen Gesundheitszustand als (sehr) gut, knapp jeder zehnte Beschäftigte ist mit seiner Arbeit im Allgemeinen weniger oder nicht zufrieden (BAuA 2016: 31). „Im Gegensatz zu manchen tragischen Erkrankungen, denen die Medizin trotz aller Fortschritte machtlos gegenübersteht, sind manche Leiden, von denen Erwerbstätige häufig betroffen sind, insoweit im Prinzip heilbar und vermeidbar, als ihre Entwicklung auf Arbeitsstress zurückgeführt werden kann." (Siegrist 2015: 15).

5. Fazit

Phänomene wie Burnout und Depressionen sowie Digitalisierung und Arbeitsstress beschäftigen die Öffentlichkeit und die wissenschaftliche Diskussion in den letzten Jahren. In der Soziologie wird beispielsweise „Burnout in der Wettbewerbsgesellschaft" (Neckel/Wagner 2013) als Teil einer makrostrukturellen Gegenwartsdiagnose erörtert, die angestoßen durch die Arbeiten des französischen Soziologien Ehrenberg zum „erschöpften Selbst" (2004) und zum „Unbehagen in der Gesellschaft" (2011) Krisensymptome diskutiert. Auffällig ist, schreiben Neckel und Wagner (2013), „dass ein mentaler Zustand [Burnout] zur Chiffre einer sozialen Zustandsbeschreibung geworden ist." (ebda: 203). Die Diskussion um

Burnout und Depressionen trifft einen „Nerv" und hilft, einige soziale Fehlentwicklungen offenzulegen. Zu warnen ist vor einer Dramatisierung des Problems, wonach in spätmodernen Gesellschaften allenthalben überforderte Subjekte zu finden seien. Die gefühlte Zunahme von Stress, Überforderung und psychischen Störungen ist sicher größer als die tatsächliche Prävalenz (vgl. dazu Jacobi 2012; Dornes 2016).

Die Industriesoziologie hat den veränderten Belastungsdiskurs in der Arbeitswelt schon seit Jahren im Blick (Böhle/Voß/Wachtler 2010) und die Forschungen zur Thematik der Subjektivierung von Arbeit füllen Bücherregale. Interessanterweise berühren sich die Diskussionsstränge der Medizin- und Gesundheitssoziologie, der Industriesoziologie und der soziologischen Gegenwartsdiagnostik nur am Rande. Die Befunde aus benachbarten Disziplinen wie der Arbeitsmedizin, beruflichen Rehabilitation, Arbeitswissenschaft etc. werden kaum eingebunden. Dies ist sicherlich ein Teil der Zustandsbeschreibung der Medizin- und Gesundheitssoziologie (vergleiche dazu v. Kardorff in diesem Band), deren Ergebnisse von der Mutterdisziplin kaum wahrgenommen werden und vice versa. Beide Richtungen, die Gesundheitssoziologie sowie die allgemeine Soziologie, könnten von den jeweiligen Befunden profitieren. Ein Blick in die internationale Forschungslandschaft zu Fragen des Zusammenhangs von Arbeitswelt und (stressbedingten) Erkrankungen zeigt darüber hinaus einerseits ähnliche Entwicklungen hinsichtlich der Prävalenzen auf, andererseits ermöglicht uns diese Vergleichsdimension noch eine andere Erkenntnis. Die Arbeitsbelastungen steigen weltweit, Arbeitsintensivierung, Subjektivierung und Digitalisierung sind keine Phänomene, die auf den deutschen Arbeitsmarkt begrenzt wären. Es zeigt sich in diesem Zusammenhang, dass in europäischen Ländern mit eher schwach ausgeprägter integrativer Arbeitsmarktpolitik häufiger krankheitswertige psychosoziale Arbeitsbelastungen vorliegen. Arbeits- und Sozialpolitik i.S. von ausgeprägten Integrations- und Unterstützungsleistungen, wie diese beispielsweise in den skandinavischen Ländern vorliegen, können eine dämpfende Wirkung auf das Ausmaß der Stressbelastung am Arbeitsplatz ausüben (Siegrist 2015: 148). Die Forschungsergebnisse von Wilkinson/Pickett (2010) sowie Marmot (2005) zeigen einerseits, dass das Maß der sozialen Ungleichheit in einem Land Einfluss auf das Krankheitsgeschehen ausübt und andererseits, dass die Stellung von Individuen in der sozialen Hierarchie (Statussyndrom nach Michael Marmot) entscheidend für die jeweiligen gesundheitlichen Chancen ist. Gesundheit ist ein in der Soziologie stiefmütterlich behandeltes Phänomen, dabei gilt folgendes: „Da Gesundheit und Gesellschaft so eng miteinander verknüpft sind, erfahren wir mehr über Gesundheit, wenn wir die Gesellschaft studieren, und mehr über die Gesellschaft, wenn wir die Gesundheit untersuchen." (Wilkinson 2001: 18). Es gilt „Gesundheit mit gesellschaftlichen Augen [zu] sehen" (ebda: 25). Die Veränderungen in der Arbeitswelt im Übergang von 3.0 zu

4.0 führen zu spezifischen Belastungen, die häufiger mit depressiven Erschöpfungs- und Angsterscheinungen verbunden sind. Wie kommt es nun dazu, dass das Leiden an der Arbeit eben jene Form annimmt? Wenn wir diese Tatsachen mit gesellschaftlichen Augen betrachten, stellen wir fest, dass die Entgrenzungserscheinungen von Arbeit offensichtlich Teil einer wesentlich umfassenderen Entgrenzung bisheriger gesellschaftlicher Strukturierungsprinzipien sind. „Vor unseren Augen (mit unserer Beteiligung) entsteht eine neue Form des >Menschseins< in der Gesellschaft – mit neuen sozialen Funktionen und Gefährdungen." (Voß/Weiss 2013: 44). Die Individualisierung sozialer Krisen und die Ideologie der Eigenverantwortung führen dazu, dass sich die Subjekte in der Arbeitswelt unzulänglich fühlen. Unter dem Deckmantel der höchst paradoxen Selbstbestimmung erleben wir die „Vernutzung von Menschen" (Voß/Weiss 2013: 46) nach ökonomischen Prinzipien. Die Prinzipien der „schönen neuen Arbeitswelt" (Ulrich Beck), wie flexible Arbeitszeiten, Enthierarchisierung, Selbstorganisation führen nicht unbedingt zu einer Verbesserung des Arbeitsklimas, sondern zur Verschärfung des Trends zum Arbeiten ohne Ende. Da sich die Kontrollmechanismen gewandelt haben, die Macht in der flüchtigen Moderne unsichtbarer wird und kapillarisch die Gesellschaft durchdringt (Bauman 2003) erzeugen die neuen Freiheiten bei den Individuen Unsicherheiten und Versagensängste. Der neue „Geist des Kapitalismus" (Boltanski/Chiapello 2003) hat die Ideen von Autonomie, Kreativität, Flexibilität und Disponibilität längst aufgegriffen, hat diese von den Managementetagen abgelöst und durch die Arbeitswelt diffundieren lassen. Gesellschafts- und Sozialstruktur sowie Persönlichkeitsstrukturen (Sozialcharaktere) stehen in einem spezifischen Passungsverhältnis, so gelingt es, dass Individuen i.d.R. „wollen, was sie sollen".

Gerade da die Ansprüche an die Erwerbsarbeit immens gesteigert sind und der Eingangs geschilderte Prozess der Aufwertung von Arbeit nicht zum Stillstand kommt (löst die Erwerbsarbeit in ihrer „Heilserwartung" die Religion ab?), die Berufsarbeit als Identitätsanker schlechthin gilt und längst ausgemacht ist, dass „...die eigene Arbeit als Ausdruck intrinsischer Interessen hervorzuheben und zu zeigen [ist], dass man nicht arbeitet, weil man es muss, sondern weil man es will." (Neckel/Wagner 2013: 14), wird ein „Scheitern" oder „Straucheln" in diesem Bereich so schmerzlich erlebt.

In Anlehnung an die eingangs zitierte Gesundheitsdefinition der WHO möchte ich festhalten: Gesundheit wird von Menschen in ihrer Arbeitswelt geschaffen und erlebt, dort wo sie sich einbringen können, gefordert werden und sich als anerkannt erleben („Jeder Mensch will notwendig sein" Dörner 1995). Gesundheit am Arbeitsplatz entsteht, wenn Menschen (nicht nur monetär, sondern auch sozial) Anerkennung erfahren, sich in resonanten Sozialbeziehungen aufhalten und sich in die Lage versetzt sehen, eigene Entscheidungen fällen zu können und

Kontrolle über die eigene Arbeitsumwelt und die Arbeitsinhalte ausüben zu können (Kontrolle auszuüben bedeutet dann auch Grenzen von Autonomie zu wahren).

Arbeit enthält salutogene Faktoren, kann aber auch pathogene Dimensionen entfalten. Wann erhält uns Arbeit gesund, wann macht sie uns krank?[7] In diesem Zusammenhang gilt es Aspekte guter Arbeit stärker im Zusammenhang zur Gesundheit zu diskutieren.

Literatur

Akashe-Böhme, Farideh/Böhme, Gernot (2005): Mit Krankheit leben. Von der Kunst, mit Schmerz und Leid umzugehen. München: Beck.

AOK (2014): Arbeitsunfähigkeit bei erwerbstätigen AOK-Mitgliedern. Online unter: http://www.gbe-bund.de/oowa921-install/servlet/oowa/aw92/dboowasys921.xwde-vkit/xwd_init?gbe.isgbetol/xs_start_neu/&p_aid=i&p_aid=75614999&nummer=709&p_sprache=D&p_indsp=145&p_aid=207181

Aronowitz, Robert Alan (1998): Making Sense of Illness: Science, Society and Disease. Cambridge/New York: University Press.

Bauman, Zygmunt (2003): Flüchtige Moderne. Frankfurt am Main: Suhrkamp.

Berger, Johannes (2009): Der diskrete Charme des Marktes. Zur sozialen Problematik der Marktwirtschaft. Wiesbaden: VS-Verlag.

Berger, Johannes (1986): Die Moderne – Kontinuitäten und Zäsuren. Soziale Welt, Sonderband 4. Göttingen: O. Schwartz.

Bertelsmann Stiftung (2014): Flexible Arbeitswelten: Bericht an die Expertenkomission „Arbeits- und Lebensperspektiven in Deutschland".

BMBF (2017): Industrie 4.0. Digitale Wirtschaft und Gesellschaft. Online unter https://www.bmbf.de/de/zukunftsprojekt-industrie-4-0-848.html. Letzter Zugriff: 1.02.2017.

Böhle, Fritz (2010): Arbeit und Belastung. In: Böhle, Fritz/ Voß, G. Günter/Wachtler, Günther (2010): 451-481.

Böhle, Fritz/ Voß, G. Günter/Wachtler, Günther (Hrsg.) (2010): Handbuch Arbeitssoziologie. Wiesbaden: Springer.

Boltanski, Luc/Chiapello,Eve (2003): Der neue Geist des Kapitalismus. Konstanz: UVK.

---

7   Arbeit kann krank machen, Arbeitslosigkeit birgt noch größere Risikopotentiale für die Gesundheit. So hat die Arbeitslosenforschung von ihren Anfängen bei Jahoda, Lazarsfeld, Zeisel (1933/1994) bis heute (Kieselbach/Mannila 2012) immer wieder gezeigt, in welcher Weise lang anhaltende Erwerbslosigkeit das seelische Gleichgewicht und die Stabilität der alltäglichen Lebensführung beeinträchtigen und zur Entwicklung psychischer Auffälligkeiten wie Apathie und Depression sowie zu einer allgemeinen Verschlechterung des Gesundheitszustandes führen kann. Arbeitslose haben eine signifikant schlechtere Gesundheit als Erwerbstätige. Darüber hinaus weisen Arbeitslose in besonderem Maße AU-Zeiten infolge psychischer Störungen auf (BKK-Gesundheitsreport 2014, S. 188).

DAK Gesundheitsreport 2013. IGES Institut GmbH. https://www.dak.de/dak/download/praesentation-bundesweiter-gesundheitsreport-2013-1318304.pdf (Abruf am 24.4.2017).

Detka, Carsten/Ohlbrecht, Heike (2015): Erwerbsarbeit, Arbeitswelt und Gesundheit in modernen Gesellschaften. In: Sozialmagazin. 7.8.2015. Weinheim: Beltz Juventa. S. 14-23.

DGB-Index Gute Arbeit kompakt (Hrsg.) (2016): Arbeit trotz Krankheit. Wie verbreitet ist Präsentismus in Deutschland?. 02/2016. S. 1-6.

Dornes, Martin (2016): Macht der Kapitalismus depressiv? – Über seelische Gesundheit und Krankheit in modernen Gesellschaften. Fischer: Frankfurt am Main.

Dörner, K. (Hrsg.) (1994): Jeder Mensch will notwendig sein. Neue Chancen auf das Recht auf Arbeit für alle psychisch Kranken und Behinderten. 46. Gütersloher Fortbildungswoche. Bonn.

Ehrenberg, Alain (2004): Das erschöpfte Selbst. Depression und Gesellschaft in der Gegenwart. Frankfurt a. M. Suhrkamp.

Ehrenberg, Alain (2011): Das Unbehagen in der Gesellschaft. Berlin: Suhrkamp.

Engels, Friedrich/Marx, Karl (1972): Manifest der kommunistischen Partei. S. 459-493.

Engler, Wolfgang (2007): Unerhörte Freiheit. Arbeit und Bildung in Zukunft. Berlin: Aufbau.

Frances, Allen (2013): Normal – Gegen die Inflation psychiatrischer Diagnosen. Köln: DuMont Buchverlag.

Glavin, Paul/Schieman, Scott (2010): Interpersonal context at work and the frequency, appraisal, and consequences of boundary-spanning demands. Sociol Q 51. S. 205-225.

Heckersbruch, Christina/Öksüz, Ayten/Walter, Nicolai/ Becker,Jörg/Hertel, Guido (2013): Vertrauen und Risiko in einer digitalen Welt. Deutsches Institut für Vertrauen und Sicherheit im Internet.

Hochschild, Arlie (2002): Keine Zeit. Wenn die Firma zum Zuhause wird und zu Hause nur Arbeit wartet. Opladen: Leske und Budrich Verlag.

Jacobi, Frank (2012): »Warum sind psychische Störungen Volkskrankheiten?«. In: Berufsverband Deutscher Psychologinnen und Psychologen (Hrsg.): Die großen Volkskrankheiten.

Jahoda, Marie/Lazarsfeld, Paul Felix/Zeisel, Hans (1933/1994): Die Arbeitslosen von Marienthal. Ein soziodemographischer Versuch über die Wirkungen langandauernder Arbeitslosigkeit. Frankfurt am Main.

Jahoda, Marie (1983): Wieviel Arbeit braucht der Mensch? Arbeit und Arbeitslosigkeit im 20. Jahrhundert. Weinheim: Beltz.

Jochum, Georg (2010): Zur historischen Entwicklung des Verständnisses von Arbeit. In: Böhle, Fritz/ Voß, G. Günter/Wachtler, Günther (2010): 81-125.

Karasek, Robert/Theorell, Töres (1990): Healthy work: Stress, productivity, and the reconstruction of working life. New York: Basic Books.

Kardorff, Ernst von (2012): Partizipation in der Rehabilitation. In: Rosenbrock, Rolf & Hartung, Susanne (Hrsg.) Handbuch Partizipation und Gesundheit. Bern: Huber, S. 391-407.

Kickbusch, Ilona (2006): Die Gesundheitsgesellschaft : Megatrends der Gesundheit und deren Konsequenzen für Politik und Gesellschaft. Hamburg: Verlag für Gesundheitsförderung.

Kieselbach, Thomas/Mannila, Simo (2012): Unemployment, Precarious Work and Health. Research and Policy Issues. Wiesbaden: Springer.

Kleemann, Frank/Matuschek, Ingo/Voß, Günter G. (2002): Subjektivierung von Arbeit. Ein Überblick zum Stand der soziologischen Diskussion. In: Moldaschl, Manfred/Voß, Günter G. (2002): 53-100.

Knieps, Franz/Pfaff, Holger (2014): Gesundheit in Regionen. Zahlen, Daten, Fakten – mit Gastbeiträgen aus Wissenschaft, Politik und Praxis. BKK Gesundheitsreport 2014. Berlin: MWV Medizinisch Wissenschaftliche Verlagsgesellschaft.

Kocka, Jürgen (2000): Arbeit früher, heute, morgen. Zur Neuartigkeit der Gegenwart. In: Kocka, Jürgen/Offe,Claus (Hrsg.): Geschichte und Zukunft der Arbeit. Frankfurt am Main, New York: Campus Verlag.

König, René/Tönnesmann, Margret (Hrsg.) (1958): Probleme der Medizin-Soziologie. Sonderheft 3 der Kölner Zeitschrift für Soziologie und Sozialpsychologie. Köln: Westdeutscher Verlag.

Kohli, Martin (1986): „Gesellschaftszeit und Lebenszeit. Der Lebenslauf im Stukturwandel der Moderne". In: Berger, Johannes (1986): 183-208.

Komlosy, Andrea (2014): Arbeit: eine globalhistorische Perspektive. 13. bis 21. Jahrhundert. Wien: Promedia.

Lange, Andreas/Steiner, Christine (Hrsg.) (2016): Handbuch Kindheits- und Jugendsoziologie. Berlin: Springer.

Liebers, Falk/Brendler, Claudia/Latza, Ute (2013): Alters- und berufsgruppenabhängige Unterschiede in der Arbeitsunfähigkeit durch häufige Muskel-Skelett-Erkrankungen. Rückenschmerzen und Gonarthrose. In: Bundesgesundheitsblatt - Gesundheitsforschung – Gesundheitsschutz 56. Heft 3. S. 367-380.

Lutz, Burkart (1989): Der kurze Traum immerwährender Prosperität. Eine Neuinterpretation der industriell-kapitalistischen Entwicklung im Europa des 20. Jahrhunderts. Frankfurt am Main: Campus-Verlag.

Marmot, Michael/Elliot, Paul (2005): Coronary Heart Disease Epidemiology: From aetiology to public health. Oxford: University Press.

Marmot, Michael (2005): The Status Syndrome: How Social Standing Affects Our Health and Longevity. New York: Henry Holt and Company.

Melchior, Hanne/Schulz, Holger/Härter, Martin (2014): Faktencheck Gesundheit. Regionale Unterschiede in der Diagnostik und Behandlung von Depressionen. Gütersloh: Bertelsmann Stiftung.

Mumford, Lewis (1986): Mythos der Maschine. Kultur, Technik und Macht. Frankfurt am Main: Fischer.

Neckel, Sieghard/Wagner, Greta (Hrsg.) (2013): Leistung und Erschöpfung. Burnout in der Wettbewerbsgesellschaft, Berlin: Suhrkamp.

Neckel, Sieghard/Wagner, Greta (2013): Einleitung: Leistung und Erschöpfung. In: Neckel, Sieghard/Wagner, Greta (2013): 7-25.

Neckel, Sieghard/Wagner, Greta (2013): Erschöpfung als »schöpferische Zerstörung« Burnout und gesellschaftlicher Wandel. In: Neckel, Sieghard/Wagner, Greta (2013): 203-217.

Nöllenheidt, Christoph/Brenscheidt, Simone (2014): Arbeitswelt im Wandel: Zahlen - Daten – Fakten. Dortmund: Bundesanstalt für Arbeitsschutz und Arbeitsmedizin (BAuA).

Ohlbrecht, Heike/Winkler, Torsten (2016): Gesundheit und Wohlbefinden im Kindes- und Jugendalter, In: Lange, Andreas/Steiner, Christine (2016): 1-13.

Parsons, Talcott (1958): Struktur und Funktion der modernen Medizin. Eine soziologische Analyse. In: König, René/Tönnesmann, Margret (1958): 10-57.

Pongratz, Hans/Voß, Günter (2003): Arbeitskraftunternehmer – Erwerbsorientierung in entgrenzten Arbeitsformen. Berlin: edition sigma.

Rosa, Hartmut (2005): Beschleunigung: die Veränderung der Zeitstrukturen in der Moderne. Berlin: Suhrkamp Verlag.

Rosa, Hartmut (2016): Resonanz - Eine Soziologie der Weltbeziehung. Berlin: Suhrkamp Verlag.

Schnabel, Peter-Ernst (2010): Gesundheit(s)-Sozialisation in der Familie, In: Ohlbrecht, Heike/Schönberger, Christine (Hrsg.): Gesundheit als Familienaufgabe. Zum Verhältnis von Autonomie und staatlicher Intervention, Juventa, Weinheim und München.

Schubert et al. (2013): Menschen mit psychischen Störungen im SGB II. In: IAB-Forschungsbericht. 12/2013.

Schulze Buschoff, Karin (2015): Atypische Beschäftigung wird normal, aber haben die Rentensysteme bereits reagiert? Ein Vergleich von sechs europäischen Ländern. Berlin: Friedrich-Ebert-Stiftung.

Siegrist, Johannes/Marmot, Michael (2008): Soziale Ungleichheit und Gesundheit: Erklärungsansätze und gesundheitspolitische Folgerungen. Bern: Huber.

Siegrist, Johannes (2015): Arbeitswelt und stressbedingte Erkrankungen: Forschungsevidenz und präventive Maßnahmen. München: Urban & Fischer Verlag.

Voß, Günter G./Weiss, Cornelia (2013): Burnout und Depression – Leiterkrankungen des subjektivierten Kapitalismus oder Woran leidet der Arbeitskraftunternehmer? In: Neckel, Sighard/Wagner, Greta (2013): 29-57.

Weber, Max (Hrsg.) (1920): Gesammelte Aufsätze zur Religionssoziologie. Band 1. Tübingen: Mohr.

WHO (1986): Ottawa-Charta zur Gesundheitsförderung.

Wilkinson, Richard (2001): Kranke Gesellschaften – Soziales Gleichgewicht und Gesundheit. Berlin: Springer.

Wilkinson/Pickett (2010): Gleichheit ist Glück: Warum gerechte Gesellschaften für alle besser sind. Leipzig: Tolkemitt bei Zweitausendeins.

Wöhrmann, Anne Marit/Gerstenberg, Susanne/Hünefeld, Lena/ Pundt ,Franziska/ Reeske-Behrens, Anna/ Brenscheidt, Frank/Beermann, Beate (2016): Arbeitszeitreport Deutschland 2016. 1. Auflage. Dortmund: Bundesanstalt für Arbeitsschutz und Arbeitsmedizin (BAuA).

Arbeit oder Gesundheit? Eine qualitative Verlaufsstudie zu gesundheitsbedingten Brüchen in der Berufsbiographie

Susanne Bartel

Keywords: Diskontinuierliche Erwerbsbiographie, Chronische Krankheit, Return to Work, Qualitative Verlaufsstudie

Abstract

Führt man die Erkenntnisse über die Bedeutung und Gesundheitsrisiken von Erwerbsarbeit zusammen, stößt man auf ein Paradox. Einerseits hat Erwerbsarbeit eine salutogenetische Wirkung. Andererseits birgt Erwerbsarbeit Risiken für die Gesundheit. Der vorliegende Beitrag greift dieses Phänomen anhand ausgewählter Ergebnisse einer Studie[1] zu gesundheitsbedingten Ausstiegs- und Neuorientierungsprozessen aus dem Erwerbsleben auf. Am Beispiel eines Falles wird exemplarisch ein Bedingungsgefüge für Ausstiegsprozesse rekonstruiert und eine Aushandlungsarena der Krankheitsbewältigung und der beruflichen Neuorientierung entworfen. Im Ergebnis werden zudem in Ansätzen förderliche Faktoren für die Rückkehr in das Erwerbsleben herausgearbeitet.

1. Einleitung

In Deutschland besteht noch immer ein erschwerter Zugang zum Arbeitsmarkt für Menschen mit Behinderung oder gesundheitlichen Einschränkungen. Dies machen entsprechende Statistiken besonders greifbar, aus denen z. B. die noch immer hohe Arbeitslosenquote von Behinderten im Vergleich zu Nicht-Behinderten hervorgeht und auch die große Anzahl von Unternehmen in Deutschland ablesbar ist, die keine Menschen mit anerkannter Schwerbehinderung beschäftigen[2]. Es zeigt

---

1   Dissertation

2   Zwar steigt die Zahl der anerkannten Schwerbehinderten oder ihnen gleichgestellten Menschen in Beschäftigung kontinuierlich an (Aktion Mensch 2015), aber im Vergleich zu nicht-behinderten Menschen ist die Erwerbslosenquote schwerbehinderter Menschen fast doppelt so hoch (2011: 14,9 % zu 7,8 % der Menschen ohne Behinderungen) (BMAS 2013); und dies trotz annähernd gleicher oder sogar besserer Qualifikation. Aus der Beschäftigungsstatistik schwerbe-

sich daran ein allgemeines Klima des Arbeitsmarktes, der sich Menschen mit Behinderung und Krankheit noch immer *verschließt*, aber diese Zielgruppe zunehmend als Arbeitskräfte *erschließt*. Hintergrund dieser Entwicklungen ist die demografischen Entwicklung in Deutschland, der zu Folge der Anteil älterer Menschen gegenüber dem Anteil Jüngerer steigt, immer mehr ältere Menschen einer Erwerbstätigkeit nachgehen und bereits in einigen Branchen Nachwuchsmangel zu verzeichnen ist. Unternehmen haben den Erhalt und die Wiederherstellung von Beschäftigungsfähigkeit ihrer Arbeitnehmer/-innen als zukunftsweisende Strategie der Wettbewerbsfähigkeit erkannt.

Auf der einen Seite gewinnen demzufolge Maßnahmen des betrieblichen Gesundheitsmanagements (BGM) und Präventionsmaßnahmen zunehmend an Bedeutung für die Beschäftigen, die Unternehmen und die Sozialversicherungsträger, die letztlich das finanzielle Risiko von Arbeitsausfällen, Rehabilitationsmaßnahmen und Erwerbsminderungsrenten zu tragen haben. Auf der anderen Seite zum oben genannten ‚Stay at Work', also dem Erhalt der Beschäftigungsfähigkeit, stehen ‚Return to Work-'Prozesse (RTW), die in der Forschungs-, Versorgungs- und Unternehmenspraxis gegenwärtig vermehrt Aufmerksamkeit erfahren. Für Deutschland sind es die medizinischen und beruflichen Rehabilitationsleistungen, Betriebliches Eingliederungsmanagement (BEM) oder die stufenweise Wiedereingliederung, die zentrale Bausteine für die dauerhafte Rückkehr in das Erwerbsleben und nachhaltige Beschäftigungsfähigkeit darstellen. RTW ist dabei kein einheitlich beschreibbares Konzept oder Modell (Weber/Peschkes et al. 2015) und bezeichnet sowohl den Endpunkt einer langen Prozesskette der Wiedereingliederung in den Arbeitsmarkt als auch deren Strukturen, Prozesse und Determinanten. Sowohl auf internationaler Ebene als auch für Deutschland liegen inzwischen eine Vielzahl von Faktoren vor, die sich nachgewiesenermaßen belastend auf die Gesundheit von Beschäftigen auswirken. Auch sind Variablen, die sich als förderlich auf den Rückkehrprozess in das Erwerbsleben erweisen, gut belegt. Doch in beiden Bereichen besteht weiterhin ein großer Forschungsbedarf, um über einzelne Faktoren hinaus das komplexe Bedingungsgefüge gesundheitsbedingter Ausstiegs- und Neuorientierungsprozesse zu verstehen. Noch weniger ist darüber bekannt, welchen Einfluss individuelle Einstellungen zur Arbeit, die Bedeutung von Erwerbsarbeit oder subjektive Konzepte von Gesundheit und Krankheit auf dieses Wechselspiel ausüben. Zudem stellt der biographische und lebensweltliche Bezug der gesundheitsbedingten Ausstiegs-, Neuorientierungs-, und Rückkehrprozesse wie subjektive Bewertungen und die lebensgeschichtliche Bedeutung erwerbsbio-

---

hinderter Menschen der BA (2014) erschließt sich zudem, dass im Jahr 2014 25,6 % der insgesamt 152.538 privaten und öffentlichen Arbeitgeber mit mehr als 20 Arbeitsplätzen keinen Menschen mit Schwerbehinderung beschäftigen. Die Beschäftigungsquote schwerbehinderter Menschen lag 2014 insgesamt bei 4,7 %.

graphischer Brüche ein besonders interessantes und noch wenig untersuchtes Forschungsfeld dar. Grundlegend fehlen vertiefende Erkenntnisse über die Phasen, Merkmale und Mechanismen der Bewältigung einer ‚doppelten Brüchigkeit der Biographie', d. h. über die Bewältigung der chronischen Erkrankung und der vulnerablen beruflichen Situation.

Die Erkenntnisse der vorliegenden Studie, aus der einzelne Aspekte für diesen Beitrag herausgegriffen werden, leisten einen Beitrag in diesem noch offenen Forschungsfeld.

2. Forschungsrelevante Bezugspunkte

Um die mehrdimensionalen Einflussgrößen in der Arbeitswelt und auf individueller Ebene in Bezug auf Ausstiegs-, Neuorientierungs- und Rückkehrprozesse zu verorten, müssen unterschiedliche Bezugspunkte herangezogen werden, die im Folgenden kurz umrissen werden. Im Einzelnen sind dies:

- Die Bedeutung von *Erwerbsarbeit*
- *Gesundheitsrisiken* in der Erwerbsarbeit
- Diskontinuierliche *Erwerbsverläufe*
- *Verlaufskurven chronischer Erkrankungen* und biographische Arbeit

Erwerbsarbeit hat eine zentrale Bedeutung im Leben eines Menschen, denn sie dient der materiellen Existenzsicherung und kann zugleich sinn- und identitätsstiftend sein. Darüber hinaus bestimmt die Stellung im Erwerbsleben einer Person zu einem entscheidenden Anteil ihren sozialen Status und „soziale Platzierung" (Kardorff/Ohlbrecht 2006: 27). Erwerbsarbeit stellt aus sozialpolitischer Sicht ein zentrales Medium sozialer Integration dar; Erwerbslosigkeit fördert demnach gesellschaftliche Ausgrenzung und soziale Ungleichheit. Die Bedeutungsdimensionen von Erwerbsarbeit können anhand von Erkenntnissen aus der Forschung über die Folgen von Erwerbslosigkeit nachvollzogen werden. Arbeitslose und prekär Beschäftigte haben demnach eine schlechtere körperliche Gesundheit und leiden häufiger unter seelischen Problemen und Beeinträchtigungen. Arbeitslosigkeit kann sowohl die Ursache als auch die Folge von Gesundheitsproblemen und Erkrankungen sein (RKI 2015).

Mit Blick auf die *gesundheitlichen Risikofaktoren* im Erwerbsleben liegen international als auch für Deutschland eine Reihe von nachgewiesenen Faktoren vor (z. B. BAuA 2012; Rau 2015). Auch führen Forschungsarbeiten zum RTW eine Vielzahl an Variablen auf, die förderlich für den Rückkehrprozess in das Erwerbsleben sind (z. B. Hoefsmit/Houkes et al. 2014). Die Darstellung dieser Erkenntnisse würde an dieser Stelle zu weit führen. In diesem Zusammenhang sei aber darauf verwiesen, dass psychische Erkrankungen (mit stetig zunehmender Anzahl) und Erkrankungen des Muskel-Skelett-Systems sich als häufigste Ursachen für Erwerbsminderungsrenten sowie als häufigste Anlässe für medizinische und berufliche Rehabilitation in Deutschland erweisen (DRV 2015a; 2015b).

Ausgehend von den Merkmalen moderner Arbeitsverhältnisse wie Flexibilisierung, Mobilität, aber auch Unsicherheiten und Risiken schließt sich die Frage an, wie sich diese Entwicklungen auf den Menschen und seine *Erwerbsbiographie* auswirken. Eine grundlegende Linie in den wissenschaftlichen Diskursen bezieht sich auf die Darstellung der Erosion des Normalarbeitsverhältnisses. Die begriffliche Spannbreite der Gegenentwürfe reicht von diskontinuierlichen oder atypischen Erwerbsbiographien (Frosch 2010) über Bastelbiographien (Beck/Beck-Gernsheim 1993) hin zu Patchworkidentitäten (Keupp 2008). In der Regel werden mit Diskontinuitäten häufige Wechsel zwischen den Statusbereichen (Erwerbsarbeit, Arbeitslosigkeit, Familienarbeit, Weiterbildung, Berufswechsel) bezeichnet. Die ‚Verbindungsstücke' dieser Statusbereiche lassen sich als selbstinitiierte oder erzwungene Unterbrechungen, Brüche, Umwege, Schleifen beschreiben. Diskontinuitäten sind damit nicht allein durch Arbeitslosigkeit gekennzeichnet, sondern „durch die Notwendigkeit zur kontinuierlichen Gestaltung, Planung und Steuerung der eigenen Erwerbsbiographie, die auch die Bereitschaft und Fähigkeit zu beruflichen Neuorientierungen enthält." (Preißer 2002: 8). Als Fazit des Forschungsstands zu diesem Themenfeld kann festgehalten werden, dass es nicht zielführend ist, erwerbsbiographische Brüche generell als negativ für eine Gruppe von Menschen oder einzelne Individuen zu bewerten. Sie können Risiken bergen, indem sie Unsicherheiten auslösen und damit die Lebensqualität und Gesundheit der Beschäftigten negativ beeinflussen. Sie können aber auch Chancen bieten, wenn dadurch neue biographische Entwicklungs- und Gestaltungsräume entstehen und diese für sich erschlossen werden. Ein tiefgehendes Verständnis für die Bedeutung dieses Phänomens ist nur möglich, wenn neben strukturellen und generalisierten Aussagen auch dessen individuelle Sinnzuschreibungen Berücksichtigung finden. Dessen Bewertung und der Umgang damit sind u. a. abhängig von individuellen biographischen Entwürfen, Erfahrungen und Ressourcen. Auffallend ist, dass die Forschungsfelder sich in diesem Bereich nur am Rande mit gesundheitsbedingten erwerbsbiographischen Brüchen befassen (Borgetto 1999). Krankheitsbewältigung und erwerbsbiographische Verläufe sind bisher vorrangig als zwei wenig aufeinander bezogene Forschungsdisziplinen verankert.

Den vierten Bezugspunkt bilden daher *Verlaufskurven chronischer Erkrankungen und biographische Arbeitsprozesse*. Eine chronische Erkrankung stellt einen Bruch im bisherigen Leben eines Menschen dar und kann den zukünftigen Lebensverlauf tiefgreifend verändern und bestimmen (Bury 1982; Charmaz 1983). In diesem Zusammenhang gewinnt die Unsicherheit als ein grundlegendes Strukturmoment von Krankheitskarrieren (Gerhardt 1976) an doppelter Bedeutung, denn sowohl der Krankheitsverlauf als auch der berufliche Verlauf sind ungewiss. Bewältigung bedeutet eher ein Pendeln zwischen Verstehen, Akzeptanz und Ablehnung und ist geprägt durch die unterschiedlichen Verlaufsphasen der Erkrankung. Biographische Arbeit beinhaltet demnach die Integration der Erkrankung in die eigene Biographie (Corbin/Strauss 2004). Über welche Potentiale an Handlungsmöglichkeiten Menschen in ihrer Lebensphase mit der chronischen Krankheit verfügen, gründet auf der biographischen Entwicklung einer Person. Diese „Knotenpunkte" (Detka 2007: 5) innerhalb der Biographie, z. B. frühere Erkrankungen oder gute/schlechte Erfahrungen mit dem Medizinsystem, können wichtige Ressourcen und einen zentralen Orientierungsrahmen für den Umgang mit der chronischen Erkrankung darstellen. Einen analytischen Zugang zu den individuellen Verlaufskurven bieten in diesem Kontext die „Verlaufskurvenskripts" von Schütze (2006), die es ermöglichen, biographische Handlungsschemata mit den einzelne Stadien und Mechanismen der Entfaltung von Verlaufskurven zu verknüpfen.

3. Zur Studie über gesundheitsbedingte Brüche in der Berufsbiographie

In dieser Studie stehen Fragen im Mittelpunkt, die sich damit beschäftigen, wie sich gesundheitsbedingte Ausstiegsprozesse aus dem Erwerbseben anbahnen, wie sie verlaufen, welche Faktoren den Prozess der beruflichen Neuorientierung bedingen und schließlich, in welchen Erfahrungs- und Handlungsräumen sich die Bewältigungsarbeit vollzieht. Es wird der These gefolgt, dass krankheitsbedingte berufsbiographische Brüche in zweifacher Hinsicht entschlüsselt, bearbeitet und ‚repariert' werden müssen. Das „Leben zu einem Ganzen zusammensetzen" (vgl. Corbin/Strauss 2004) bedeutet, sowohl die chronische Krankheit als auch die erzwungene erwerbsbiographische Veränderung zu bewältigen. Der Grundansatz dieser Untersuchung liegt demnach in der Aufschlüsselung biographischer Bewältigungsarbeit im Kontext der beruflichen Neuorientierung. Diese Arbeitslinie wird nicht ‚nur' als flankierender Prozess der Verlaufskurve erwähnt, sondern gezielt in den Mittelpunkt gerückt, um dadurch dem fundamentalen Bedeutungscharakter von Erwerbtätigkeit gerecht zu werden.

Die Studie ist als qualitative Untersuchung angelegt, gerahmt und geleitet durch den Forschungsstil der Grounded Theory (Glaser/Strauss 2010); ein ganzheitliches, d. h. alle Phasen des Forschungsprozesses (u. a. konzeptioneller Rahmen, Fallauswahl[3], Auswertung, Ergebnisdarstellung) einschließendes Verfahren.

---

3   Bei der Fallauswahl der Kerngruppe konnte nur bedingt dem ‚theoretical sampling' gefolgt werden, da sich der Feldzugang an den Bedingungen der Klinik (zeitlich und personell) ausrichten musste.

Im Zentrum der Analyse standen drei Frauen und drei Männer, die zu zwei verschiedenen Zeitpunkten leitfadengestützt interviewt wurden: während ihrer medizinischen Rehabilitation (t1) und erneut ca. ein Jahr später (t2). Übergreifendes Merkmal aller Fälle waren die sich anbahnenden bzw. bereits vollzogenen gesundheitsbedingten berufsbiographischen Einschnitte durch eine chronische muskuloskelettale, psychische oder psychosomatische Erkrankung. Jede der befragten Personen arbeitete bis zum gesundheitsbedingten Einschnitt in einem festen Angestelltenverhältnis.

Für die spezifische Ergebnisaufbereitung in diesem Beitrag wurde der Fall von Frau Katharina Rieger (KR)[4], deren Eckdaten in Tabelle 1 präsentiert werden, ausgewählt, da an ihm im Besonderen der Verlaufscharakter des sich anbahnenden gesundheitsbedingten temporären Ausstiegs aus dem Erwerbsleben gezeigt werden kann und die Einflussfaktoren besonders gut erkennbar werden, die den anschließenden Neuorientierungsprozess und Wiedereinstieg bedingen.

Katharina Rieger	•	30 Jahre alt
	•	Wohn- und Arbeitsort in ländlicher Region Süddeutschlands
Familie	•	in Partnerschaft lebend, keine Kinder
	•	Mutter Verkäuferin, Vater (verstorben) Kfz-Mechaniker, Bruder leitender Angestellter im Dienstleistungssektor
Beruflicher Werdegang	•	Realschulabschluss, dann Praktikum im Krankenhaus
	•	Ausbildung zur Krankenschwester
	•	wurde nach Ausbildung übernommen; seit neun Jahren Vollzeit auf einer interventionellen radiologischen Station tätig
Gesundheitliche Probleme	•	vor 6 Jahren Bandscheibenvorfall, ,Not-OP' und medizinische Reha
	•	t1: in medizinscher Reha auf Grund von Rückenproblemen und psychosomatischen Beschwerden
	•	t2: verbesserter und stabiler Gesundheitszustand
Arbeitssituation	•	allgemein: zu wenig Personal, dichte Arbeitsabläufe, viel Stress
	•	t1: zusätzlich 400 Euro Job auf anderer Station im Nachtdienst
	•	t2: zurück am alten Arbeitsplatz; 400 Euro Job gekündigt; sieht sich nach anderen Arbeitsstellen als Krankenschwester um wegen Klinikinsolvenz

Tabelle 1: Eckdaten Katharina Rieger

---

4   Name geändert

4. Ergebnisse

4.1 Merkmale gesundheitsbedingter Ausstiegsprozesse

Der gesundheitsbedingte Ausstieg aus dem Berufsleben vollzieht sich in der Regel schleichend. Mit zunehmender Intensität der Beschwerden kulminiert die z. T. jahrelange Leidensphase in einem Schlüsselerlebnis, das die Betroffenen aus der beruflichen Bahn wirft und private Veränderungen auslöst. Bezeichnend ist, dass Warnsignale über einen langen Zeitraum unterdrückt und reguliert werden bis eine neue Eskalationsstufe erreicht ist, deren weiterer Verlauf offen ist, aber den einzigen Ausweg aus der akuten, nicht mehr kontrollierbaren Situation darstellt. Ihr Schlüsselerlebnis schildert Frau Rieger wie folgt:

> KR (t1): „Mein Körper ist ausgestiegen, und zwar komplett. [...] vorletztes Jahr irgendwann hat's angefangen, so dass ich drei Monate, vier Monate lang ständig immer wieder Husten und Fieber- und war aber nie krank. Ich war immer auf Arbeit. Das schon, aber ich hab, das hat sich einfach nicht mehr reguliert, also ich hab irgendwie, und dann hat ich ne Lungenentzündung, dann ne Bronchitis, dann wieder Rückenbeschwerden, dann wieder Probleme mit der Ferse und das hat sich übers Jahr irgendwie immer wieder, ich war zwar nie krank geschrieben, aber ich hab immer wieder was gehabt. [...] und irgendwann hat mein Körper dann gesagt gut, wenn Du so nicht reagierst, dann knock ich dich völlig aus und dann ging halt gar nix mehr. Also konnt' ich mich gar nicht bewegen und aber ich denk, der Körper muss irgendwann so reagieren, sonst hätte ich wahrscheinlich so weiter gemacht." (Z. 48-59)

Der Unterschied zu früheren Krankheitsphasen liegt darin, dass sich die Gesundheitsproblematik manifestiert hat, die gewohnte Kompensationsstrategien nicht mehr greifen, nachhaltig verändernde Entscheidungen zu treffen sind wie eine Operation oder medizinische Rehabilitation sowie eine Umorganisation des beruflichen und privaten Alltags erforderlich ist. Unvergleichbar daran ist, dass sich erkrankungsbedingt das private und berufliche Leben nachhaltig verändert, was für die bisherigen Krankheitserfahrungen nicht zutraf. Die Manifestation der Gesundheitsproblematik wird begleitet durch einschneidende Veränderungen der Lebenspraxis, z. B. durch einen eingeschränkten Bewegungs- und Aktivitätsradius, die Neuordnung von Familienarbeit, durch neue Akzente in der Interaktion und Kommunikation mit der Familie und Freunden sowie durch eine erweiterte Inanspruchnahme von Unterstützung. Frau Riegers Lebenspartner beobachtet schon lange die Auswirkungen ihrer gesundheitlichen Probleme.

> KR (t1):„[…] dann legt man sich halt abends um elf ins Bett, und man merkt der Fuß pulsiert und der Rücken tut weh. [..] Mein Partner sagt schon seit zwei Jahren, das geht nicht mehr, weil ich einfach kaum noch aufstehen kann. Ich brauch einfach ne wahnsinnig lange Anlaufzeit, ja? Weil der Rücken tut weh. Der Fuß tut weh und dann

sieht es halt aus wie bei 'ner alten Frau. So bin ich jetzt immer aus'm Bett, mich irgendwie versucht zu bewegen." (Z. 440-445)

Ein entscheidende Signalwirkung hat in dieser Phase die längerfristige Krankschreibung, denn sie übersetzt das subjektive Leiden in eine objektive Arbeitsunfähigkeit oder, anders formuliert, gesundheitliche Beschwerden wandeln sich erst
durch eine Krankschreibung in ‚Krank-Sein' um. Auch Frau Rieger macht deutlich, dass es für sie normal war, trotz massiver gesundheitlicher Probleme arbeiten
zu gehen. Als krank bezeichnete sie sich dabei aber nicht. Einhergehend mit dem
objektivierten Leiden durch ärztliche Diagnosen und ggf. durch eine Krankschreibung ist eine Offenlegung des Krank-Seins im Kollegenkreis und dem/der Vorgesetzten gegenüber. Dies bedeutet nicht, dass die Kollegen/-innen nicht schon vorher etwas davon gemerkt haben. Frau Riegers Kollegin hat von den Beschwerden
gewusst, aber, so vermutet Frau Rieger, Angst, die Arbeit alleine machen zu müssen (t1, Z. 182ff). Im Hinblick auf die Verlaufsdynamik des Leidensprozesses
zeigt sich eine schwierige Ablösung von den eigenen Mustern und Verhaltensweisen, die einen Ausstieg erschwert.

> KR (t1): „Also ich hab jetzt auch, bin jetzt vier Monate bald zu Hause, also krank
> geschrieben. [...] ich glaub seit zwei Wochen denk ich jetzt wirklich an mich und sag
> ich mal Sauna, ich geh mal Schwimmen und hab auch mal fünf Minuten Ruhe, dass
> ich's Gefühl hab, okay, ich kann das jetzt genießen. Sonst ist man immer so aufge-
> dreht. [...]. Vorher hatte ich ein schlechtes Gewissen. Ich hab immer an meine Ar-
> beitskollegen gedacht, an meinen Chef gedacht und auch geglaubt, oh Gott die Armen.
> Ich war auch zwischendurch da, sie besuchen und hab dann ähm ja Bestellwesen ge-
> macht, weil meine eine Arbeitskollegin dann auch drei Wochen einfach nicht da war
> und dann war die eine ganz alleine." (Z. 76-93)

4.2 Aushandlungsarena der Krankheitsbewältigung und beruflicher Neuorientierung

Berufliche Neuorientierungsprozesse sind eng verknüpft mit der Bewältigung der
Erkrankung, insbesondere wenn es darum geht, den Lebens- und Berufsalltag mit
den verstetigten Einschränkungen und dem unsicheren Krankheitsverlauf in Ein-
klang zu bringen. Es findet eine komplexe Aushandlung statt zwischen

- individuellen Lebenskonzepten und -zielen (u. a. Bedeutung von Erwerbsarbeit und der eigenen Gesundheit),
- Reflexionen über Ursachen der Erkrankung und deren Bewertung,
- dem Selbstbild,

- der verbliebenen und antizipierten Leistungsfähigkeit und
- dem prognostizierten Krankheitsverlauf.

Einen latenten Einfluss auf diese Aspekte, so zeigt sich, haben familiale Prägungen in Bezug auf Arbeitshaltungen und Gesundheitspraktiken sowie Erfahrungswerte vergangener Lebensereignisse. Diese Aushandlungsfelder sind gerahmt durch die Bedingungen des Arbeitsplatzes und des Arbeitsmarktes, Bezugspunkte des Versorgungssystems (u. a. Beratungen, Leistungen) sowie soziale Unterstützung (Abbildung 1).

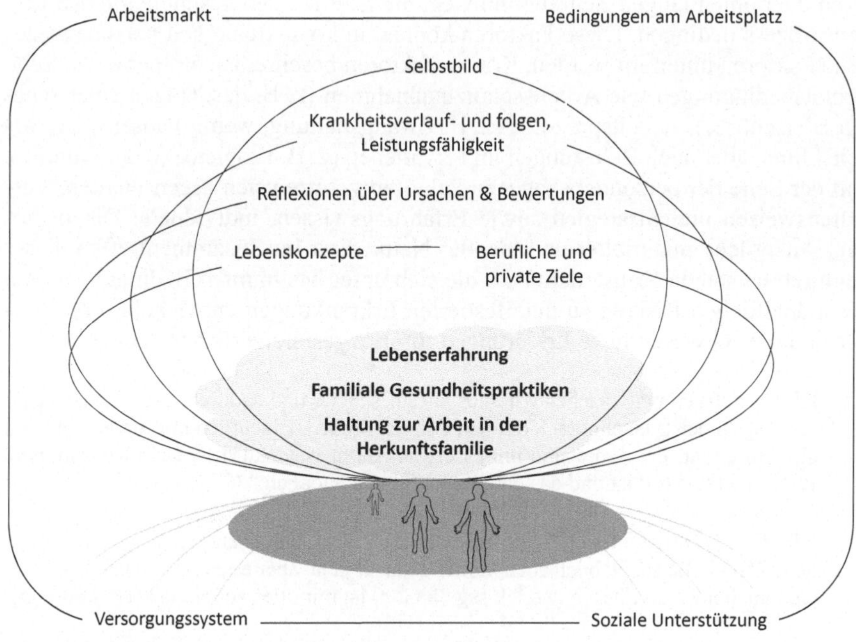

Abbildung 1: Aushandlungsarena der Krankheitsbewältigung und beruflicher Neuorientierung

Für Katharina Rieger steht fest, dass sie ihren Job weiter machen möchte. Es ist ihr Wunschberuf, den sie trotz des Stresses oder gerade weil er so stressig ist, nicht aufgeben möchte. Ihre berufliche Orientierung und die spezifische Tätigkeit entsprechen ihren Vorstellungen eines erfüllten beruflichen Lebens und sind zugleich Ausdruck ihres Typus' („Helfersyndrom", t1, Z. 152).

> KR (t1): Fällt mir schwer also jetzt wo sie heute gesagt hat, ich soll jetzt diese Um-
> schulung machen oder sollte mir Gedanken drüber machen. Das ist schon schwer. […]
> ich mag des' ich brauch dieses, von allen Seiten, das ganze Machen. Ich bin ja jetzt
> auch nicht in Reha, weil ich weil ich meinen Job nicht mehr gut finde oder so, sondern
> […] krankheitsbedingt." (t1, Z. 224-229)

Die Reflexion über die Ursachen für die Erkrankung und deren Bewertung erweist
sich als wegweisend für die Entwicklung von beruflichen Zukunftsszenarien.
Diese subjektiven Deutungen über mögliche Zusammenhänge weisen eine hohe
Komplexität auf, d. h. sie beschreiben ein Zusammenspiel unterschiedlicher Faktoren über einen langen Zeitraum hinweg, die letztlich den gesundheitlichen Lei-
densprozess bedingen. Diese Faktoren können in kontextuale und personenbezogene Faktoren unterteilt werden. Kontextfaktoren beschreiben auf der einen Seite
Arbeitsbedingungen wie Arbeitsschutzmaßnahmen (z. B. das Tragen einer sche-
ren Bleischürze), Arbeitsprozesse (z. B. Zwangshaltung, wenig Pausen), das Ar-
beitsklima, aber auch Belastungen im Privatleben (z. B. Probleme in der Familie).
Auf der Seite der personenbezogenen Faktoren verorten sich Eigenschaften, Verhaltensweisen und Strategien sowie Erfahrungswissen, individuelle Dispositionen, Ansprüche materieller und ideeller Natur. Erst im Zusammentreffen dieser
Faktoren entstehen Konstellationen, die sich unter bestimmten Bedingungen von
gesundheitlichen Risiken zu manifestierten Erkrankungen entwickeln. Frau Rieger findet zwei wesentliche Erklärungen für ihre gesundheitlichen Probleme.

> KR (t1): „Irgendwie machen wir alles bis auf's Herz, und dadurch steht man den gan-
> zen Tag in der Bleischürze. Vor allen Dingen Stehen. Eigentlich nur Stehen und halt
> die Arme klar, die Arme sind immer etwas erhöht was natürlich für'n Rücken nicht
> so do- nicht so toll ist und das dauerhafte Stehen hat auch." (Z. 12-15)

> KR (t2) „Man macht sich den Stress schnell selber, man setzt sich einfach schnell
> unter Druck. Ist so. Hab ich auch immer gedacht ja ja, aber es ist so. Ich hab bestimmt
> jetzt auch noch so Phasen, wo ich sag oh Gott, ist mir alles zu viel ja?" (Z. 666-669)

Damit in Verbindung stehen Grenzerfahrungen und Sensibilisierungsprozesse, die
ein verändertes Gefühl für den eigenen Körper und dessen Bedürfnisse nach sich
ziehen. In diesem Zusammenhang findet eine starke Auseinandersetzung mit der
neuen Rolle als erkrankter Mensch statt. Die Bewegung von einem ‚Mehr an Gesundheit' hin zu einem ‚Mehr an Krankheit' führt zu Abgrenzungsmechanismen
gegenüber seinem Umfeld, d. h. den ‚Gesunden'.

> KR (t2): Es geht um mich. Es geht dann um mich. Ich hab zwar schon von vielen
> gehört, ich bin egoistisch geworden, aber ja, weil die können mit 'nem Nein nicht so
> umgehen, aber ich muss es lernen. Ich kann's in vielen Dingen immer noch nicht. Also

es ist jetzt nicht so, dass ich bei allem kann, nä, das schaff ich nicht, aber ich bin dran. Und man geht damit anders um. Das ist bewusster. (Z. 83-88)

Die Erfahrungen, die jeder/jede Einzelne mit seiner/ihrer Erkrankung durchlebt, sind individuell unterschiedlich. Dennoch zeichnet sich übergreifend ab, dass sich im Zuge der Krankheitserfahrungen und der anschließenden wechselseitigen ‚Interaktionen' mit der Erkrankung und der Umwelt ein ‚verändertes Selbst' herausbildet.

> KR (t1): „Diese Gutmütigkeit hab ich zu viel, viel zu viel, ich brauch 'n bisschen mehr Egoismus und ich hoff einfach, dass ich den irgendwie, finde oder, auf jeden Fall mal wieder zu mir zurück finde, weil ich war ja nicht mehr ich selber. Das wird, wenn man diese dauerhaften Schmerzen hat, haben sie das nicht mehr, dann ist man irgendwann, wenn's dann zu viel wird, ist man überreizt." (Z. 154-158)

Bereits während der medizinischen Rehabilitationsmaßnahme werden Überlegungen getroffen, welche Veränderungen nötig sind, um eine Balance zwischen der eigenen Gesundheit und der beruflicher Tätigkeit herzustellen. Auf individueller Ebene konnte in diesem Zusammenhang ein leitendes Motto gefunden werden, dass die Rahmung für Veränderungen sowohl auf der Einstellungs- als auf der Handlungsebene bildet. Auf Einstellungsebene vollzieht sich ein deutlicher Perspektivwechsel, in dem bspw. die eigene Gesundheit stärker als früher in den Fokus rückt. Die Handlungsebene ist u. a. durch konkrete Pläne gekennzeichnet, wie in Zukunft die eigene Gesundheit im Arbeitsalltag besser geschützt werden kann.

> KR (t1): „durch den Nebenjob is es dann so dann hab ich wirklich sag 400 Euro okay […] mach ich auch schon seit vier Jahren nebenher, was ich aber jetzt lassen werde, weil's einfach zu viel wird dann doch. Jetzt bin ich dreißig und dann muss man einfach mal […] auch mal was für mich machen. […] Ja einfach auf sich zu schauen." (Z. 20-36)

Die Situationen, in denen sich die Interviewpartner/-innen befinden, sind als lebensgeschichtliche Krisen zu verstehen, die den bisherigen Lebensverlauf nachhaltig verändern. In diesem Veränderungsprozess werden Strategien aktiviert, die den Betroffenen helfen, sinnhaft diesen Krisen zu begegnen. Dabei wird deutlich, dass diese Strategien zum Teil auf familialen Krankheitserfahrungen, Gesundheitsvorstellungen und -praktiken sowie auf einem in der Herkunftsfamilie vermittelten Arbeitsethos basieren.

> I: […] Ihre Eltern haben auch immer gearbeitet?
> KR: Immer
> I: Ihr Papa auch bis er ja dann leider verstorben ist

KR: Immer, bis er gestorben ist ja. Ja das war schon immer so. [...] meine Mutter [...]
Ja gut die braucht das auch, die liebt Ihren Job, die ist so ja? [...] ist da Fachverkäuferin
und hat ja auch dann irgendwann mal den Wechsel geschafft. Die war au- ist auch so
eine, wo lange irgendwo bleibt und macht und tut [...] Die liebt ihren Job auch. Das
ist, ich glaub es geht gar nicht ohn- also ich könnt's nich ohne. (t2, Z. 343-365)

Im Hinblick auf die Rahmenbedingungen bei Frau Rieger erweisen sich ihr entge-
genkommender Chef, die Flexibilisierbarkeit der Arbeitsabläufe sowie mögliche
alternative Tätigkeitsfelder als Krankenschwester und ihr stabiles soziales Netzwerk als ‚Sicherheitsnetz'. Die Institutionen des Versorgungssystems – hier die
Rehabilitationsklinik als auch die Rentenversicherung – nehmen eine punktuelle
Schlüsselrolle im Neuorientierungsprozess ein. Die Erfahrungen, die in der Interaktion mit den Akteuren der beiden Institutionen gemacht werden, markieren sowohl positive Wendepunkte als auch persönliche Krisen. So stellt der Aufenthalt
in der medizinischen Rehabilitationsklinik eine ‚Auszeit aus der Leidensspirale'
dar, und die Möglichkeit einer beruflichen Rehabilitation (Umschulung) bietet die
Chance, die eigene berufliche Laufbahn zu gestalten. Krisenhaft ist, dass die über
Jahre aufgebaute berufliche Position und Praxis relativ unerwartet in Frage gestellt
werden und sich die Betroffenen in einer prekären Lage wiederfinden. Frau Rieger
durchlebt diese krisenhaften Momente sowohl in der Rehabilitationsklinik als
auch im Zuge der Reha-Fachberatung der Rentenversicherung. Beide Erfahrungs-
räume bilden einen Gegenpol zu ihrem bisherigen Leben und ihrem beruflichen
Selbstverständnis.

KR (t1): „Ich kann's mir schwer vorstellen also da häng ich (unverständlich) in der
Luft muss ich ganz ehrlich sagen. [...] das is so, das weiß ich noch nicht. Keine Ah-
nung bin ich völlig aufgeschmissen eigentlich im Moment, so vom Gefühl her, wie
geht's jetzt weiter und was mach ich." (Z. 279-291)

KR (t2): „War auch ganz schön schwierig da einen Termin zu kriegen mit den [Reha-
Fachberatung der Rentenversicherung, Anm. S.B.], weil die haben, sind irgendwie der
Meinung so alle müssen zu Hause sitzen und müssen jederzeit können. Ich hab gesagt,
ich bin mitten da drin in dem Beruf und ich schmeiß das nicht einfach weg." (t2, Z. 5-
8)

4.3 *Bedingungsrahmen für die Rückkehr ins Arbeitsleben*

Der Entwurf beruflicher Zukunftsszenarien ist gekennzeichnet durch die Auseinandersetzung mit teils widersprüchlichen Gegebenheiten in Bezug auf Gesundheit und Arbeit. Dies betrifft in besonderem Maße die eigenen Vorstellungen von
idealen gesundheitsangepassten Arbeitsbedingungen vs. den realen Bedingungen

des Arbeitsplatzes oder Tätigkeiten, die häufig nicht gestaltbar sind. Für die Betroffenen ist es unabdingbar, eine Balance zu schaffen zwischen Selbstsorge und dem Anspruch, so wie früher arbeiten zu können. Katharina Rieger wollte immer an ihren Arbeitsplatz zurückkehren. Dies gelingt ihr, und sie kann ihren Vorsatz umsetzen, mehr auf sich im privaten und beruflichen Alltag zu achten. Sie räumt sich nun mit Unterstützung ihres Chefs – entgegen ihrer Schilderung zum ersten Interviewzeitpunkt über die Unmöglichkeit, eine Mittagspause zu machen – Pausen ein, wenn sie möchte.

> KR (t1): „Man arbeitet den ganzen Tag. Macht ja meistens doch länger, macht keine Pausen. Das geht in dem Beruf auch nicht. [...] Man hat den Patienten auf dem Tisch. Man kann jetzt nicht sagen, so, ich lass das jetzt mal alles stecken, ich geh dann mal Mittag essen." (Z. 33-36)

> KR (t2): „Also ich hab jetzt auch einen Arbeitsplatz [...] von meinem Chef bekommen für'n Computer, wo ich einfach auch einmal stehen kann und nicht nur sitze, dass ich da einfach den Wechsel hab oder, dass ich auch sag, in der Mittagspause: hör zu, ich muss mich hinlegen, gar kein Thema." (Z. 190-194)

Der Bedingungsrahmen für die Rückkehr ins Arbeitsleben setzt sich aus unterschiedlichen personalen und kontextualen Faktoren und Ressourcen zusammen. Besondere Wirkkraft entfaltet im Falle von Frau Rieger ihre stabile Gesundheit nach Entlassung aus der Rehabilitationsklinik, ihre Liebe zum Job („Ich lieb meinen Job.", t1, Z. 124), die Unterstützung vom Chef sowie ihre konsequente Selbstsorge („dass man einfach wirklich mal an sich denkt", t2, Z. 140). Eine weitere Rolle spielt dabei ihre zentrale Stellung im Team, d. h. der hohe Anreiz ihres Arbeitgebers, die Arbeitsbedingungen für Frau Rieger zu flexibilisieren. Bedeutend für die Verfolgung der neuen Vorsätze erscheinen die Reflektionen über die Ursachen des ‚totalen Ausfalls', die Verinnerlichung der Zusammenhänge und das Gefühl, Einfluss auf einzelne Faktoren nehmen zu können (Selbstwirksamkeit). Bei genauer Betrachtung der Rahmenbedingungen beruflicher Chancen und Möglichkeiten erwies sich das Lebensalter als ein wichtiger Gestaltungsfaktor. Ein junges Alter bietet in der Regel die Chance auf offene berufliche Perspektiven, die sich mit zunehmendem Alter stetig schließen.

In der Analyse der ‚Standortbestimmung' zum zweiten Interviewzeitpunkt wurde die bleibende Unsicherheit über tatsächliche berufliche Möglichkeiten unter der Prämisse einer unvorhersehbaren gesundheitlichen Entwicklung deutlich. Katharina Rieger ist sich über das latente Rückfallrisiko bewusst.

> KR (t2): „Ich merke vom Rücken her jetzt auch nix mehr im Moment. Also von dem her, dann denk ich lieber, ach komm, machst mehr für'n Rücken und passt besser auf

> dich auf. [...] So wirklich weg-wechseln möchte ich eigentlich gar nicht. [...] Vielleicht werde ich irgendwann wirklich so gezwungen, dass es nicht mehr anders geht, aber im Moment (verneinend) mh mh," (t2, Z. 34-38)

Ihre persönliche Absicherung der unsicheren Zukunft sieht sie in Fortbildungen, z. B. als study nurse (t2, Z. 300ff).

5. Diskussion

Längere und lebenslang andauernde Erkrankungen, die in Phasen der Erwerbstätigkeit auftreten, stellen für alle Betroffene eine Ausnahmesituation dar. Unter der zeitlichen Perspektive betrachtet wird deutlich, dass sich insbesondere jüngere Menschen in dieser Lage altersuntypischen Herausforderungen gegenüber sehen, die in diesem Alter in der Regel noch nicht von großer Bedeutung sind. Die weitere berufliche Zukunft muss nun unter Berücksichtigung der Erkrankung geplant werden. Ein junges Lebensalter ist dabei ein wesentlicher fördernder Faktor, um die berufliche Zukunft langfristig gestalten zu können.

Gesundheit hat durch diese Erfahrungen an Bedeutung gewonnen. Es vollzieht sich ein Perspektivwechsel von Arbeit *oder* Gesundheit hin zu einem Arbeit *und* Gesundheit. Früher wurde trotz Krankheit weiter gearbeitet; heute wird diese Praxis vermieden und die Rücksichtnahme auf die eigene Gesundheit als langfristige Investition in die eigene berufliche Zukunft gesehen. Im Unterschied zu früher wird die eigene Gesundheit als Ressource bewertet, die es zu schützen gilt. Statt sie der Arbeit unterzuordnen wird versucht, möglichst umfassend die Bedingungen des Arbeitsplatzes und private Verpflichtungen an der Gesundheit auszurichten. Die Etablierung gesundheitsfördernder Rahmenbedingungen am Arbeitsplatz ist dabei nicht immer möglich. Gründe hierfür liegen in den Tätigkeitsfeldern und fixen Arbeitsabläufen sowie dem weithin bestehenden Personalmangel einerseits und andererseits im fehlenden Engagement und Verständnis des/der Vorgesetzten für die Bedürfnisse seines/ihres Arbeitnehmers bzw. seiner/ihrer Arbeitnehmerin. Gleichzeitig erfordert es von den Betroffenen, den vorhandenen flexiblen Raum konsequent für sich zu nutzen. Auch alte Verhaltensmuster hemmen eine Veränderung. Rahmenbedingungen, Zwischenmenschlichkeit und Eigenverantwortung bedingen gleichermaßen ein ‚gesundes Arbeiten'. Unter der Fragestellung, welche Faktoren den gesamten Prozess der beruflichen Neuorientierung beeinflussen, nehmen Ressourcen eine bedeutende Stellung ein. Hierzu zählen soziale Unterstützung, sinngebende Lebens-Ankerpunkte (z. B. Hobbies), persönliche Ressourcen (z. B. Selbstwirksamkeit) sowie sinnstiftende Aspekte der Erwerbsarbeit im eigenen Leben.

Dabei muss immer berücksichtigt bleiben, dass eine Rückkehr auch unter qualitativen Gesichtspunkten zu betrachten ist. Mit Frau Rieger wurde ein Fall ausgewählt, bei dem förderliche personale und kontextuale Faktoren aufeinandertreffen, die ein nachhaltiges gesundheitserhaltenes Lebens- und Arbeitsumfeld formen. Kontrastiv dazu gibt es Fälle, bei denen die Arbeitsorganisation nicht modifizierbar war und sich die gesundheitlichen Probleme schnell wieder einstellten. Die Berücksichtigung persönlicher Erfolgsdimensionen ermöglicht ein weit gefassteres, lebensweltliches und kontextuales Verstehen der individuellen Lage der Betroffenen. Unter dieser Betrachtung kann die Rückkehr in das Arbeitsleben als *ein* Erfolg gedeutet werden. Weitere Erfolge sind der Schritt aus der Leidensspirale, die Verbesserung der Gesundheit und die erfolgreiche Bewältigung von neuen Herausforderungen. Erfolg ist damit nicht nur ein Vergleichspunkt zu einem ‚vorher', sondern sollte prozessual gedacht und in Relation zu den vielfältigen Anforderungen im Krankheitsverlauf und im Prozess der beruflichen Neuorientierung verstanden werden.

Die dargestellten Ergebnisse bilden nur einen Teil der analytischen Ergebnisaufbereitung der Untersuchung ab. Dennoch sollte deutlich werden, dass ein vertiefter Einblick in die Wirkungszusammenhänge und Verläufe beruflicher Ausstiegs-, Neuorientierungs- und Rückkehrprozesse sowohl wissenschaftliche Fragestellungen beantworten als auch eine Verständnisgrundlage bilden kann, um praxisnahe Impulse für die Begleitung von Neuorientierungsprozessen und die Gestaltung von ‚Return to Work' zu geben.

Literatur

Aktion Mensch (Hrsg.) (2015): Inklusionsbarometer Arbeit. Bonn: Aktion Mensch e.V.

Beck, Ulrich/Beck-Gernsheim, Elisabeth (1993): Nicht Autonomie, sondern Bastelbiographie. In: Zeitschrift für Soziologie. 22/3. 178-187.

Borgetto, Bernhard (1999): Berufsbiographie und chronische Krankheit: Handlungsrationalität am Beispiel von Bypass-Patienten nach koronarer Bypassoperation. Opladen: Westdt. Verlag.

Bundesagentur für Arbeit (Hrsg.) (2014a): Arbeitsmarkt in Zahlen. Beschäftigungsstatistik schwerbehinderter Menschen (BsbM). Nürnberg: BA.

Bundesanstalt für Arbeitsschutz und Arbeitsmedizin (Hrsg.) (2012): Stress-Report Deutschland 2012. Dortmund/Berlin/Dresden: BAuA.

Bundesministerium für Arbeit und Soziales (Hrsg.) (2013): Teilhabebericht der Bundesregierung über die Lebenslagen von Menschen mit Beeinträchtigungen. Teilhabe. Beeinträchtigung. Behinderung. Bonn: BMAS.

Bury, Michael (1982): Chronic illness as biographical disruption. In: Sociology of Health and Illness. 4/2. 167-182.

Charmaz, Kathy (1983): Loss of self: a fundamental form of suffering in the chronically ill. In: Sociology of Health and Illness. 5/2. 168-195.

Corbin, Juliet M./Strauss, Anselm L. (2004): Weiterleben lernen. Verlauf und Bewältigung chronischer Krankheit. Bern: Hans Huber.

Detka, Carsten (2007): Biographische Bedingungen für den Umgang mit einer chronischen Krankheit (Arbeitsbericht Nr. 44, Internetfassung). Magdeburg: Otto-von-Guericke-Universität Magdeburg.

Deutsche Rentenversicherung (Hrsg.) (2015a): Rentenzugang 2014 (Statistik der Deutschen Rentenversicherung, Band 203). Berlin: DRV.

Deutsche Rentenversicherung (Hrsg.) (2015b): Reha-Bericht 2015. Berlin: DRV.

Frosch, Ulrike (2010): Bastelbiographie, Patchwork-Identität und Co.-Atypische Erwerbsbiographien aus gegenwärtiger Forschungsperspektive. In: Berufs- und Wirtschaftspädagogik. Online: http://www.bwpat.de/ausgabe18/frosch_bwpat18.pdf. Stand 19.06.2016.

Gerhardt, Uta (1976): Krankenkarrieren und Existenzbelastung. In: Zeitschrift für Soziologie. 5/3. 215-236.

Glaser, Barney G./Strauss, Anselm L. (2010): Grounded Theory. Strategien qualitativer Forschung. Bern: Huber.

Hoefsmit, Nicole/Houkes, Inge/Nijhuis, Frans (2014): Environmental and personal factors that support early return-to-work. A qualitative study using the ICF as a framework. In: Work. 48/2. 203-215.

Kardorff, Ernst von/Ohlbrecht, Heike (2006): Die Bedeutung der Arbeit für psychisch kranke Menschen im gesellschaftlichen Wandel. Soziologische Anmerkungen zur beruflichen Rehabilitation. In: Heilpädagogik online. 5/3. 17-53.

Keupp, Heiner (2008): Identitätskonstruktionen in der spätmodernen Gesellschaft. Riskante Chancen bei prekären Ressourcen. In: Zeitschrift für Psychodrama und Soziometrie, 7/2. 291-308.

Krüger, Heinz-Hermann/Marotzki, Winfried (Hrsg.) (2006): Handbuch erziehungswissenschaftliche Biographieforschung. 2. überarb. und aktualisierte Aufl. Wiesbaden: Vs Verlag.

Preißer, Rüdiger (2002): Möglichkeiten zur beruflichen Neuorientierung angesichts diskontinuierlicher Erwerbsbiographien. Bonn: Deutsches Institut für Erwachsenenbildung. Online: http://www.die-bonn.de/esprid/dokumente/doc-2002/preisser02_01.pdf. Stand 19.06.2006.

Rau, Renate (2015): Risikobereiche für psychische Belastungen. In: iga.Report. 31. Berlin.

Robert Koch-Institut (Hrsg.) (2015): Gesundheit in Deutschland. Berlin: RKI.

Schütze, Fritz (2006): Verlaufskurven des Erleidens als Forschungsgegenstand der interpretativen Soziologie. In: Krüger, Heinz-Hermann/Marotzki, Winfried (2006): 205-238.

Weber, Andreas/Peschkes, Ludger/Boer, Wout de (Hrsg.) (2015): Return to Work. Arbeit für alle, Grundlagen der beruflichen Reintegration. Stuttgart: Gentner Verlag.

Weber, Andreas/Peschkes, Ludger/Boer, Wout de (2015): Return to Work (RTW). Begriffsbestimmung und Hintergrund. In: Weber, Andreas/Peschkes, Ludger/Boer, Wout de (2015): 23-34.

„Diabetes ist keine Krankheit, sondern ein Lebensgefühl" – Eine Anmerkung zur biographischen Verankerung von Eigentheorien in Krankheitsgeschichten aus der Perspektive der Biographieforschung

Carsten Detka

Keywords: Biographieforschung, Eigentheorien, Diabetes mellitus, Validität qualitativer Daten, Krankheitsgeschichten

Abstract: Der Beitrag geht aus der Perspektive der Biographieforschung und vor dem methodischen Hintergrund der soziolinguistischen Prozessanalyse (früher Narrationsanalyse) der Frage nach, wie in Krankheitsgeschichten Hinweise auf eine Verankerung der Selbstpräsentation des Betroffenen in der biographischen Entwicklung bzw. in der alltäglichen Bewältigungsarbeit gefunden werden können. Dabei wird nach textformalen Indikatoren und biographisch relevanten Markierern für „authentische" Darstellungen in Krankheitsgeschichten gefragt, die also nicht abstrahiert-theoretische Wunschvorstellungen mit Blick auf soziale Erwartungen zum Ausdruck bringen, sondern in der Erfahrungsaufschichtung verankert sind und einen Einblick in die eigentheoretische Auseinandersetzung des Befragten mit seiner Erkrankung erlauben.

Auch wenn es sich vielleicht nicht um den Kernbereich der Disziplin handelt, werden Fragen von Gesundheit und Krankheit in der Soziologie intensiv diskutiert (Ohlbrecht/Bartel 2016, Ohlbrecht 2016, Detka 2016).[1] Es gehört angesichts des demographischen Wandels mit der damit einhergehenden längeren Lebenserwartung der Menschen und der damit verbundenen wachsenden Bedeutung chronischer Erkrankungen zu den gesellschaftlich relevanten Fragen, wie mit chronischer Krankheit umzugehen ist, sei es mit Blick auf die Gesundheitsversorgung, auf den Arbeitsmarkt, auf die betriebliche Gesundheitsförderung usw. Mögliche gesellschaftliche Einflussfaktoren auf die Entstehung, den Verlauf und die Bear-

---

1   Ich danke Heike Ohlbrecht, Susanne Kuczyk und Lisa Laubstein für hilfreiche Anmerkungen zu einer früheren Version des Textes.

beitung von Krankheit (Ohlbrecht/Bartel 2016: 40-41; Detka/Ohlbrecht 2015) gehören ebenso zu den von der Medizinsoziologie beforschten Phänomenen wie etwa subjektive Krankheitstheorien (Faltermaier u.a. 1998) und Fragen zur Sinnhaftigkeit eines Lebens mit gesundheitlichen Beeinträchtigungen (Detka 2011). Patient_innen nehmen Haltungen zu ihrer Erkrankung ein und haben Vorstellungen zur Frage, wie man mit ihr leben kann. Sie entwickeln in der Auseinandersetzung mit der Krankheit Überzeugungen, auch dazu, inwieweit die Krankheitsentwicklung – oder, biographieanalytisch fokussiert: die Verlaufskurvendynamik (Schütze 2016/orig. 1995) – unter Kontrolle (zu halten) ist.

Den Betroffenen treten weit verbreitete Krankheiten dabei mit einer spezifischen Symbolik gegenüber, die gesellschaftlich (mit)konstruiert und vermittelt ist. Mit Juliet Corbin und Anselm Strauss könnte man vom shape (Corbin/Strauss 2004/orig. 1988: 59ff.) oder von der Physiognomie der Krankheit sprechen, wie sie Fritz Schütze in direktem Bezug auf Strauss bezeichnet (Perleberg/Schütze/Heine 2006). Dem zum Beispiel oftmals dramatischen biographischen Bruch, wie er von einem unerwartet hereinbrechenden Herzinfarkt ausgelöst werden kann (Detka 2011), der im Laiendiskurs immer noch gern mit beruflichem (Über-)Engagement und besonderer Leistung konnotiert wird, stehen z.B. viele Krebserkrankungen gegenüber, die in ihrer Symbolik besonders bedrohlich und dabei heimtückisch daherzukommen scheinen, im Sinne einer sich im eigenen Körper Stück für Stück schleichend und schwer kontrollierbar ausbreitenden, von innen her zerstörenden Erscheinung, die auch nach Jahren scheinbarer Gesundung wieder hervorbrechen kann und mit akuter Lebensgefahr einhergeht (vgl. auch Seltrecht/Nittel 2013). Solche Bilder von der Physiognomie der Krankheit gehen natürlich in die Vorstellungen der Patient_innen dazu ein, wie man mit der Krankheit leben kann. Sie sind eine wichtige Grundlage dafür, wie sich die Erkrankte[2] zum einen biographisch mit der Krankheit in die Zukunft entwerfen und zum anderen auch ihren Lebensalltag ausgestalten kann. Das ist gesellschaftlich von großer Bedeutung, weil solche krankheitsbezogenen Haltungen, Vorstellungen und Laientheorien also wichtig für die *faktische* Ausgestaltung des individuellen Umgangs der Betroffenen mit ihrer chronischen Gesundheitsbeeinträchtigung und damit auch für das Agieren der Patient_innen im Gesundheitssystem sind – etwa mit Blick auf Compliance bzw. Adhärenz oder auch Shared Decision Making in Ärzt_innen-Patient_innen-Interaktionen (vgl. Ohlbrecht/Bartel 2016: 36-40).

Ist man am Bereich krankheitsbezogener Vorstellungen von Patient_innen als einem wichtigen Teil der patientenseitigen Krankheitsbearbeitung interessiert, scheint es sich auf den ersten Blick anzubieten, die Betroffenen ganz direkt nach ihren Orientierungen, Laientheorien usw. zu befragen. An drei kurzen Auszügen

---

2   Die männliche Form wird im Text jeweils mitgedacht.

aus einem qualitativen-sozialwissenschaftlichen Interview mit einem jungen Diabetes-I-Patienten soll zur Einstimmung *eine* mögliche Haltung zu einer chronischen Erkrankung schlaglichtartig beleuchtet werden, wobei es mir an dieser Stelle nicht um die Besonderheiten einer Erkrankung an Diabetes mellitus und die typischen Physiognomien der verschiedenen Formen von Diabetes mellitus geht (vgl. dazu etwa Schütze/Detka/Müller 2002: Kap. III).

Lassen wir also den jungen Mann, im folgenden Frank Aichinger genannt, mit seiner individuellen, subjektiven Theorie des eigenen Krankseins und den zugrunde liegenden Vorstellungen von der Spezifik seiner Erkrankung – die auch seine Vorstellung von der Physiognomie einer Erkrankung an Diabetes mellitus miteinschließen – zunächst selbst zu Wort kommen. Es handelt sich um drei kurze – in ihrem eigentheoretischen Bilanzierungscharakter symbolisch stark aufgeladene – Interviewsequenzen, die im Interview nicht direkt aufeinanderfolgen:

> „Beim Lesen liest man natürlich auch ein Haufen Scheiße ne? Wie das beim Lesen nun mal so ist. Man liest eben ja fünfundneunzig Prozent sind impotent und so weiter, ja. (..) Möglich, aber das wird man dann vielleicht mit fuffzig und (..) wenn es denn an dem wirklich so is, dann muss ich sagen: naja Pech gehabt, denn gibt's Erektionshilfen. Ich persönlich seh das alles, wie soll ich sagen, ich seh das alles ein bißchen anders. Es is (..) es is ´ne Krankheit/ es is /eh/ es is keine Krankheit. Es is/ es is ein /eh/ Lebensgefühl."

> „Manche, die haben es mit sechs oder sieben gekriegt, die kommen damit noch besser klar, aber ich hab es mit zwölf gekriegt und das war eben kein Thema. Sicherlich is es beschissen. Je später du es kriegst, um so beschissener is es, weil, das glaub ich schon, weil das dann vielleicht wirklich ein Problem is, damit klar zu werden, psychisch damit klar zu kommen. (..) Ja, aber ansonsten muß ich sagen, (..) Diabetes is nich wirklich ne Krankheit, es is eigentlich gar nichts. Diabetes is ne Einstellung und mehr nich. Und eh wenn der Körper nich so will, wie er soll, dann muß man eben nachhelfen. Das macht man heutzutage bei allen möglichen Sachen."

> „Diabetes is nich unheilbar, würd ich mal sagen. Also, denn ich für mich hab es geheilt und deshalb /eh/ (.) nich wirklich ein Problem. (..) Ja, ja (.) das is im Grunde genommen alles, was man da so groß zu sagen kann."

Auf den ersten Blick sind in den Interviewauszügen folgende Aspekte besonders auffällig:

- Der junge Mann unternimmt einige Anstrengungen, um den Krankheitscharakter von Diabetes mellitus (Typ I) zu relativieren. (Diabetes als „Lebensgefühl" und „Einstellung" als Gegensatzanordnung zu einer Kategorisierung als Krankheit)

- Dabei setzt er sich durchaus mit möglichen Krankheitserscheinungen und -folgen auseinander, wie etwa Impotenz und Schwierigkeiten in der psychischen Verarbeitung der Erkrankung.
- Solche Krankheitsfolgen werden pragmatisch als körperbezogene Handlungshemmungen (vgl. Dewey 1958/1929) konzeptionalisiert, die es zu beseitigen gilt und die – so die Perspektive des jungen Mannes – auch beseitigt werden *können* (etwa durch Erektionshilfen oder anderweitiges „Nachhelfen").

Aber wie lassen sich die Auszüge mit Blick auf die Alltagsrelevanz der krankheitsbezogenen Haltungen oder gar auf die Alltagspraxis und den biographischen Prozess der Krankheitsbearbeitung kategorisieren? Liegt hier vielleicht ein besonders ausgeprägter Fall der Ausblendung des Krankheitscharakters von Diabetes mellitus vor? Täuscht der Patient sich selbst hinsichtlich der Auswirkungen und Folgen seiner Erkrankung – oder ist er im Gegenteil besonders erfolgreich in der Krankheitsbearbeitung?

Nach dieser thematischen Einstimmung durch das Datenbeispiel sollen nun folgende Fragen aufgeworfen werden: Wann kann man als Adressat von Krankheitsgeschichten – z.B. als Interviewerin, mitfühlende Verwandte oder auch als behandelnde Ärztin – von einer „authentischen" Darstellung ausgehen? Wie kann man also sicher sein – und nur das soll im Folgenden mit Authentizität gemeint sein –, dass es sich um eine Erfahrungsrekapitulation und nicht um eine abstrakt-theoretische Vorstellung, zum Beispiel eine im Sinne sozialer Erwünschtheit präsentierte attraktive Laientheorie handelt, die jedoch nur wenig im Substrat des faktischen Alltagshandelns und der zugrunde liegenden biographischen Prozesse verankert ist? Eine solche – im Interaktionskontext eines Interviews über den Umgang mit Diabetes mellitus möglicherweise von der Interviewpartnerin als erwünscht antizipierte – positive Entwicklung, wie sie der Informant im Datenbeispiel im Umgang mit seiner Erkrankung anscheinend zum Ausdruck bringt, ist ja mal rasch formuliert.

Oder der Frage noch ein Aspekt hinzugefügt: Wie gelingt der empirisch forschenden Sozialwissenschaftlerin, genau wie der behandelnden Ärztin oder auch der nahen Verwandten, die mitfühlend den Stand der Krankheitsbearbeitung erfahren möchte, ein Blick hinter die Fassade möglicherweise beschönigender, übertriebener, verharmlosender oder auch von Ausblendung zeugender sprachlicher Selbstpräsentationen und Eigentheorien von Menschen mit gesundheitlichen Einschränkungen?

Von zentraler Bedeutung ist also der Blick auf die Grundlegung krankheitsbezogener Vorstellungen im biographischen Handeln und in der faktischen Bewältigungsarbeit im Lebensalltag. Natürlich lassen sich allein anhand solcher kurzer Darstellungen, wie sie oben als Auszüge aus dem Interview angeführt sind,

Fragen nach der faktischen Krankheitsbearbeitung Betroffener nicht befriedigend beantworten. Wie kann man sicher gehen, dass es sich nicht um reine Wunschvorstellungen handelt, die der tatsächlichen Lebenspraxis der Befragten aber nicht entsprechen?

Eine übliche Antwort ist zunächst der Verweis auf ein zentrales Grundprinzip qualitativ-empirischer Sozialforschung generell: auf das Bemühen, eine möglichst große Selbstläufigkeit der Darstellungen der Informant_innen zu erzeugen, um in den Äußerungen der Befragten die jeweils zugrunde liegenden Relevanzsysteme – also die Bezugskontexte und die Art und Weise, wie darauf Bezug genommen wird – analytisch ebenfalls rekonstruieren zu können.

Aussagen zu Krankheitsvorstellungen Betroffener müssen in ihrem sprachlich-interaktiven Hervorbringungsprozess kontextualisiert werden, sie sollten nicht als isolierte Äußerungen erhoben und betrachtet werden. Was können nun Darstellungsformen sein, die es uns erlauben, Vorstellungen von der Erkrankung, dem eigenen Umgang damit und dem Entwicklungshorizont mit der Krankheit so zu kontextualisieren, dass Krankheitsvorstellungen schlüssig erscheinen oder auch Diskrepanzen zwischen der Erfahrungsrekapitulation, den zugrunde liegenden biographischen Prozessen und der eigentheoretischen Verarbeitung zum Ausdruck kommen?

Unter dem Label der Biographieanalyse versammeln sich mittlerweile eine ganze Reihe mehr oder weniger ähnliche methodische Ansätze der Datenerhebung und der Datenanalyse, die sich auf sehr verschiedene Bereiche der sozialen Welt richten. Auch wenn hier nicht die Frage im Mittelpunkt stehen soll, was denn nun den Kernbereich biographieanalytischen Forschens ausmacht, den alle Ansätze teilen – gewissermaßen das methodologische Substrat unterhalb der Feinheiten der Erhebung autobiographischer Daten und der Methoden der Textanalyse – lässt sich aber vielleicht doch festhalten, dass eine biographieanalytische Perspektive an biographischen *Prozessen* und deren Aufschichtung interessiert ist, es also im Kern um Prozessverläufe von Entwicklung und deren Bedingungen geht.[3] Dabei werden biographische Prozesse zum einen natürlich als *soziale* Prozesse gedacht, in denen dem Zusammenspiel von Interaktionen, kollektivhistorischen Entwicklungen, somatischen Veränderungen usw. eine zentrale Funktion zukommt, es also nicht *allein* um Veränderungen innerer Haltungen geht – auch wenn die (Weiter-) Entwicklung der biographischen Identität natürlich untrennbar zu biographischen Prozessen gehört (Schütze 2008). Zum anderen geht – soweit ich das überschaue – niemand ernsthaft davon aus, biographische Prozesse gewissermaßen von einem äußeren Beobachtungspunkt als Tatsachenabläufe von Welt-Ereignissen erfassen

---

3   Einige Ansätze sind insbesondere an der biographischen Rekonstruktion während und in der Darstellung biographischer Prozesse durch die Biographieträger und der damit verbundenen Identitätskonstruktion interessiert (etwa Lucius-Hoene/Deppermann 2004).

und betrachten zu können – also ohne die dazugehörenden Sinnsetzungs- und Interpretationsprozesse der Biographieträger (Schütze 2016b: 66-72, 2016/orig. 2008: 86-91). Und damit ist nicht eine methodische Unzulänglichkeit der Datenerhebung gemeint – biographische Prozesse sind vielmehr untrennbar mit eben diesen Sinnsetzungs- und Interpretationsaktivitäten der Subjekte verbunden und nicht ohne diese denkbar (Schütze 2008, 2016b: 66-72, 2016/orig. 2005). Dabei tritt die soziale Realität den handelnden Individuen in ihrer Wahrnehmung natürlich trotzdem in aller Regel als eine objektive Realität entgegen, die nicht allein auf den eigenen Betrachtungsperspektiven und Konstruktionsleistungen beruht. Wobei ein erheblicher Anteil der Grundlagen des eigenen biographischen und alltagsbezogenen Handelns ungewusst oder halbgewusst und auch in seiner Dynamik unverstanden hinter dem Rücken der Betroffenen abläuft – und dementsprechend auch nicht direkt im Interview abgefragt werden kann (z.B. Bergmann 2006). Mit Garfinkel könnte man solche Prozesse als „seen but annoticed" charakterisieren (Garfinkel 2015/orig. 1967: 37, 118).

Valide qualitative Daten erlauben es, Orientierungen, Haltungen, Eigentheorien und Wissen der Biographieträgerin im Sinne pragmatischer Brechung auf die zugrundeliegenden biographischen Prozesse zu beziehen, in denen sie letztendlich auch grundgelegt und (zumindest zu einem relevanten Teil) geschöpft worden sind (Schütze 2016/orig. 2005: 25-27, 34-38). In diesem Sinne wird in einer Gesprächssituation, die selbstläufiges autobiographisches Stegreiferzählen ermöglicht (Schütze 2016/orig. 2008: 75-115), der überaus schmerzhafte Erleidensprozess des Verlassen-Werdens vom ersten Ehepartner – um einmal ein Beispiel abseits der Krankheitsthematik im engeren Sinne anzuführen – in der autobiographischen Wiedererinnerung auch dann nicht zu einer Erfolgsgeschichte intentionalen biographischen Handelns, wenn die sich später anschließende zweite Ehe weitaus erfüllender wird als die erste und, aus der Retrospektive betrachtet, die schmerzhafte Trennung eine notwendige Voraussetzung für die spätere partnerschaftliche „Erfüllung" darstellt. Im selbstläufigen autobiographischen Erzählen der Lebensgeschichte wird die ursprüngliche Erleidenserfahrung trotz der retrospektiven Neubewertung ebenfalls zum Ausdruck kommen. Aus einer biographieanalytischen Perspektive werden Interpretations- und Sinnsetzungsprozesse *während* eines sozialwissenschaftlichen Interviews (oder auch während einer vergleichbaren Ärzt_in-Patient_in-Interaktion) deshalb in der Analyse auch nicht etwa ausgeblendet, sondern finden vielmehr systematische Beachtung als eine wichtige Quelle für die Rekonstruktion der Entwicklung der biographischen Identität und die aktuelle biographische Arbeit der Erzählerin. Autobiographisches Stegreiferzählen ist sogar in besonderer Weise geeignet, einen Raum für biographische Selbstreflexion zu bieten und biographische Arbeit zu ermöglichen (Betts u.a. 2008).

In diesem Sinne stellt autobiographisches Stegreiferzählen einen gut geeigneten Darstellungskontext für die Repräsentation von Vorstellungen und Haltungen zur Krankheit dar. Wie autobiographisches Stegreiferzählen als erkenntnisgenerierendes Verfahren im Bereich qualitativer Sozialforschung oder auch in Beratungskontexten, zum Beispiel in der Fallanalyse in der rekonstruktiven Sozialen Arbeit, fruchtbar genutzt werden kann, ist mittlerweile hinlänglich bekannt und erkenntnistheoretisch gut ausdifferenziert worden (zum Beispiel Kraimer 2014: 78-85). Auch gibt es vielversprechende Versuche, die Erkenntnispotentiale der biographieanalytisch informierten Auswertung autobiographischer Darstellungen von Problembetroffenen für den Bereich der Medizin zu erschließen (Schütze 2016a).

Am Fallbeispiel Aichinger soll nun eine biographieanalytische Erkenntnisperspektive auf den Zusammenhang zwischen eigentheoretischen Krankheitsdeutungen und biographischen Prozessen in aller gebotenen Kürze skizziert werden. Einige wenige ausgewählte Beispiele textformaler Art bzw. biographieanalytischer Perspektive sollen dafür genügen:

Die Analyse der biographischen Gesamtformung (Schütze 1981: 103-129) des Interviews mit Frank Aichinger zeigt drei interessante Zusammenhänge auf, die vom Informanten selbst nicht oder nur vage in den Blick genommen und kaum reflektiert werden:

(a) Frank Aichinger erkrankt mit 12 Jahren an Diabetes mellitus. Seine Auseinandersetzung mit der Erkrankung beginnt zunächst mit einem dramatischen Höhepunktsereignis, auf das auch weiter unten noch einmal eingegangen wird: Aufgrund akuter Auffälligkeiten vor allem in seinem Trinkverhalten veranlassen seine alarmierten Eltern am Silvesternachmittag eine Untersuchung im Krankenhaus, was dazu führt, dass er mit einem extrem schlechten Zuckerwert gleich im Krankenhaus bleiben muss – und eine Zuschreibung als chronisch Erkrankter erhält. Nach einem mehrwöchigen – dominant als krisenhaft erlebten – Aufenthalt wird Frank Aichinger aus dem Krankenhaus entlassen. Auffällig im Interview ist dann, dass der Erzähler die Lebensphase nach der Entlassung aus dem Krankenhaus mit starken Relativierungsmarkierern in den Auswirkungen der Krankheit auf seine Lebensführung herabstufen möchte. Bereits diese Lebensphase wird vom Erzähler in einer Form dargestellt, die das Kontrollierbare, das Eingrenzbare an Diabetes mellitus betont. Erleidenserfahrungen werden in ihrer Relevanz herabgestuft. Es wird betont, wie einfach alles im Umgang mit der Erkrankung war:

> „Nur weil ich jetzt Diabetes habe, war ich nich krank oder war ich eh bedürftig, sondern mein Gott nee, ich hatte mal eh/ ich brauchte mehr Zeit, um mir ein bißchen was reinzudrücken, dann wars gut ja. Und das war denn och okay."

Dabei wird diese Lebensphase, die sich über zwei Jahre erstreckt, im Gegensatz zu den sechs Wochen Krankenhaus im Interview nur überaus kurz angesprochen. Nach einer Schilderung der besonders einschneidenden Krankenhausphase über drei Transkriptseiten (auf die weiter unten noch einmal eingegangen wird) schließt sich eine Darstellung der Lebensphase nach der Entlassung aus dem Krankenhaus über gerade einmal eine halbe Seite an. Wir erfahren nur wenig über die Lebensphase nach dem Krankenhausaufenthalt. Der Erzähler betont in der Darstellung dieser Lebensphase sehr stark seine Eigenständigkeit (wie überhaupt in jeder Lebensphase). Frank Aichinger scheint damals auch die Übernahme eines Selbstbildes als chronisch Kranker weitgehend abzulehnen und betont das auch seinen Eltern gegenüber. Faktisch läuft die langfristige Bearbeitung der Diabetes-Erkrankung aber anscheinend überhaupt nicht gut – nach zwei Jahren gerät Frank Aichinger in eine erneute gesundheitliche Krisenphase:

> „Nur dann war eben das Problem, der Zucker war schlecht, entgleist, Stoffwechsel war total im Arsch und eh die Werte waren völlig durcheinander."

Er wird dann im Krankenhaus neu eingestellt, muss fortan drei Mal am Tag Insulin spritzen. Interessant ist, dass die starke Verschlechterung seiner Gesundheit vom Erzähler selbst eigentheoretisch durch die Übernahme einer von ihm so verstandenen Erklärung der behandelnden Ärzte renormalisiert wird, nach der eine solche Verschlechterung letztlich normal und erwartbar gewesen sei, weil die Bauchspeicheldrüse im Laufe der Zeit weiter an Funktionsfähigkeit einbüße. Nun lässt sich aus soziologischer Sicht eine solche medizinische Erklärung letztlich auch nicht von der Hand weisen. Interessant bleibt jedoch trotzdem der Befund, dass Frank Aichinger die erneute Verschlechterung seines Gesundheitszustandes nicht in einen möglichen Zusammenhang mit seiner spezifischen Form der Lebensführung mit seiner Krankheit und der dahinter stehenden Haltung der Abschwächung des Krankheitscharakters und der eigenen Krankenrolle bringt. Zu den möglichen (weiteren) Bedingungen, die zur Verschlechterung beigetragen haben könnten, von ihm aber nicht (oder nur in Spuren) in den Blick genommen werden, gehört etwa sein starkes Streben nach Autonomie (in dieser Lebensphase und insgesamt). Der Erzähler betont im gesamten Interview sehr stark, wie wichtig ihm Eigenständigkeit und Individualität ist – als etwas, das ihm von seinem zweiten signifikanten anderen neben dem Bruder, seinem Vater, vermittelt worden sei. Er will mit seiner Erkrankung selbst klar kommen und lehnt etwa besondere Zuwendung seiner Mutter aufgrund seiner Erkrankung nach seinem ersten Krankenhausaufenthalt ab:

> „Also ich bin da raus gekommen (..) und eh meine Mutter war eben vom Fach und wollte immer gleich putzen, ich sage „Nö abhauen" oder so ähnlich und denn wars auch okay."

Zu den Zusammenhängen, die vom Erzähler nicht fokussiert werden, gehört, dass er anscheinend durch die offensive Betonung seiner Autonomie in der Krankheitsbearbeitung damals auch seine Eltern letztlich dazu bringt, seinen Fähigkeiten zur realistischen Einschätzung und Bearbeitung der Krankheit zu vertrauen und sich zurückzuhalten:

> „Ja, da hat sich nie einer drum gekümmert dann, es wurde vielleicht mal nachgefragt so eh, wie is das alles und wie sind deine Werte und is alles okay."

Das begünstigt natürlich die Möglichkeit, sich selbst gegenüber eine Ausblendungskulisse aufzubauen und aufrechtzuerhalten, die den tatsächlichen Krankheitscharakter verschleiert. Es kann vermutet werden, dass sein Umgang mit der Krankheit Kosten hat, die sich in der erneuten Verschlechterung seines gesundheitlichen Zustandes manifestieren. Frank Aichingers Umgang mit Diabetes funktionierte in dieser Lebensphase anscheinend doch nicht so gut, wie der Erzähler meint. Bis in die Zeit des Interviews wird von ihm nicht wirklich hinterfragt, ob es vielleicht einen eigenen Anteil an der Verschlechterung des Gesundheitszustandes gab und er sich möglicherweise doch zu wenig um seine Blutzuckerwerte gekümmert hat.

Und ein weiterer Aspekt ist von Interesse: Nach der erneuten Einstellung im Krankenhaus kommt er in Behandlung bei einer anderen niedergelassenen Diabetologin, die ihm dann die Umstellung auf eine flexible Insulintherapie vorschlägt. Interessant ist in der Darstellung der Lebensphase nach der Therapieumstellung, dass erst im Darstellungskontrast der flexiblen Insulintherapie zum Leben davor zum Ausdruck gebracht wird, dass die Lebensphase *davor* eben doch nicht so „easy" war:

> „Und eh, da wars eigentlich und daraufhin muß ich sagen, bin ich eigentlich erst klar gekommen. Daraufhin bin erst richtig klar gekommen, wo ich sage he jetzt is es ja eigentlich völlig easy. Ja, wenn du eben nich dann und dann isst, so dann isst de später ((klatscht)) denn machste das einfach. Dann kannst du das einfach, machst du das einfach und dann klappt das einfach. Dann is das völlig okay, völlig in Ordnung und dann geht das, ja. Und (.) in der Hinsicht muß ich sagen, bin ich eigentlich da erst mit klar gekommen."

Ein Stück weit werden die Normalisierungsbemühungen des Erzählers in der Darstellung der Zeit *vor* der Umstellung auf die flexible Insulintherapie davon konterkariert. Das ganze Interview ist durchsetzt von Normalisierungsbemühungen im oben beispielhaft aufgeführten Stile (alles ist „easy").

Offenbar hat sein Umgang mit der Erkrankung aber eben doch nicht in jeder Lebensphase so reibungslos funktioniert, wie er gern – sicher auch vor sich selbst und nicht als Täuschungskulisse dem Interviewer gegenüber – zum Ausdruck bringen möchte. Erst in die Darstellung der Zeit mit der flexiblen Insulintherapie wird eine Detaillierung zum Leben im starren Insulinmanagement eingeflochten, die das Problematische des Lebens mit Diabetes für den jungen Mann veranschaulicht, interessanterweise in indirekter Rede als Vorschlag der Diabetologin wiedergegeben:

> „Und eh wie gesagt, so geht das nich, denn so kann man damit nich leben, denn haste ja kein normales Leben. Denn die Zeit musste das machen, die Zeit musste das machen, die Zeit musste das machen, das is doch kein Leben. Das kannste total vergessen. Da kannste jar nichts machen, weil de genau weeßt, dann muss ich das und das machen und dann da und da das mithaben. So geht das nich, sondern die hat gesagt, wir müssen das anders machen, wir machen das auf ne konventionelle Tour/ eh unkonventionell und zwar eh dass man dann spritzt, wenn man isst in der Dosis, was man isst.“

(b) Im Alter von 14 Jahren wird Frank Aichinger also auf eine flexible Insulintherapie umgestellt. Auf der einen Seite verliert die Krankheit durch die Umstellung auf eine flexible Insulintherapie zwar an Wirkungskraft und Dramatik für den damals noch sehr jungen Frank Aichinger, was von ihm dankbar angenommen und durchaus als eine weitreichende Befreiung von Einschränkungen durch die Krankheit wahrgenommen und konzeptionalisiert wurde (und bis heute wird). Auf der anderen Seite wird ihm dadurch die Möglichkeit gegeben, in andere biographische Krisenphasen zu schlittern. Er prägt einen exzessiven Lebensstil aus, der durch Alkohol- und Drogenkonsum, konflikthaftes Verhalten in der Schule, das zur zeitweisen Verweisung von der Schule führt, Schulversagen bis hin zum Sitzenbleiben gekennzeichnet ist. Die Einweisung in ein Internat im Ausland durch die Eltern, gedacht als Versuch des Gegensteuerns, verschärft entgegen der Hoffnungen der Eltern die Verlaufskurvendynamik weiter – der Drogenkonsum intensiviert sich, häufiger Partnerinnenwechsel und weitgehendes Desinteresse an der Entwicklung der Schulkarriere kennzeichnen diese Lebensphase.

Die optimierte therapeutische Bearbeitung der Erkrankung wird so zum Bedingungsrahmen für andere Verlaufskurvenprozesse mit einschneidender Dynamik, wobei wichtig ist: Vom Biographieträger wird der Zusammenhang offensichtlich nicht durchschaut. Die Gier nach Erleben mag dabei durchaus – ebenfalls nur zum Teil reflektiert – vom Gefühl, an einer chronischen Erkrankung zu leiden, mitbedingt sein; es ist auffällig, wieviel Mühe sich der Informant gibt, den Krankheitscharakter herunterzustufen und die Auswirkungen der Erkrankung zu verharmlosen. Frank Aichinger sieht auf der einen Seite durchaus, dass ihm die flexible Insulintherapie Freiheiten im Lebensarrangement verschafft:

> „Denn hab ich ne Schulsperre gekriegt von zwei Wochen, weil eh (..) ich glaube dreißig Verwarnungen in zwei Monaten oder so, denn sagen se, wir machen ne Schulsperre. Und ich habe im Musikunterricht eh zwei Bahnen Koks gezogen damals. Und da hat mich der Musiklehrer bei gesehen und ich sage hier leck mich. Und eh, ich sag mal so, die Zeit war sehr krass. Also ich ich/ (..) ich war mit Diabetes überein, hab das ständig gemessen, hatte das unter Kontrolle, war also kein Problem. Hab dann eigentlich erst angefangen zu leben. Hab gesagt: Mensch is eigentlich richtig geil so alles. Ja und ich kann alles trinken, alles machen, alles geil."

Dass die Umstellung der Insulintherapie von ihm als Möglichkeit genutzt wird, nun weitgehend ohne krankheitsbedingte Einschränkungen eine problematische Lebensführung zu entwickeln, die biographische Kosten (z.B. für die Bildungs- und Berufskarriere) haben wird, wird von ihm allerdings in ihrer Problematik nicht in den Blick genommen und wird zu einem Teil der partiellen Ausblendungskulisse in der Reflexion des eigenen Lebens (vgl. zu diesem Aspekt der Fallgestalt auch Schütze 2016a: 158-159).

(c) Neben seinem Vater wird vor allem sein älterer Bruder vom Informanten als zentraler signifikanter Anderer (Mead 1973/orig. 1934) in die Darstellung eingeführt, der häufig als wichtige Bezugsperson zur Verfügung steht und in Perspektivenübernahme sein Wohlergehen im Blick hat. Diese Bedeutung des Bruders wird an mehreren konkreten Beispielen anschaulich verdeutlicht. Interessant ist dabei insbesondere eine Belegpassage, in der der Bruder mit Blick auf Erziehung und Kümmern in Kontrast zu den Eltern gebracht wird:

> „Ja und eh, sagen wer mal so, er war eben früher immer für mich da und eigentlich der wichtigste Bezug, den ich hatte. Ja weil er immer neutral war, immer sagen wer mal so, wenn ich abends ins Bett gegangen bin und durfte nich, weil ich so dick war und durfte nur son bisschen essen, hat er mir was zu essen gebracht und so weiter. Ja immer, wie soll ich sagen, er war immer darauf bedacht, dass es mir gut geht und daß alles in Ordnung is."

Hinsichtlich der Diabetes-Erkrankung ist bemerkenswert, dass vom Erzähler ausgerechnet als Beleg für die Fürsorge des Bruders angeführt wird, dass dieser ihm abends heimlich Essen bringt, obwohl die Eltern angesichts des (damaligen) Übergewichts Frank Aichingers eine diätische Ernährung für einen Gewichtsverlust durchsetzen wollten. Faktisch unterläuft der Bruder damit die Erziehungsmaßnahmen und Entwicklungsimpulse der Eltern. Es lässt sich leider anhand des empirischen Materials nicht klären, in welcher Lebensphase das dargestellte Verhalten zu verorten ist, vor oder nach der Diagnose von Diabetes mellitus. Aber so oder so ist es auffällig, dass der Erzähler mit Blick auf seine langjährige Erkrankung an Diabetes mellitus bis zum Zeitpunkt der Interviewsituation seinen Eltern an verschiedenen Stellen des Interviews mangelnde Fürsorge ihm gegenüber auf der

Grundlage von Beziehungsproblemen untereinander attestiert und in diesen Kontext auch die dargestellte Episode einordnet. Die Diätvorschriften der Eltern werden also gerade nicht als an sich durchaus sinnvolle Fürsorge hinsichtlich seiner Gesundheit gewertet. Vielmehr wird das Unterlaufen der Bemühungen der Eltern durch seinen älteren Bruder als Ausweis besonderer und umsichtiger Zuwendung betrachtet. Der darin liegende Widerspruch und sein Verhängnischarakter mit Blick auf die Diabetes-Erkrankung werden vom Erzähler offenbar nicht gesehen.

Allgemeiner fokussiert, lässt sich biographische Authentizität überzeugend dort verorten, wo in einem weitgehend selbstläufigen Darstellungszusammenhang *konkrete Erfahrungen* in Form detaillierter Erzählungen, Beschreibungen oder auch Argumentationen mit Belegdarstellungen geliefert werden (Schütze 2016/ orig. 1983: 55-73), weil es enorm aufwändig, anstrengend und in einer freiwilligen Interviewsituation auch unsinnig wäre, sich solche Darstellungen frei – und vor allem: widerspruchsfrei – auszudenken. Haltungen und Eigentheorien können dann an die Darstellung solcher konkreter Erfahrungen zurückgebunden (in ihnen kontextualisiert) werden. Das Aichinger-Interview ist auf der einen Seite durchsetzt von Normalisierungsbemühungen des Erzählers, die zum Ausdruck bringen sollen, wie gut und „normal" man mit Diabetes mellitus leben kann. Auf der anderen Seite kann sich der Erzähler der Dramatik und einschneidenden Kraft bestimmter Krankheitserfahrungen jedoch nicht entziehen. Die Phase der Diagnose der Krankheit und des damit verbundenen mehrwöchigen Krankenhausaufenthaltes im Alter von 12 Jahren, der oben bereits angesprochen worden ist, wird detailliert über drei Transkriptseiten dargelegt, mit hoher Selbstläufigkeit, in der das Belastende der Situation deutlich zum Ausdruck kommt. Neben dem Verweis auf Versuche, sich aktiv auf die Erkrankung einzustellen:

> „Ja und wie gesagt, gings los im Krankenhaus eben erst mal zu begreifen das war eben ne Station für Diabetes und Nierenkranke, aber eben Kinderstation und ja angefangen hats, sagen wer mal so, mit Büchern. Ich hab viel gelesen, viel Infomaterial so gekriegt,"

kommt an vielen Stellen das Belastende dieser Erleidensphase unmittelbar zum Ausdruck. Zwei Beispiele dafür mögen genügen:

> „Der erste Arzt kam denn zu mir ins Zimmer :„Pass auf du darfst keine Cola trinken, du darfst nie wieder ne Tafel Schokolade auf ex essen und du darfst das nich, das nich, das nich" (..) Okay, dacht ich, das kann jetzt nich dein Ernst sein oder, das kanns jetzt nich sein."

> „und denn auf einmal hab ich gedacht scheiße jetzt biste gebunden, jetzt biste hier und musst immer ne Spritze mithaben, musst immer irgendwas zu essen mithaben und

> musst dich immer an irgendwas halten, irgenwas messen, irgendwas tun. Du bist er-
> ledigt, ja. Und eh das war die ersten Tage, da hab ich gedacht. Nee, Das wars hier,
> abhaken, das hat jetzt alles gar keenen Sinn mehr."

Abgesehen davon, wird es in autobiographischen Stegreiferzählungen oft gerade auch dann analytisch besonders interessant, wenn der Erzählfluss in Unordnung gerät. Passagen, in denen die Erzählerin nicht mehr in der Lage ist, eine struktu- rierte, sich am chronologischen Ablauf orientierende Geschichte zu erzählen, ha- ben oft symptomatischen Charakter bzw. sind ein Ausdruck für Schwierigkeiten oder problematische Aspekte in der biographischen Verarbeitung der darzustel- lenden Erfahrungen (Schütze 2001). Hintergrundskonstruktionen sind Passagen, in denen die lineare Erzähllinie für eine (längere oder kürzere) Weile verlassen wird – sich also die Darstellung nicht mehr am zeitlichen Ablauf orientiert. Die Erzählerin verlässt die Haupterzähllinie und fügt thematisch etwas ein, was mit Blick auf die Chronologie der dargestellten Prozesse eigentlich an eine andere Stelle der Erzählung gehört. Häufig wird dann auf Ereignisse Bezug genommen, die chronologisch gesehen bereits früher hätten zur Sprache kommen müssen – dort aber interessanterweise nicht dargestellt worden sind (ebd).

Am Beispiel des Interviews mit Frank Aichinger soll abschließend die Dar- stellungsaktivität der Hintergrundskonstruktion kurz illustriert werden. Auch wenn es sich auf den ersten Blick weder um die Darstellung von Krankheitspro- zessen noch von Haltungen zu Krankheitsphänomenen handelt, zeigt die Analyse der biographischen Gesamtformung des Interviews die Relevanz der Familienge- schichte für Frank Aichingers Umgang mit seiner Erkrankung an Diabetes melli- tus auf. Sein oben bereits angeführtes starkes Streben nach Autonomie und sein Widerstreben, vorgezeichneten Verhaltensmustern zu folgen, finden hier eine wichtige Grundlegung. Der Erzähler betont zu Beginn seiner Erzählung mehrfach das Normale an seiner Kindheit:

> „Im Grunde genommen war alles sehr normal. (..) Also wie bei den meisten Familien
> och. Unterschied bei mir war vielleicht, daß eh meine Eltern also schon frühzeitig
> geschieden wurden. Was in meinem Leben auch einen wichtigen Punkt gespielt hat
> eh, ja, (..) sagen wer mal so, normal Kindergarten besucht, Kinderkrippe auch."

Der Umstand der Scheidung seiner Eltern während seiner frühen Kindheit wird zwar prägnant in die Erzählung eingeführt, allerdings kommt an dieser Stelle der Erzählung keine weitere Detailierung etwa zur Frage, wie die für ihn aus der Scheidung erwachsenen Folgen konkret ausgesehen haben („wichtigen Punkt"). Dieser thematische Aspekt wird vielmehr eingeklammert („sagen wer mal so"). Etwas später im Interview geht der Erzähler dann auf einen Umzug der Fa- milie ein, der für ihn mit einem Schulwechsel verbunden war:

Dann sind wer umgezogen nach Süd hier in Halle. Da haben wir denn ne größere Wohnung gekriegt, haben dafür / also sind dafür meine Eltern sind denn wieder zusammengezogen. Damals war ja mit Wohnungen immer das Problem/ eh [*er hatte ne eigene Wohnung, hat aber bei uns aber trotzdem gewohnt. Wie soll ich sagen, er war eigentlich immer da. Hatte trotzdem ne andere Wohnung. Hab ich och erst später erfahren, daß er ne andere Wohnung hatte.*
I: Aha
E: Aber es war damals so das Problem DDR-Zeiten ne Wohnung zu kriegen.
I: Ach, so.
E: Ja, und da hat er denn irgendwie eine gekriegt und hat die er denn auch geklammert und wir sind denn so mit einer Familie übereingekommen, weil die hatten sich auch scheiden lassen, daß der Mann die Wohnung kriegt von meinem Vater und wir dafür die große Wohnung nehmen aber alle dafür wieder zusammenziehen. (..) Joah, so is das denn auch gelaufen] (..) und eh, ja wie gesagt, daß war dann gleich also wie gesagt, eh drei Jahre nach der Schule. Ab der dritt/ vierten Klasse war ich in der neuen Schule dann.

Die Darstellung des Umzuges mit dem damit verbundenen Tausch zweier kleinerer Wohnungen für eine größere stellt den Erzähler nun vor das Problem, dem Interviewer erklären zu müssen, wieso die Familie zu diesem Zeitpunkt über zwei Wohnungen verfügte. In der eingefügten Hintergrundsbeschreibung (grau unterlegt) wird dann die für das Nachvollziehen des Wohnungstausches notwendige Information nachgeliefert: Im Zuge der Ehescheidung der Eltern war der Vater in eine eigene Wohnung gezogen. Es ist auffällig, dass erst an dieser Stelle der Erzählung ein konkreter Aspekt zur Ehescheidung in die Erzählung eingebracht wird, obwohl – wie angesprochen – die Ehescheidung selbst bereits ganz zu Beginn der Lebensgeschichte als relevante Lebensrahmung angesprochen worden war. Offenbar war in der ursprünglichen Erzählintention nicht vorgesehen, konkrete Erfahrungen oder Details des Lebens zu präsentieren, die mit der Scheidung verbunden waren. Durch die Plausibilitätslücke wird der Erzähler dann dazu gebracht, doch noch ein Detail zum Leben nach der Scheidung nachzuliefern – und interessanterweise an einer Stelle der Erzählung, an der die Familie wieder zu einem gemeinsamen Familienleben zurückfindet. Anscheinend lebten seine Eltern damals in einer ambivalenten, uneindeutigen Beziehung miteinander, auf deren Grundlagen sie sich nicht vollständig verlassen konnten, was sich ja auch schon in der Tatsache der Scheidung ausdrückt, die offenbar trotzdem nicht das Ende der Beziehung bedeutete. Es erscheint plausibel anzunehmen, dass das Ungesicherte in der Beziehung der Eltern, das sich im Rückzugsort einer eigenen Wohnung des Vaters ausdrückt, auch auf eine mehr oder weniger reflektierte Weise in der Lebenswelt der Kinder manifestiert hat, auch wenn – wie der Informant angibt – ihm damals die Tatsache einer eigenen Wohnung des Vaters nicht bewusst gewesen sei. Diese Erfahrung wollte der Informant offenbar zunächst aus seiner Erzählung ausklammern, sich in seiner Wiedererinnerung nicht darauf einlassen. Darin liegt ein recht überzeugender Hinweis darauf, dass die Ehescheidung der Eltern tatsächlich eine wichtige Erfahrung für Frank Aichinger darstellte, wie er gleich zu Beginn seiner Lebensgeschichte konstatiert. Die offenbar über Jahre andauernden Beziehungsprobleme der Eltern, die mit einer sehr wahrscheinlich aus Kindersicht schwer einzuschätzenden Diffusität der Beziehungsqualitäten in der Familie einhergingen, werden von Frank Achinger eigentheoretisch als ein Faktor eingeordnet, der ihn dazu gezwungen hat, sehr früh eigenständige Haltungen einzunehmen und sich nicht zu schnell auf die Meinungen anderer einzulassen (z.B. von Lehrer_innen). Damit bilden diese Erfahrungen einen zentralen Hintergrund für den Umgang Frank Aichingers mit seiner Erkrankung.

Fazit: Die so aufwendig im Interview zum Ausdruck gebrachte Haltung Frank Aichingers, dass man mit Diabetes mellitus bei einer gewissen Umsicht und unter Inanspruchnahme der modernen Medizin nahezu einschränkungsfrei leben kann und eigentlich nicht wirklich krank ist, muss sich messen lassen an konkreten Darstellungen – z.B. ausgebauten Detaillierungen zu konkreten Prozessen und Situationen. Die soziolinguistisch-biographieanalytische Betrachtung des Interviews zeigt deutlich auf, dass es immer wieder erhebliche Probleme und Krisen während der biographischen Entwicklung Frank Aichingers gab, die seine eigentheoretisch-argumentative Haltung zumindest teilweise konterkarieren. Man kann nicht davon sprechen, dass der junge Mann seine Erkrankung in ihren Auswirkungen weitgehend ausblendet. Allerdings zeigt das Interview ein intensives Ringen des Erzählers um eine Deutung der Krankheit, die die Relevanz der Erkrankung im Leben stark herabstuft und ein Selbstbild als (weitgehend) gesunder Mensch mit offenen biographischen Entwicklungshorizonten ermöglichen soll. Dabei werden ihm die Risiken einer solchen Haltung nicht bewusst.

Die im vorliegenden Beitrag angedeutete Erkenntnisperspektive ist nicht auf wissenschaftliche Forschung im Bereich der Medizinsoziologie beschränkt, natürlich gehen sensibilisierte Ärzt_innen und Angehörige in einer ähnlichen, wenngleich natürlich abkürzenden Weise vor. Schaut man sich allerdings an, wie wenig Zeit den Schilderungen von Patient_innen in Ärzt_in-Patient_in-Interaktionen durchschnittlich eingeräumt wird (z.B. Wilm u.a. 2004), muss davon ausgegangen werden, dass Ärzt_innen in ihren Fallanalysen in der Regel sehr schnell auf Kategorien der spezifischen höhersymbolischen Sinnwelt ihrer Profession (Schütze 2013, 2015) zurückgreifen. In dieser Vorgehensweise liegt die Gefahr, Äußerungen von Patient_innen als empirische Basis für die ärztliche Einschätzung zu nutzen, die nur schwach in der tatsächlichen Lebenspraxis der Patient_innen und in ihrer biographischen Einstellung auf die Krankheit verankert sind. Umgekehrt bleiben interessante Perspektiven auf den Fall unterbelichtet, die einen Blick hinter die Fassaden der Krankheitsgeschichten der Patient_innen ermöglichen würden (vgl. z.B. für die Soziale Arbeit: Schütze 2016/orig. 1993: 219-239).

Literatur

Betts, Sandra, Griffiths, Aled, Schütze, Fritz, and Strauss, Peter (2008): Biographical Counselling: An Introduction. In: European Studies on Inequalities and Social Cohesion. 1/2/2008. Lodz University Press. 5-58.

Bergmann, Jörg (2006): Studies of Work. In: Rauner, Felix (Hrsg.): Handbuch Berufsbildungsforschung. Bielefeld: Bertelsmann: 640-646.

Corbin, Juliet/Strauss, Anselm (2004/1988): Weiterleben Lernen. Verlauf und Bewältigung chronischer Krankheit. Bern u.a.O.: Hans Huber.

Detka, Carsten (2011): Dimensionen des Erleidens. Handeln und Erleiden in Krankheitsprozessen. Opladen und Farmington Hills: Verlag Barbara Budrich.

Detka, Carsten (2016): Mark Twains Dinnerrede zu seinem 70. Geburtstag – eine kleine thematische Einstimmung in den Sammelband. In: Detka, Carsten (Hrsg.): Qualitative Gesundheitsforschung. Beispiele aus der interdisziplinären Forschungspraxis. Opladen: Budrich: 7-20.

Detka, Carsten/Ohlbrecht, Heike (2015): Erwerbsarbeit, Arbeitswelt und Gesundheit in modernen Gesellschaften. In: Sozialmagazin 07-08 2015, Themenheft Gesundheit und soziale Arbeit. 15-23.

Dewey, John (1958/orig. 1929): Experience and Nature. New York: Dover Publications

Faltermaier, Toni/Kühnlein, Irene/Burda-Viering, Matina (1998): Gesundheit im Alltag. Laienkompetenz in Gesundheitshandeln und Gesundheitsförderung. Weinheim, München: Juventa.

Garfinkel, Harold (2015/1967): Studies in Ethnomethodology. Cambridge: Polity Press.

Lucius-Hoene, Gabriele/Deppermann, Arnulf (2004): Rekonstruktion narrativer Identität. Ein Arbeitsbuch zur Analyse narrativer Interviews. Wiesbaden: Springer VS.

Kraimer, Klaus (2014): Fallrekonstruktive Soziale Arbeit. Ansätze, Methoden, Optionen. Ibbenbüren: Münstermann.

Mead, Georg Herbert (1973/1934): Geist, Identität und Gesellschaft. Frankfurt am Main: Suhrkamp.

Ohlbrecht, Heike (2016): Die qualitative Analyse von Gesundheit und Krankheit. In: Richter, Matthias/Hurrelmann, Klaus (Hrsg.): Soziologie von Gesundheit und Krankheit. Wiesbaden: Springer VS, S. 71-87.

Ohlbrecht, Heike/Bartel, Susanne (2016): Perspektiven qualitativer Gesundheitsforschung. In: Detka, Carsten (Hrsg.): Qualitative Gesundheitsforschung. Beispiele aus der interdisziplinären Forschungspraxis. Opladen: Budrich: 21-49.

Perleberg, Katrin/Schütze, Fritz/Heine, Victoria (2006): Sozialwissenschaftliche Biographieanalyse von chronisch kranken Patientinnen auf der empirischen Grundlage des autobiographisch-narrativen Interviews. In: Psychotherapie und Sozialwissenschaft. H. 1/2006. 95-145

Schütze, Fritz (1981): Prozeßstrukturen des Lebensablaufs. In: Matthes, Joachim/Pfeifenberger, Arno/Stosberg, Manfred (Hrsg.): Biographie in handlungswissenschaftlicher Perspektive. Kolloquium am sozialwissenschaftlichen Forschungszentrum der Universität Erlangen-Nürnberg. Nürnberg: Verlag der Nürnberger Forschungsvereinigung: 67-156.

Schütze, Fritz (2001): Rätselhafte Stellen im narrativen Interview. In: Handlung Kultur Interpretation. Jg. 10. H. 1/2001. 12-28.

Schütze, Fritz (2008): Biography Analysis on the Empirical Base of Autobiographical Narratives: How to Analyse Autobiographical Narrative Interviews. In: European Studies in Inequalities and Social Cohesion No. 1/2. 153-242, 243-298. No. 3/4. 6-77.

Schütze, Fritz (2013): Alltägliche Kategorisierungs-, Typisierungs- und Klassifikationstätigkeit der Ärzte als abgekürzte professionelle Erkenntnis- und Vermittlungszuwendung. In: Herzberg, Heidrun/Seltrecht, Astrid (Hrsg.): Der soziale Körper. Opladen: Budrich: 227-290.

Schütze, Fritz (2015): Sozialarbeit als professionelles Handeln auf der Basis von Fallanalyse. In: Neue Praxis. Zeitschrift für Sozialarbeit, Sozialpädagogik und Sozialpolitik. H. 3/2015. Lahnstein: Verlag Neue Praxis. 280-308.

Schütze, Fritz (2016a): Biographische Prozesse und biographische Arbeit als Ressourcen der Diagnose und Behandlung? In: Detka, Carsten (Hrsg.): Qualitative Gesundheitsforschung. Beispiele aus der interdisziplinären Forschungspraxis. Opladen: Budrich: 125-164.

Schütze, Fritz (2016b): Sozialwissenschaftliche Prozessanalyse. Grundlagen der qualitativen Sozialforschung. Opladen: Verlag Barbara Budrich (herausgegeben von Werner Fiedler und Heinz-Herrmann Krüger).

Schütze, Fritz (2016/1983): Biographieforschung und narratives Interview. In: Schütze, Fritz: Sozialwissenschaftliche Prozessanalyse. Grundlagen der qualitativen Sozialforschung. Opladen: Verlag Barbara Budrich: 55-73.

Schütze, Fritz (2016/1995): Verlaufskurven des Erleidens als Forschungsgegenstand der interpretativen Soziologie. In: Schütze, Fritz: Sozialwissenschaftliche Prozessanalyse. Grundlagen der qualitativen Sozialforschung. Opladen: Verlag Barbara Budrich: 117-149.

Schütze, Fritz (2016/1993): Die Fallanalyse. Zur wissenschaftlichen Fundierung einer klassischen Methode der sozialen Arbeit. In: Schütze, Fritz: Sozialwissenschaftliche Prozessanalyse. Grundlagen der qualitativen Sozialforschung. Opladen: Verlag Barbara Budrich: 219-239.

Schütze, Fritz (2016/2005): Eine sehr persönlich generalisierte Sicht auf qualitative Forschung. In: Schütze, Fritz: Sozialwissenschaftliche Prozessanalyse. Grundlagen der qualitativen Sozialforschung. Opladen: Verlag Barbara Budrich: 21-53.

Schütze, Fritz (2016/2008): Biography Analysis on the Empirical Base of Autobiographical Narratives: How to Analyse Autobiographical Narrative Interviews. In: Schütze, Fritz: Sozialwissenschaftliche Prozessanalyse. Grundlagen der qualitativen Sozialforschung. Opladen: Verlag Barbara Budrich: 75-115.

Schütze, Fritz/Detka, Carsten/Müller, Monika (2002): Zwischenbericht zum Forschungsprojekt Prozessanalyse der Diabetes-Behandlung in Sachsen-Anhalt. Eine qualitativ-sozialwissenschaftliche Untersuchung. Magdeburg: ISOZ. Otto-von-Guericke-Universität Magdeburg.

Seltrecht, Astrid/Nittel, Dieter (2013): Phänomenologie der Krankheiten: Brustkrebs und Herzinfarkt. In: Nittel, Dieter/Seltrecht, Astrid (Hrsg.): Krankheit: Lernen im Ausnahmezustand. Brustkrebs und Herzinfarkt aus interdisziplinärer Perspektive. Berlin und Heidelberg: Springer: 103-123.

Wilm, S./Knauf, A./Peters, T./Bahrs, O. (2004): Wann unterbricht der Hausarzt seine Patienten zu Beginn der Konsultation? In: Z Allg Med 2004. 80: 53-57.

Strategien im Umgang mit Krankheit. Zum Versuch einer Typologie im Rahmen sich wandelnder Arzt-Patienten-Interaktionen

Josephine Jellen, Heike Ohlbrecht, Torsten Winkler

Keywords: Arzt-Patienten-Interaktion, Gesundheitskultur, Krankheitsstrategien, qualitative Gesundheitsforschung

Abstract

Der Beitrag fokussiert auf den Wandel der Patientenrolle angesichts der Veränderungen im Krankheitsspektrum spätmoderner Gesellschaften. Die Zunahme von psychischen Erkrankungen und von chronischen Krankheiten führt zu neuen Herausforderungen für das Versorgungssystem, die Medizin und verändert die Patientinnenrolle[1]. Die neuen Ansprüche hinsichtlich der stärkeren „Pflicht zur Gesundheit" werden daraufhin diskutiert, inwiefern sich die Arzt-Patienten-Interaktion verändert. Patienten entwickeln im Umgang mit der sozialen Situation der Krankheit spezifische Strategien, die sich empirisch darstellen lassen.

1. Zum Wandel des Krankheitsspektrums und zu den daraus folgenden Herausforderungen

> „All das träfe auch dann zu, wenn Krankheit ein reines „Naturphänomen" wäre, wenn sie – wie der Wechsel des Wetters – in keinerlei Wechselwirkung mit motivierten zwischenmenschlichen Beziehungen stünde. Dann wäre Krankheit ein Ereignis, das den Menschen lediglich „zustieße", etwas, das Folgen hat, mit denen man sich auseinandersetzen muss, und Bedingungen, die man kontrollieren kann oder nicht; sie wäre aber in keiner Weise Ausdruck motivierten Verhaltens." (Parsons, 1958:11)

Fast unbemerkt von der Öffentlichkeit hat sich in den letzten Jahrzehnten ein grundlegender Wandel entfaltet, der nicht nur die Medizin und die Versorgungs-

---

1 Die männliche und weibliche Form werden im Sinne einer geschlechtersensiblen Schreibweise im Text variiert.

landschaft betrifft, sondern auch die individuellen Vorstellungen und Umgangsweisen mit so scheinbar alltäglichen Phänomenen wie *Gesund- oder Kranksein* verändert. In den letzten Jahrzehnten hat sich das Spektrum der relevanten Krankheiten und Gesundheitsrisiken stark verschoben und ist Ergebnis des epidemiologischen Übergangs (Wilkinson 2001), wie er für alle westlichen Industrienationen typisch ist und sich in einer Abnahme der Infektionskrankheiten und im Bedeutungszuwachs der chronisch-degenerativen Krankheiten sowie der psychischen Störungen und Auffälligkeiten zeigt. Laut der Weltgesundheitsorganisation (WHO 2016) sind chronische Erkrankungen bzw. nicht übertragbare Krankheiten wie Herz-Kreislauf-Erkrankungen, Schlaganfall, Diabetes oder Krebs weltweit die Haupttodesursache. 68 % der jährlich weltweiten Todesfälle sind auf chronische Erkrankungen zurückzuführen. Es wird davon ausgegangen, dass in Europa nicht übertragbare Krankheiten für 86 % der Todesfälle verantwortlich sind (WHO 2012). Chronische Erkrankungen[2] stellen die Patienten und das Versorgungssystem vor neue Herausforderungen. Allein schon durch die Chronizität und der damit verbundenen – mitunter lebenslangen – anhaltenden Perspektive des *Krankseins* sind vielfältige Anforderungen verbunden. Das „Weiterleben lernen" in Folge einer chronischen Erkrankung mit all den damit verbundenen Herausforderungen an biografische, identitätsbezogene sowie krankheitsbezogene Arbeiten (Corbin/Strauss 2010) verändert zuweilen erheblich die Sichtweisen auf das Selbst, die Biografie und das Leben (Ohlbrecht 2006). Allgemein führt der epidemiologische Wandel dazu, dass der Begriff der Krankheit inzwischen uneindeutig geworden ist: die ambivalente Dynamik medizinischen Fortschritts führt beispielsweise zu „gesünderen" chronisch Kranken (Aronowitz 1998) und gleichzeitig zu potenziell kranken Gesunden (z.B. durch Medikalisierungsprozesse in der Gesellschaft[3]). Ablesen lässt sich dieser Wandel an ‚neuen' Krankheiten wie ADHS oder Burnout, mit denen durchaus auch ‚alte' Phänomene erfasst werden, die ehemals nicht unter

---

2   Mit zunehmendem Lebensalter steigen das individuelle Krankheitsrisiko und auch das Risiko für das gleichzeitige Auftreten mehrerer chronischer Krankheiten (Multimorbidität), die Zunahme chronischer Krankheiten ist somit einerseits demographisch bedingt, andererseits stark von Faktoren der Lebensweise (sogenannte Zivilisationskrankheiten) und den Arbeitsbedingungen abhängig.

3   Krankheit als soziale Entität zu begreifen heißt auch zu hinterfragen *wann welche* Phänomene *wie* zu medizinischen Problemen erklärt werden. „Der Prozess, etwas zu einem medizinischem Faktum zu machen, trifft sowohl für ´reale´ Krankheiten wie Epilepsie, als auch für uneindeutigere Phänomene, wie Alkoholismus oder Akne zu." (Peter/Neubert 2016: 274). An diesen Prozessen sind viele Akteure beteiligt: Ist das Kind beispielsweise „nur" aufgeweckt, oder leidet es an ADHS oder bildet der Cholesterinwert einen glaubwürdigen Indikator ab, um schweren Erkrankungen frühzeitig Einhalt zu gebieten? Natürlich kann hier auf diese Fragen keine Antwort gegeben werden, allerdings machen sie deutlich, dass die Grenzziehung zwischen Krankheit und Gesundheit an Flexibilität gewonnen hat und Medikalisierungsprozesse eine große Rolle spielen (Conrad 2007).

die Rubrik Krankheit und damit auch nicht in den Zuständigkeitsbereich des medizinischen Systems fielen.

Zu dem Wandel des Krankheitsspektrums gehört des Weiteren eine Veränderung der krankheitsbedingten Prozessstrukturen. Viele Erkrankungen haben heute eine offenere Verlaufsdynamik, so dass das Leben mit bedingter Gesundheit bzw. das Leben unter der Bedingung andauernden Krankseins vielfältige Herausforderungen bereithält. Der Aspekt der Heilung beispielsweise im Sinne der kurativen Medizin rückt bei chronischen Erkrankungen in den Hintergrund, denn eine Heilung ist oftmals nicht möglich und daher werden Aspekte der Sicherung von Lebensqualität und Fragen des Umgangs mit der Situation des Krankseins (doing illness) bedeutsamer. Es gilt das Leben mit der Krankheit zu gestalten. Die Betroffenen, aber auch ihre Angehörigen und Familien stehen vor der Aufgabe, die Krankheit in die Biografie einzuordnen und das Leben wieder als „Ganzes" (Corbin/Strauss 2010) erlebbar zu machen. Dies erfordert ein hohes Maß an Identitätsarbeit (Ohlbrecht 2006), da Zukunftshorizonte und Lebenszeitstrukturen durch eine chronische Krankheit zumindest stark beeinflusst werden (Schaeffer 2009). Die Lebensgeschichte erhält eine neue anhaltende Dimension, die des Krankheitsverlaufs (trajectory); der Selbstverständlichkeit körperlicher Unversehrtheit wird u.U. der Boden entzogen und Selbstverständlichkeiten wandeln sich in Fragwürdigkeiten. All dies geht mit einer Störung des gewohnten Alltagslebens und der unhinterfragten Annahme eines „immer weiter so" (Schütz 1972) und mit einer Unterbrechung der Kontinuität des Selbst (Charmaz 1991; Hildenbrand 1983) einher. Die Diagnose einer (chronischen) Erkrankung kann daher als Eintritt in eine „neue soziale Situation" (Bury 2009: 78) verstanden werden, die von vielen Betroffenen auch als Eintauchen in eine krankheitsspezifische Sonderwelt beschrieben wird, die Familie und soziales Umfeld neu ordnet (Öhman/Söderberg 2004; Schönberger/Kardorff 2004). Die Lebenssituation von chronisch Kranken ist damit nicht vorrangig durch eine vorübergehende Krankheit und das Bemühen um Gesundung bestimmt, sondern die Krankheit ergreift das Leben (Schaeffer 2009).

2. Gesundheit und Krankheit

Gesundheit wird als höchstes Gut angestrebt und lässt sich als Phänomen schwer fassen (allenthalben als eine Art Zustand des „Schweigens der Organe", diese Formulierung wird dem französischen Chirurgen René Leriche [1879-1955] zugeschrieben), Krankheit ist der Negativhorizont, vor welchem die Gesundheit umso stärker erstrahlt. Häufig folgen vor allem auf die Diagnose einer schweren chronischen Erkrankung biografische Einbrüche, die für Patientinnen mit erheblichen Belastungen einhergehen. Der Körper wird mitunter von der Krankheit nach außen hin „gezeichnet" und der damit oft einhergehende Verlust selbstverständlicher körperlicher Aktivitäten, das Auftreten von Schmerzen und eine neue Aufmerksamkeit nach der der Körper verlangt, verändern das eigene Körperempfinden (Hoffman-Riem 1994).

Krankheiten irritieren sehr häufig das bisherige Leben im Sinne des „immer weiter so". Allerdings kann, wenn auch mit allen Vorbehalten, festgehalten werden, dass Krankheit ebenso eine strukturierende und soziale Funktion hat, die Orientierung darin bieten kann, wie das Individuum sich in die Welt gestellt und integriert erlebt. Krankheit ist, soviel sollte bisher deutlich geworden sein, eben nicht nur eine medizinisch geprägte Kategorie, sondern unterliegt auch milieu- und lebensphasenspezifischer und nicht zuletzt geschlechtsspezifischer Deutungen, medizinischer Konstruktionen sowie professioneller Sichtweisen. Darüber hinaus ist Krankheit auch eine sozialrechtlich geregelte Kategorie und stellt für das Individuum eine spezifische soziale Situation dar, die zur Interpretation aufruft. So bleibt eins festzuhalten: Krankheit ist, wie Parsons im Eingangszitat bereits festhielt, kein „Naturphänomen" das unabhängig von gesellschaftlichen Wahrnehmungen, Deutungen und Verpflichtungen, einfach kommt und geht. Denn die Bearbeitung von Krankheit (Corbin/Strauss 2010) aber auch ihre Entstehung (Wilkinson 2001; Marmot 2005) ist von sozialen Prozessen und Determinanten durchzogen. Hinlänglich wurde beispielsweise der Zusammenhang zwischen Gesundheit und sozialer Ungleichheit empirisch belegt (Hurrelmann/Richter 2016), soziale Settings im Gesundheitsbereich analysiert und die Auswirkungen von chronischen Erkrankungen auf die Biografien untersucht (Nittel/Seltrecht 2013; Schaeffer 2009).

Die Herstellung und Aufrechterhaltung von Gesundheit wird individuell wie gesellschaftlich als ein wünschenswertes Ziel formuliert; ihre Bedeutung hat sich jedoch verändert (Ohlbrecht/Winkler 2016). Gesundheit wird in spätmodernen Gesellschaften zur obligatorischen Aufgabe sowie Pflicht und der Körper zur Projektionsfläche z.B. von demonstrierter Fitness (Kardorff/Ohlbrecht 2007; Schroer/Wilde 2016). Seit Mitte der 1990er Jahre lässt sich eine auch aus Kostengründen propagierte aktivierende Gesundheits- und Sozialpolitik beobachten, die auf verstärkte Eigeninitiative, Selbstverantwortung und Selbstbeteiligung des Patienten setzt und den Patienten in seiner Rolle als aktiven Konsumenten betrachtet, die gezielt gefördert werden soll (Kickbusch 2006; Ohlbrecht/Schönberger 2010).

Aus einer soziologischen Perspektive heraus bezeichnet Parsons (1958) Gesundheit als eine funktionale Vorbedingung gesellschaftlichen Funktionierens, d.h. Gesundheit ist die Voraussetzung dafür, dass Individuen ihre vielfältigen sozialen Rollen erfüllen können. Krankheit hingegen ist ein Zustand, der Einschränkungen auf somatischer aber auch sozialer und individueller Ebene für das Individuum mit sich bringt und dazu führt, dass es seinen Rollen nicht mehr oder nur in Teilen gerecht werden kann. Krankheit bildet gleichsam einen Zustand, der als deviantes Verhalten (ein Mensch verhält sich aus gesundheitlichen Gründen anders, als es von seinem sozialen Umfeld bislang von ihm erwartet wurde) (Borgetto 2016: 370) zu lesen und schnellstmöglich zu beheben ist. Parsons konzipiert die Krankenrolle als transitorisch und räumt im Zusammenhang der Behandlung einer Krankheit sowohl der Ärztin als auch dem Patienten Rechte ein und schreibt ihnen zugleich Pflichten zu, die sie im Rahmen ihrer sozialen Rollen wahrnehmen können bzw. zu erfüllen haben. Eine Rollenerleichterung ist, dass Patienten insofern sie ärztlich attestiert krank sind - für das abweichende Verhalten, welches sie durch die Krankheit zeigen *nicht* verantwortlich gemacht werden. So sind krankheitsbedingte Fehltage im beruflichen Kontext akzeptiert, solange sie ärztlich bestätigt sind, grundloses Fernbleiben vom Arbeitsplatz hingegen ein Kündigungsgrund. Gleichzeitig ist der Patient jedoch dazu verpflichtet, bei der Genesung aktiv mitzuwirken, dazu eine Ärztin zu konsultieren und deren Behandlungskonzept im Sinne der Compliance/Adhärenz zu befolgen. Der Patientin wird ein Ausschließlichkeits- und Vertrauensverhältnis zur Ärztin zugeschrieben, welches wiederum die Behandelnde dazu verpflichtet zum Wohle der Patientin zu agieren (Parsons 1958).

Das Parsonsche Modell, welches die Arzt- und Krankenrolle noch für akute Krankheiten konzipierte, wird weiterhin in der Medizin breit rezipiert und wurde inzwischen vielfach kritisiert[4]. Beispielsweise ist die Krankenrolle nicht mehr allein transitorisch zu betrachten, wie die neuen Krankheitsmuster zeigen. Weitgehend unbeachtet bleibt in Parsons Modell, dass die Einnahme der Patientenrolle nicht aus der Krankheit heraus entsteht, sondern sozial voraussetzungsvoll ist. Spätestens seit den Arbeiten Erving Goffmans (1973a) wurde deutlich, dass die spezifischen Möglichkeiten der Ausgestaltung der Patientenrolle in die Institutionen eingeschrieben sind. Trotz der widrigsten Umstände - Goffman zeigt dies anhand der Anstaltspsychiatrie der späten 1950er und frühen 1960er Jahre in den USA, die er als totale Institution beschreibt - versucht zumindest ein Teil der Patienten Mechanismen zu entwickeln, um dem in der Institution und durch die Krankheit gleichermaßen drohenden Identitätsverlust entgegen zu wirken und Teile ihrer Identität zu bewahren (Goffman 1973a).

---

4   Insbesondere wurde die Komponente der nicht beachteten Zeitlichkeit im Verlauf chronischer Krankheiten kritisiert, da Parsons die Abfolge des Krankheits- und Behandlungsverlaufs in der Heilung der Krankheit enden lässt. Angesichts des epidemiologischen Wandels verändert sich jedoch diese Zeitlichkeit, da chronisch Erkrankte, wenn auch in unterschiedlicher Intensität, dauerhaft bzw. langfristig behandlungsbedürftig bleiben. Parsons' hat auf diese Kritik reagiert, bleibt aber in der Betrachtung von chronischen Erkrankungen unbestimmt (Parsons 1975) und defizitär, so geht nach Parsons „[...] bei chronischer Krankheit [...] ein limitiertes Feld gesellschaftlicher Verortungen für den Betroffenen dauerhaft verloren oder [es wird] eingeschränkt, während ein allerdings langfristig schrumpfendes Feld sozialer Rollenreziprozität beibehalten [...]" (Gerhardt 1991: 181) wird.

Betonte Parsons noch die Nicht-Zuschreibung der Verantwortung für das krankheitsbedingte deviante Verhalten, wird dies in neueren Diskursen in Frage gestellt. Patienten werden verstärkt individuell in die Pflicht für den eigenen Gesundheitszustand genommen (Borgetto 2016).

Der Umgang mit einer Krankheit und der Patientenrolle seitens der Erkrankten kann sich dementsprechend in unterschiedlichen Dimensionen und Facetten zeigen und wurde im Kontext des Arzt-Patient-Verhältnisses hinlänglich empirisch betrachtet (ten Have 2006, Chatwin et al. 2001; Fong Ha et al. 2010). Aspekte des doing illness, der interaktiven Ausgestaltung sowie der performativen Hervorbringung von Krankheit sind bisher weniger stark untersucht worden und die Frage wie die Bearbeitung von Krankheit (im Sinne des doing illness) in weiteren sozialen Kontexten, wie beispielsweise der Arbeitswelt, verhandelt wird, stellt eine zukünftige Herausforderung für die Forschung dar.

3.   Die Patientenrolle im Wandel

Mit dem Wandel der Krankheitsspektren und -muster veränderte sich die Rolle des Patienten. Neue Herausforderungen, wie beispielsweise die Verantwortlichkeit für die eigene Gesundheit (Borgetto 2016) und die Bearbeitung chronischer Erkrankungen werden für die Patienten selbst zur Aufgabe. Fand sich der Patient in den 1950/60er Jahren noch in einem paternalistischen Behandlungskontext wieder, so wird ihm nun ein größeres Handlungs- und Entscheidungsspektrum bei der Behandlung von Krankheit aber auch der Aufrechterhaltung der eigenen Gesundheit zuteil. Allerdings birgt die Verantwortungsübergabe und -übernahme auch Risiken hinsichtlich der Befähigung zur Wahrnehmung dieser Aufgaben. So zeigt sich beispielsweise, dass Menschen in unteren sozialen Schichten zwar häufiger von Krankheit betroffen sind, sie jedoch seltener auf Versorgungsleistungen zurückgreifen (Klein/von dem Knesebeck 2016) und weniger stark von präventiven Maßnahmen profitieren. Nicht nur die Patientinnenrolle, auch das Gesundheitssystem und seine weiteren Akteure unterliegen einem stetigen Wandel[5]. Für die Rolle des Arztes zeichnet sich ab, dass diese stärker den Charakter einer Dienstleistung annimmt (Borgetto 2007). Gleichzeitig befördern Standardisierungsverfahren eine Neuausrichtung des Professionsverständnisses von Ärzten, die sich zwischen vereinheitlichten Behandlungs- und Diagnoseverfahren und der damit in den Hintergrund rückenden autonomen Handlungsweise befinden (Pfaff/Scheibler

---

5   Wenn es um Phänomene der sozialen Konstruktion von Krankheit geht spielen Ärztinnen und
     Patienten eine entscheidende Rolle, aber auch andere Professionen wie Pflege, Therapie etc. sowie Arenen wie Medien, Selbsthilfegruppen, politische Debatten, Subgruppen etc. sind nicht zu
     vernachlässigen; können in diesem Aufsatz jedoch hinsichtlich ihrer Deutungsmächtigkeit nicht
     weiter verfolgt werden.

2006). Dies tritt insbesondere dann hervor, wenn sich Ärztinnen den individuellen Reaktionen der Patienten auf Krankheit und ihre soziale Rahmung durch Familie sowie Arbeit gegenübergestellt sehen und gleichzeitig an unreflektierte Standardisierungen und evidenzbasierte Leitlinien der akademischen Medizin gebunden sind (vgl. von Kardorff in diesem Band).

Der Trend zur stärkeren Einbindung des (chronisch kranken) Patienten in die Bearbeitung seiner Krankheit und der Kampf von Patienten und Betroffenen um mehr Mitsprache und Entscheidungsmacht (Selbsthilfebewegung) führt zu einer aktiveren Verantwortungsübernahme und -übergabe: die mündige Patientin tritt auf den Plan. Durch die stärkere Patienteneinbindung verändert sich das paternalistisch geprägte Arzt-Patienten-Verhältnis und verschiebt sich verstärkt in Richtung einer Arbeitsallianz. Der Patient nimmt eine aktivere Rolle in der Arzt-Patienten-Interaktion ein, da er „als Koproduzent seiner Gesundheit" (Badura/Feuerstein 1994) in die Pflicht genommen wird. Nicht nur die Compliance in der Behandlung mit dem Ziel der schnellen Genesung, sondern auch das vorausschauende, die Lebensgestaltung und das Gesundheitsverhalten betreffende Verhalten werden in die Hände der Erkrankten gelegt. Deutlich zeigt sich dieser Wandel auch in der Abkehr vom Compliance-Begriff, der verstärkt durch das Adhärenz-Konzept abgelöst wird. Nicht mehr das reine Befolgen der ärztlichen Anordnungen führt zum Behandlungsergebnis. Die aktive Einbindung individueller Bedarfe seitens der Patientin in das Behandlungskonzept wird, nicht zuletzt wegen des Wandels des Krankheitsspektrums, im Adhärenzkonzept zum zentralen Moment in der Aushandlung zwischen Ärztin und Patientin (Hartung/Rosenbrock 2012).

Aber auch die Aneignung von Krankheitswissen seitens der Patienten, die immer selbstständiger und selbstbewusster im Umgang mit diesem Wissen werden und eben nicht in einer paternalistischen Arzt-Patienten-Beziehung verharren, wird in der Figur des informierten Patienten deutlich, der versiert Internetportale nutzt, sich Fachliteratur im Netz besorgt und die Inanspruchnahme von Leistungen (gern auch von Zweitmeinungen etc.[6]) selbst steuert. Patienten wandeln sich vom „Benutzer [des Gesundheitssystems zu denjenigen,] die die Herrschaft über die Nutzung erlangt haben" (Herzlich 1991: 302).

So sind Patienten nicht mehr nur passive Nutzer, sie treten als Konsumenten von Gesundheitsleistungen im Rahmen einer allgemeinen Vermarktlichung von Gesundheitsdiensten nunmehr in den Vordergrund (Rosenbrock 2001; Rosenbrock/Hartung 2012). Sie sollen dazu befähigt werden aus einer Vielzahl von medizinischen Versorgungsleistungen souverän die für sie geeignetsten Leistungen

---

6   Das Inanspruchnahmeverhalten ärztlicher Leistungen von Patienten wird vielfach diskutiert (Klein/von dem Knesebeck 2016). Kritisiert wird zum einen, wie häufig das Versorgungssystem in Anspruch genommen wird, aber auch das Phänomen des Ärzte-Hoppings, bei dem unterschiedliche Mediziner aufgrund der gleichen Erkrankung aufgesucht werden (Borgetto/Kälbe 2007).

zu selektieren und in Anspruch zu nehmen. Durch diese marktwirtschaftliche Perspektive des Arzt-Patienten-Verhältnisses erscheinen Unterschiede zu gewöhnlichen Dienstleistungen lediglich darin, dass sich der Patient einem Versorgungsmonopol entgegengestellt sieht, das von einem besonderen Vertrauensverhältnis geprägt ist (Hurrelmann/von Reibnitz et al. 2001). Für die Patientinnen bedeutet dies auf den ersten Blick eine erhöhte Transparenz, mehr Wahlmöglichkeiten und Selbstbestimmung (Kardorff 2004). Diese zunächst positiven Effekte nehmen den Patienten jedoch ebenso in die Pflicht „Verhaltenslasten und Kosten" (Rosenbrock 2001: 26) übernehmen zu müssen und führen zu einer Individualisierung sozialer Krisen.

Mit der Verantwortungsübernahme des Patienten für seine Genesung steigt ebenso die zunehmende Bedeutung präventiver Maßnahmen in der Medizin. Das gesunde als *noch* gesundes Individuum hat aktiv an der Aufrechterhaltung seiner Gesundheit mitzuwirken (Borgetto 2016). Das unmittelbare Gesundheitsverhalten, wie beispielsweise Ernährungsgewohnheiten, Sport sowie Alkohol- und Tabakkonsum, findet mehr Beachtung, aber auch die Gesundheitsförderung durch unterschiedliche Dienstleistungen und Warengüter oder auch neue Phänomene wie das gesundheitliche self-tracking sind verstärkt zu beobachten (Rosenbrock 2001). Gesundheit als ein aktiv aufrechtzuerhaltender Status wird somit zur Quelle des Konsums in der Gesundheitsgesellschaft (Kickbusch 2006).
Sind Individuen nun für ihre Gesundheit verstärkt selbst verantwortlich, so gilt für den Krankheitsfall, dass Krankheit nun nicht mehr im Parsons'schen Sinne ein zeitlich begrenzter Kompetenzverlust (Borgetto 2016) ist, sondern ebenso einen Aufgabenbereich darstellt, den es weitestgehend selbstständig zu strukturieren, zu managen und biografisch einzubetten gilt. Dies kann Asymmetrien in der Hilfebeziehung allerdings nicht aufheben. Jenseits von modernen Patientenkonzepten, wie dem Patienten als Konsumenten, dem Consent Decision Making usw. bleibt ein Gefälle zwischen dem Laien- und Expertenwissen bestehen (Kardorff 2012) und steht dem spätmodernen Ideal, der Verantwortlichkeit für das eigene (gelingende) Leben und der gesundheitlichen Verfasstheit, gegenüber.

Zwar entstehen durch die Umverteilung von Verantwortlichkeit in der Arzt-Patienten-Beziehung mehr Handlungsspielräume für die Patienten; ihnen wird als Gegenzug allerdings eine größere, auch gesetzliche Verantwortung für das eigene Wohlergehen zugemutet (Borgetto 2016). Diese Prozesse übersehen, dass Risikofaktoren für chronisch degenerative Erkrankungen einem sozialen Gradienten folgen (Marmot 2005) und die Einbindung sowie die Übertragung von Verantwortung für die eigene Gesundheit auf die Erkrankten in sozioökonomisch benachteiligten und bildungsfernen Milieus nicht zur Verbesserung des Gesundheitsstatus führt, so lange sozioökonomische und gesundheitliche Ungleichheiten nicht aktiv verringert werden (Mackenbach 2008). Somit wird das Individuum in die Pflicht genommen, auch wenn Ressourcen und Bewältigungsmechanismen fehlen, um der erwarteten und mehr noch zugemuteten Rolle des mündigen Patienten gerecht zu werden. Die Arbeit an der Befähigung zur Eigenverantwortung, das Aufspüren von Ressourcen und Kompetenzen verharrt als Norm, die ihren Weg in die therapeutische Mitarbeit nicht (problemlos) finden kann (Kristenson 2008).

4. Gesundheitskulturen

Die Veränderungen in der Patientenrolle können als symptomatisch für einen sich wandelnden Umgang mit Gesundheit und Krankheit gesehen werden. Eingebettet sind die Ausgestaltungen der jeweiligen Patientenrolle in umfassendere sozial konturierte Gesundheitskulturen. Als *Gesundheitskultur* soll in Anlehnung an einen bedeutungs- und wissensorientierten Kulturbegriff ein Komplex von Sinnsystemen oder von symbolischen Ordnungen verstanden werden, mit denen sich die Handelnden ihre Wirklichkeit als bedeutungsvoll erschaffen und die in Form von Wissensordnungen ihr gesundheitsrelevantes Handeln ermöglichen und gleichzeitig einschränken. Diese Gesundheitskulturen nehmen Einfluss auf die Wahrnehmung von Beschwerden und Symptomen, schlagen sich in den individuellen Leib-Körperkonzepten nieder und sind konstitutiv für den Umgang mit Krankheit und Gesundheit. Konzepte wie subjektive Theorien[7] (Faltermaier 2016), Patientenkarrieren[8] (Gerhardt 1986) und/oder Trajectories (Corbin/Strauss 2010) sind eingebettet in Gesundheitskulturen, die habitualisierte Formen des Umgangs mit Krankheit und Gesundheit erst ermöglichen und sich in spezifischen *Strategien* des Umgangs mit einer Erkrankung niederschlagen. Krankheit kann daher als soziale Ausdrucksgestalt verstanden werden, die verbunden ist mit sozial erworbenen Gesundheitskulturen.[9] Im Umgang mit Krankheiten – so unsere These – zeigen sich

---

7   Patientinnen entwickeln subjektive Theorien zu ‚ihren' Erkrankungen, deren Verlauf und der jeweiligen Dauer. Annahmen über Zusammenhänge zwischen Krankheit und psychosozialen Faktoren werden aus der Patientenperspektive heraus betrachtet. Aneignungsprozesse im Sinne von Expertenwissen über die Krankheit zeichnen sich hingegen als Gesundheitskompetenz aus, welches sich als wertvoll für das Verständnis von Behandlungskonzepten und Abläufen im Gesundheitssystem erweist (Faltermaier 2016).

8   Der Begriff ‚Patientenkarriere' orientiert sich an der Wechselwirkung biografischer Verläufe, die durch chronische Erkrankungen geprägt sind und gesellschaftlicher Strukturen, die in das Erleben und die Bewältigung der Krankheit hineinreichen (Gerhardt 1986). Goffman versteht unter dem Karrierebegriff einen ähnlichen Mechanismus und erfasst die Wechselseitigkeit von Privatem und Öffentlichkeit, da Karrieren ebenso Selbstbilder als auch offizielle Positionen und rechtliche Konstellationen umfassen. Sie umfassen „[...] einmalige Resultate [die] zugunsten derjenigen langfristigen Veränderungen vernachlässigt [werden], die für alle Mitglieder einer sozialen Kategorie grundlegend und allgemein gültig sind." (Goffman 1973a: 127).

9   Konzepte von Krankheit und Gesundheit in ihren unterschiedlichsten Facetten können sich ebenso in sozialen Repräsentationen widerspiegeln. Soziale Repräsentationen nehmen „den Menschen [in den Fokus], soweit er Fragen stellt und Antworten sucht oder denkt und nicht, soweit er Informationen verarbeitet oder sich verhält. Präziser ausgedrückt, soweit sein Ziel nicht

empirisch beschreibbare inkorporierte habitualisierte Muster, die eingebettet in milieuspezifische Gesundheitskulturen, sich als Strategien identifizieren lassen.

Wir lehnen uns im Folgenden an den von Goffman entwickelten Begriff der *strategischen Interaktion* an (1985). Goffman zeigt auf, dass jede Interaktion als soziale Situation zu deuten ist, die einer unsichtbaren Struktur folgt. Eine soziale Interaktion bildet einen Bereich sui generis, in welchem sich ein Regelwerk der Interaktion entfaltet. Goffmans Augenmerk liegt hierbei auf den situativen Regeln, die eben nicht oder nicht ausschließlich aus dem gesellschaftlichen Kontext der Situation heraus verstanden werden können (Knoblauch 2009) oder auf strukturelle Faktoren wie Milieuzugehörigkeit, Lebensstil etc. zurückführbar sind. Um in Interaktionen zu bestehen, müssen Akteure eine soziale Kompetenz demonstrieren, die Goffman als Interaktionskompetenz bezeichnet. Hiermit ist ein „‚Gespür' (Augenmaß, Fingerspitzengefühl) für objektiv limitierte und sanktionierte Spielräume" (Willems 1997: 71) gemeint. Pierre Bourdieu hat für diese Phänomene, die eben nicht planhaft, utilitaristisch auf ein Ziel hinauslaufen, sondern inkorporierte Handlungsmuster darstellen, den Begriff des Sinns/Interesse fürs Spiel geprägt. „Interesse heißt ‚dabeisein', teilnehmen, also annehmen, dass das Spiel das Spielen lohnt und dass die Einsätze, die aus dem Mitspielen und durch das Mitspielen entstehen, erstrebenswert sind; es heißt, das Spiel anzuerkennen und die Einsätze anzuerkennen." (Bourdieu 1998: 141).

Goffman zeigte des Weiteren auf, dass Akteure um erfolgreich interagieren zu können, strategisch agieren müssen und er analysierte die dafür notwendigen grundlegenden Basiskompetenzen *strategisch agierender Akteure* (Kurtz 2010: 12), wie z.B. die Blickwinkel aller beteiligter Personen an der Interaktion einnehmen zu können, Impulsivität unterdrücken zu können und „die Fähigkeit und Bereitschaft, in jeder Hinsicht zu täuschen, auch bezüglich der eigenen Fähigkeiten als Spieler" (Goffman 1981: 86).

Anders als Goffman nehmen wir nicht die situierten Regeln und Strategien[10] in den Blick – auch wenn Strategien stets in Interaktionen eingebettet sind bzw.

---

ist, sich zu verhalten, sondern zu verstehen." (Flick 1991: 27 f., zitiert nach Moscovici 1984: 15). Werden jedoch Gesundheitskulturen betrachtet, nehmen wir das Verhalten, die Verstehensprozesse und ihre Tradierungen in unterschiedlichen sozialen Welten in den Blick. Traditionelle und neue Praxen im Umgang mit Gesundheit und Krankheit schlagen sich in spezifischen Gesundheitskulturen nieder.

10 Unser Verständnis von Strategie weicht jedoch bezüglich der Zeitdimension von Goffmans Strategiebegriff ab: Goffman kommt zwar das Verdienst zu, ein angemessenes Verständnis der strategischen Dimension des Handelns herausgearbeitet zu haben, das eben nichts mit dem *rationalen* Akteur zu tun hat, wie es beispielsweise im Rahmen der Rational Choice Theorie konstruiert wird, und das mit der Betonung der Bedingungen, Formen und Funktion des Rollen*spiels* tatsächliches Handeln auch nicht in den *normativen* Aspekten der strukturtheoretischen Rollenanalyse, wie sie z.B. Parsons vertritt, aufgehen lässt. Aber er hat im Rahmen seines interaktionistischen Ansatzes vor allem das „situierte Aktivitätssystem" (Goffman 1973b: 108) im Visier. Wir hingegen zielen mit Blick auf chronische Krankheiten auf eine anders gelagerte Zeitstruktur ab.

aus diesen heraus verstanden werden können – sondern betrachten die inkorporierten habituellen Muster des Umgangs mit Krankheit, die strategischen Charakter annehmen können. Diese latenten Muster, die in biografischer, familiengeschichtlicher und zuweilen auch in intergenerationaler Perspektive für den Verlauf prägend sind, das heißt, dass sie mit weitreichenden Folgen Möglichkeiten eröffnen, aber eben auch in Form von Selbstbindung verschließen, stehen im Vordergrund unseres Forschungsinteresses. Wir interessieren uns in diesem Zusammenhang für den „Sinn für das Spiel", den Patienten entwickeln müssen, um in den limitierten Spielräumen der sozialen Felder der Medizin, des Arbeitsplatzes, der Familie etc. eigene Handlungsspielräume ausloten zu können.

Wir wollen uns im folgenden - neben den bewusst strategisch motivierten Handlungen im Umgang mit Krankheit, auch mit den sozialen Handlungen befassen, die erst rekonstruktiv als strategische Interaktion herausgearbeitet werden können - die für sich genommen mal bewusst strategisch, mal ungewusst der Logik eines habitualisierten Lebensentwurfs folgen und damit Handlungslinien in einem strategischen Feld darstellen. Der habitualisierte Umgang mit Krankheiten in Form von (latenten) Strategien zeigt sich unseres Erachtens insbesondere bei den „neuen" Krankheitsbildern, wie psychischen und allgemein chronischen Erkrankungen. Kann eine Krankheit als Ressource verwendet werden um z.B. Exit from Work (Bartel 2017) zu erreichen, bestimmte sozialrechtliche Bedarfe geltend zu machen etc. bezeichnen wir diese Patienten als *strategische Patienten*[11]. Diese Strategien stellen i.d.R. latente Bearbeitungsmuster der sozialen Situation Krankheit da.

5. Versuch einer Typologie von Strategien im Umgang mit Krankheit

Aus unterschiedlichen empirischen Beobachtungen lassen sich bisher folgende idealtypische Ausprägungen (Weber 1914) des strategischen Patienten darstellen, die es in weiteren empirischen Studien zu untersuchen gilt.

- *Krankheit als Berechtigungsstrategie*

Erkrankungen können alternative (biografische) Handlungen und einen erleichterten Zugang zu sonst versperrten Ressourcen ermöglichen. Die Krankheit als Berechtigung für einen vereinfachten aber dennoch wohl begründeten Zugang zu bestimmten gesundheitsrelevanten Leistungen und zur Berechtigung der Nutzung

---

11   Hier soll nicht unterstellt werden, dass diese Patientinnen die Krankheit bewusst als Handlungsschema in Anschlag bringen, um sich Sozialleistungen zu „erschleichen" oder ähnliches. Dass sich dies in einer qualitativ-empirischen Rekonstruktion als „strategisch", z.B. als selbstwertdienlich etc. erweisen kann ist eine andere Frage.

des sozialstaatlichen Unterstützungsapparates möchten wir kurz an einem Fallbeispiel aus einer biografischen Studie erläutern (Ohlbrecht/Reim 2016). Es handelt sich um eine Großfamilie, die sich seit Jahren und über Generationen im System der Familienhilfe und Gesundheitssorge bewegt und den „Eintrittsschlüssel" in diese Welten über die Aufrechterhaltung von Krankheiten und psychosozialen Auffälligkeiten – auch über Generation hinweg – erlangt. Das Familienoberhaupt (die Mutter) ist überzeugt davon, dass ein Gendefekt in der Familie vorliegt und dieser Gendefekt einerseits handlungsentlastend wirkt (die Lernschwierigkeiten der Kinder beispielsweise sind somit somatisch gerahmt) und andererseits erwachsen daraus Möglichkeiten der medizinischen, sonderpädagogischen und therapeutischen Unterstützung. Die Konsequenz ist die unbedingte Aufrechterhaltung der Krankheit in der Familie. „*Also alle [sieben Kinder der Familie] sind entwicklungsverzögert und also ham alle aus unserer Familie, beim letzten Kind wissen wer's noch nich. Aber das wird so sein, durchweg durch die Bank haben alle den Gendefekt. Ick find alle sollten gleich uf de Förderschule*" (Ohlbrecht/Reim 2016). Obwohl es für den Gendefekt keine diagnostische Bestätigung gibt, entwickeln die Familienmitglieder krankheitswertige Symptome. Die Krankheiten und Auffälligkeiten stabilisieren das Familiensystem, schließen es sozial ab und führen dazu, dass in der Folge selbst integrative oder gar inklusive Maßnahmen im Bildungsbereich kategorisch abgelehnt werden. Das zentrale Familienthema wird von der Biografin selbst wie folgt kategorisiert: „*aber dann weiß man wo es herkommt das liegt bei uns in der Familie, das mit der Armut und den Krankheiten*". Gleichzeitig ermöglichen die Krankheiten einen berechtigten Zugang zum System der Familienhilfe und zu therapeutischen Leistungen.

- *Krankheit als „Drohpotential", Streik/ Protest*

Vor dem Hintergrund der Flexibilisierung, Prekarisierung und Individualisierung von Arbeit, der unternehmerischen Verwaltung eigener Arbeitskraft und der damit einhergehenden neuen Anforderungen an das Individuum (Ohlbrecht/Detka 2015) nehmen gesundheitliche Belastungen der erwerbstätigen Bevölkerung zu (Siegrist 2015). Die Daten der Krankenkassen belegen einen anhaltend hohen Krankenstand und die Zunahme von chronischen und psychischen Erkrankungen (Meschede/Meyer 2016).

Das Phänomen des Präsentismus ist weit verbreitet und die Angst vor einem Arbeitsplatzverlust ist hoch in Deutschland, dennoch zeigt sich in einigen Branchen, womöglich in spezifischen Berufspositionen, dass die Krankschreibung ebenso ein wahrscheinlich letztes Mittel des Protests ist, eine Reaktion auf als problematisch wahrgenommene Arbeitsbedingungen.

Als Beispiel für diese Strategie von Individuen, Krankheit als Protestmittel einzusetzen, sei ein empirisches Beispiel aus einer ethnografischen Forschung im

Polizeidienst genannt (Jellen 2017). Im Spannungsfeld zwischen marktwirtschaftlichen Überlegungen und der Durchsetzung des Machtmonopols der polizeilichen Organisation erleben insbesondere die Polizeibeamten im Streifen- und Einsatzdienst die Auswirkungen der Ökonomisierungszwänge als eine Einschränkung ihres genuinen Aufgabenbereichs in einer Welt, die sie als immer undurchsichtiger, ausdifferenzierter und ungeordneter wahrnehmen. Gleichzeitig ist der Krankenstand innerhalb der Organisation enorm hoch und liegt bei circa 8,3 Prozent im Jahr 2012, wobei ein deutlicher Anstieg psychischer Erkrankungen zu verzeichnen ist (Bartsch et al. 2012). Trotz der mit Krankheit verbundenen leidvollen Erfahrung für den Polizeibeamten zeigen sich auch hier Mechanismen, die dem Idealtypus des *strategischen Patienten* folgen. Als mögliches Zeichen des Widerstands gegen nicht plausibilisierte (Personal-) Entscheidungen und die hierarchische Einflussnahme auf den Berufsalltag ist für die Beamten die Krankschreibung eine legitime Handlungsoption. Sie ermöglicht nicht nur die Flucht aus einer bestimmten beruflichen Situation. Die drohende Krankheit bzw. Krankschreibung kann als Einflussmöglichkeit nutzbar gemacht werden, um die Entscheidungsfindung der Vorgesetzten zu beeinflussen[12]. So wird die Krankheit zum Drohpotenzial und Mittel der Einflussnahme und bildet ein Interaktionselement zwischen Beamten sowie Vorgesetzten in einer stark hierarchisierten, wenig partizipativen Organisationsstruktur. Grenzen der Arbeitsbelastung, Dienstlegung etc. werden somit verhandelbar. Ein Beamter äußert sich dazu folgend: *„Die Krankschreibung ist die einzige Stellschraube, die man bedienen kann, ohne sich die Finger zu verbrennen"*. Auch in anderen Branchen scheinen Krankschreibungen als kollektives Drohpotential eingesetzt zu werden.[13]

- *Krankheit als Exit-Strategie und Flucht aus belastenden Arbeitsbedingungen*

Die Belastungssituationen in der Arbeitswelt insbesondere durch Arbeitsverdichtung, Digitalisierung und Flexibilisierung sind vielfach beschrieben worden (siehe den Beitrag von Ohlbrecht in diesem Band). Die Erschöpfung aufgrund von Arbeitsbedingungen und Arbeitswelten, in denen die Arbeitnehmenden z.T. vernutzt wurden, sind ebenso mehrfach diskutiert. Um sich der Arbeitswelt – zumindest auf Zeit – zu entziehen und sich eine Atempause aus einer belastenden Situation zu verschaffen, eignet sich Krankheit in besonderer Weise, da diese den sozial

---

12   Durch den besonderen Schutz im Rahmen der Verbeamtung müssen Polizisten nicht unbedingt befürchten aufgrund ihrer (häufigen) Krankschreibungen, wie in anderen Beschäftigungsverhältnissen möglich, ihren Arbeitsplatz zu verlieren. Eine Handlungsmöglichkeit sind jedoch Versetzungen.

13   Mitarbeiterinnen der Fluggesellschaft TUIfly reagierten im Jahr 2016 auf geplante Reformen mit massenhaften Krankschreibungen, die zu großen ökonomischen Einbußen führten. Die Einsetzung dieses Mittels als Drohpotential dürfte sich allerdings schnell erschöpfen.

tolerierten Ausstieg (auf Zeit) ermöglicht[14]. „Eine entscheidende Signalwirkung hat … die längerfristige Krankschreibung, denn sie übersetzt das subjektive Leiden in eine objektive Arbeitsunfähigkeit oder, anders formuliert, gesundheitliche Beschwerden wandeln sich erst durch eine Krankschreibung in ‚Krank-Sein' um." (Susanne Bartel in diesem Band). In einer Gesellschaft, die zentral und nahezu alleinig um die Erwerbsarbeit zentriert ist, gibt es wenige sozial nicht stigmatisierende Möglichkeiten sich der Arbeitswelt zu entziehen (zu den gesundheitsbedingten Ausstiegsprozessen siehe den Beitrag von Susanne Bartel in diesem Band). Diese von Betroffenen als eine Art Atempause erlebt Phase ist selbstverständlich hochriskant, da die Gefahr besteht, dass Arbeitgeber dies zum Anlass für im besten Falle Gesundheitsfördermaßnahmen und betriebliches Eingliederungsmanagement nehmen, im schlechtesten Fall als Anlass für Kündigungen betrachten. Darüber hinaus sind von längeren Krankheitsphasen selbstverständlich auch immer die Kollegen etc. betroffen, was zu Konflikten am Arbeitsplatz führen kann.

Paradoxerweise kann jedoch gerade eine Krankheit eine Auszeit „aus der Leidensspirale" einer stillgestellten Biografie, eines als unerträglich erlebten Arbeitsplatzes, einer als unglücklich erlebten familiären Situation etc. darstellen oder die Krankheit kann im Sinne von „sekundären Gewinnen" (Goffman 1975: 20), dafür genutzt werden „den Wettbewerb zu entrinnen […] [und] Schutz vor sozialer Verantwortung […]" (ebd.) zu erzielen.

- *Krankheit als Möglichkeit des (beruflichen) Neuanfangs*

Im mittleren Erwerbstätigenalter, insbesondere in den mittleren und geringen Qualifikationsniveaus, gibt es für Arbeitnehmende – angesichts der relativ starren Strukturierung des Lebenslaufregimes in Deutschland – wenige Möglichkeiten der beruflichen Neuorientierung und des Erwerbs eines Bildungsabschlusses. Mitunter kann die strategische Nutzung einer Krankheit dazu führen, dass Zeitfenster für die berufliche Bildung entstehen oder diese krankheitsbedingten Zeitfenster dafür genutzt werden. Krankheit kann auch im Dienste der Selbstheilung (Haubl 2016) stehen und wird somit für identitäre sowie biografische Arbeit nutzbar. Eine Krankheit kann als Anlass zu einer latent schon vorhandenen Tendenz zu Änderung des eigenen Lebensentwurfs genutzt wird. Zu dieser Änderung kann die Krankheit einerseits zwingen, andererseits aber auch erst die Chance eröffnen (Mitunter erfolgt retrospektiv die Einschätzung „Es ist ein Glück, dass mir das

---

14 Davon unabhängig sind Phänomene wie die Entscheidungen für strategisch geplante Krankschreibungen etwa im Sinne eines „blauen Montags", Krankschreibungen über Brückentage etc., handelt es sich hierbei doch i.d.R. um kurzfristige Ereignisse, für die sich als Begründung akute/temporäre Krankheiten eignen. Empirisch interessanter sind Entscheidungen, die für sich genommen mal bewusst strategisch, mal ungewusst der Logik eines habitualisierten Lebensentwurfs folgen und damit Handlungslinien in einem strategischen Feld darstellen.

passiert ist"; hier erweist sich das Strategische dann eher im Rückblick und nicht als Entwurf.)

In berufsbiografischen Interviews mit Menschen mit Schwerbehinderung, die sich im System der beruflichen Rehabilitation befinden, wurde deutlich, dass für einige Befragte die Krankheit die letzte Option darstellte, nochmals einen beruflichen Neuanfang zu wagen (Lange/Ohlbrecht 2017). Zum Teil kämpften diese Personen sehr lange und hartnäckig um den Eintritt in das System der beruflichen Rehabilitation, in unterschiedlichen Anläufen und mit unterschiedlichen Krankheiten. Wobei sich bei psychischen Diagnosen der Weg in die berufliche und medizinische Rehabilitation als durchlässiger erweist. Erst diese Diagnosen ermöglichten dann das, was sich für die Betroffenen als wesentlich für ihre Biografie herausstellen sollte, die Möglichkeit sich beruflich neu zu orientieren und die Chancen am Arbeitsmarkt zu verbessern. In diesem komplexen Zusammenspiel aus sozialrechtlicher Zuweisungspraxis, individuellen Bedürfnissen und der Lage am Arbeitsmarkt erweisen sich mitunter gerade die Hausärzte als zentrale Gatekeeper. So kommt es in der Arzt-Patienten-Interaktion zu neuartigen Verhandlungssituationen. Ein Befragter äußert dazu: *„Ich brauchte einfach einen beruflichen Neustart. Ja, die Umschulung kriegst du. Du musst aber die und die Voraussetzungen dafür erfüllen, weil die das brauchen und die Zeit muss vergangen sein. Meine Ärztin damals hatte mit mir gesprochen und meinte: Das kriegen wir hin mit der Umschulung."* Nachdem der Befragte erst mit einer orthopädischen Diagnose keinen Erfolg hinsichtlich des Antrags auf Leistungen zur Teilhabe am Arbeitsleben hatte, versuchte er es später - mit Unterstützung durch die Hausärztin - mit einer psychischen Diagnose und erreichte dann sein Ziel. *„Also ich hab alles im Allem um die Umschulung zu kriegen noch mal genau so viel Zeit aufgewendet wie für die Umschulung selbst. Hab zwei Jahre davor gehangen um wirklich diese Umschulung zu kriegen."* (Lange/Ohlbrecht 2017).

6. Fazit

Es wäre ein verkürztes Verständnis, wenn der *strategische Patient* als neue Variante des mündigen Patienten aufgefasst wird. Deutlich wird aber, dass sich im Zuge des Wandels des Krankheitsspektrums, der Gesundheitskulturen und damit einhergehend der veränderten Patientenrolle auch neue Handlungsstrategien für Patienten ergeben. Im paternalistisch geprägten Arzt-Patientenverhältnis, wie dieses noch von Talcott Parsons für die 1950er und 1960er Jahre als prägend beschrieben wurde, waren diese Strategien kaum durchsetzbar. Im normativ intendierten neuen Arbeitsbündnis von Ärztin und Patientin kommt es jedoch zu Aushandlungsprozessen und Arbeitsbündnissen, in denen einerseits die Patienten an der Entscheidungsfindung über Therapien, Diagnosen und Behandlungsmanagement (Shared decision making) beteiligt werden und andererseits die Ärzte (insbesondere auch die Hausärzte) aufgefordert sind, die sozialen Lebensumwelten der Patienten (im Sinne eines bio-psycho-sozialen Krankheits- und Salutogenesemodells oder der ICF) wieder stärker zu berücksichtigen. Die Patienten sind in diesem Zusammenhang dazu aufgerufen in hohem Maße die Verantwortung für den eigenen Gesundheitszustand und das Krankheitsmanagement zu übernehmen. Das all die beschriebenen Arbeitsbündnisse und Interaktionsbeziehungen sozialstrukturell überformt sind, stellt indes eine wichtige Erkenntnis dar, da die Chancen auf Patientenautonomie, auf strategische Gewinne aus der Krankheit etc. auch dadurch maßgeblich beeinflusst werden.

Diese Entwicklungen eröffnen neue Möglichkeiten im Umgang mit Krankheit und generieren zugleich neue Zumutungen, über deren praktische Ausgestaltung im lebensweltlichen als auch biografischen Vollzug noch mehr Vermutung als Wissen vorherrscht. Wie Patienten, ihre Angehörigen und ihr soziales Umfeld die soziale Situation Krankheit performativ ausgestalten (doing illness) darüber wissen wir noch recht wenig, wie das Arbeitsbündnis zwischen Ärztinnen, Rehabilitationsträgern und Patientinnen dazu führt, dass sich unterschiedliche strategische Handlungspraxen herausbilden ebenso wenig.

In diesem Zusammenhang wäre dann auch die interaktive Aushandlung von legitimiertem Kranksein zwischen Patienten und Ärztinnen (oder auch auf Kostenseite beispielsweise der Rehabilitationsträger) zu untersuchen, um das Profil des strategischen Patienten empirisch zu schärfen. Lässt sich der Arzt instrumentalisieren oder ziehen beide - Arzt und Patient - am gleichen lebensweltlichen Strang: der Arzt sieht, dass seine Patientin unter Stress leidet und einige psychosomatischen Symptome hat, aber nicht krank genug für eine Krankschreibung ist, die Patientin sieht sich aber aus den verschiedensten persönlichen Gründen nicht in der Lage an einer Prüfung teilzunehmen, in die Arbeit zu gehen, etc. Beide einigen sich auf eine kurzfristige Krankschreibung und sind sich dessen bewusst, ohne dass es offen ausgesprochen wird. Oder: die Ärztin schlägt eine längere Krankschreibung und eine Psychotherapie vor, der Patient aber weigert sich, da er eine gänzlich andere Problemwahrnehmung hat.[15]

Aspekte des „Strategischen" in der Nutzung von Krankheit im Lebenslauf und in speziellen Lebensphasen und unterschiedlichen Kontexten (in der Arzt-Patient-Interaktion, in der Familie, am Arbeitsplatz) sowie in ihrer Verwobenheit mit

---

15   Bei „Strategien" im Umgang mit Krankheit im Sinne von latenten Bearbeitungsmustern spielen
      selbstverständlich auch psychologische Aspekte eine große Rolle: beispielsweise das „Festhalten" an psychosomatischen und psychischen Erkrankungen kann ein Versuch sein, nichts an der
      Identität oder Biografie ändern zu müssen, weil letztlich die Angst vor Veränderungen zu groß
      ist.

milieuspezifischen Gesundheitskulturen empirisch herauszuarbeiten, stellt sich unseres Erachtens als lohnenswerte gesundheitssoziologische Perspektive dar.[16]

Literatur

Aronowitz, Robert (1998): Making Sense of Illness: Science, Society and Disease. Cambridge University Press: Cambridge.

Badura, Bernhard/Feuerstein Günter (1994): Systemgestaltung im Gesundheitswesen. Zur Versorgungskrise der hochtechnisierten Medizin und den Möglichkeiten ihrer Bewältigung. Weinheim und München: Juventa.

Bartel, Susanne (2017): Dissertation: Exit from Work. Gesundheitsbedingte Ausstiegs- und Neuorientierungsprozesse im Erwerbsleben, eingereicht an der Humboldt-Universität zu Berlin.

Bartsch, N./Maier, F./Pedal, W. (2012): Die Bedeutsamkeit von administrativen Stressfaktoren – Psychosoziale Belastungssituationen von Polizeibeamten. Prävention & Gesundheitsförderung, Vol.7, Issue 1.

Borgetto, Bernhard (2016): Soziologie des kranken Menschen: Krankenrollen und Krankenkarrieren. In: Hurrelmann, Klaus/Richter, Matthias (Hrsg.): Soziologie von Gesundheit und Krankheit. Wiesbaden: Springer VS, S. 369-381.

Borgetto, Bernhard/Kälble, Karl (2007): Medizinsoziologie: Sozialer Wandel, Krankheit, Gesundheit und das Gesundheitssystem. Weinheim und München: Juventa.

Bourdieu, Piere (1998): Praktische Vernunft. Zur Theorie des Handelns. Frankfurt am Main: Suhrkamp.

Bury, Michael (2009): Chronische Krankheit als biografischer Bruch. In: Schaeffer, Doris (Hrsg.): Bewältigung chronischer Krankheit im Lebenslauf. Bern: Verlag Hans Huber, S. 75-90.

Charmaz, Kathy (1991): Good Days – Bad Days: The Self in Chronic Illness and Time. Rutgers University Press, New Brunswick, NJ.

Chatwin, John/Collins, Sarah/Drew, Paul (2001): Conversation analysis: a method for research into interactions between patients and health-care professionals. Health Expect, 4 (1). 58-70.

Conrad, Peter (2007): The medicalization society: On the transformation of human conditions into treatable disorders. Baltimore: John Hopkins University Press

Corbin, Juliet M./Strauss, Anselm L. (1993): The articulation of work through interaction. The Sociological Quarterly, 34 (1), S. 71-83.

Corbin, Juliet/Strauss, Anselm (2010): Weiterleben lernen. Verlauf und Bewältigung chronischer Krankheit. Bern: Verlag Hans Huber.

Detka, Carsten/Ohlbrecht, Heike (2015): Erwerbsarbeit, Arbeitswelt und Gesundheit in modernen Gesellschaften. In: Sozialmagazin – Die Zeitschrift für soziale Arbeit. Band 40, 7/8. Weinheim: Beltz Juventa. S. 14-23.

---

16 Wir danken Prof. Dr. Ernst von Kardorff für hilfreiche Kommentare und Anmerkungen zum Phänomen des strategischen Patienten.

Faltermaier, Toni (2016): Laienperspektiven auf Gesundheit und Krankheit. In: Hurrelmann, Klaus/Richter, Matthias (Hrsg.): Soziologie von Gesundheit und Krankheit. Wiesbaden: Springer VS, S. 229-241.

Flick, Uwe (1991): Wissen, Regeln, Handeln: individuelle und soziale Modelle der Repräsentation von Erfahrungswissen als Basis regelgeleiteten Handelns. In: Jüttemann, Gerd (Hrsg.): Individuelle und soziale Regeln des Handelns: Beiträge zur Weiterentwicklung geisteswissenschaftlicher Ansätze in der Psychologie. Asanger, Heidelberg.

Fong Ha, Jennifer/Longnecker, Nancy (2010): Doctor-Patient Communication: A Review. The Ochsner Journal, 10 (1). S. 38-43.

Gerhardt, Uta (1986): Patientenkarrieren. Frankfurt am Main: Suhrkamp Verlag.

Gerhardt, Uta (1991): Gesellschaft und Gesundheit – Begründung der Medizinsoziologie. Frankfurt am Main: Suhrkamp Verlag.

Goffman, Erving (1973a): Asyle – Über die soziale Situation psychiatrischer Patienten und anderer Insassen. Frankfurt am Main: Suhrkamp Verlag.

Goffman, Erving (1973b): Rollendistanz. In: Goffman, Erving: Interaktion: Spaß am Spiel. Rollendistanz. München: Piper, S. 93-171.

Goffman, Erving (1975): Stigma – Über Techniken der Bewältigung beschädigter Identitäten. Frankfurt am Main: Suhrkamp.

Goffman, Erving (1981): Forms of Talk. Philadelphia: University of Pennsylvania Press.

Goffman, Erving (1985): Strategische Interaktion. München und Wien: Hanser Fachbuchverlag.

Hartung, Susanne/Rosenbrock, Rolf (Hrsg.) (2012): Handbuch Partizipation und Gesundheit. Verlag Hans Huber, Bern.

Haubl, Rolf (2016): Erwerbsarbeit im Dienste der Selbstheilung. Vortrag auf der Internationalen Tagung des DFG-Netzwerkes „Qualitative Gesundheitsforschung", Magdeburg. Unveröffentlichtes Manuskript.

Have, Paul ten (2006): On the interactive constitution of medical encounters. Revue Francaise de Linguistique Appliquée 11/2. S. 85-98.

Herzlich, Claudine (1991): Soziale Repräsentationen von Gesundheit und Krankheit und ihre Dynamik im sozialen Feld. In: Flick, Uwe (Hrsg.): Alltagswissen über Gesundheit und Krankheit – Subjektive Theorien und soziale Repräsentationen. Heidelberg: Asanger, S. 293-302.

Hildenbrand, Bruno (1983): Alltag und Krankheit – Ethnographie einer Familie. Stuttgart: Klett-Cotta.

Hoffmann-Riem, Christa (1994): Losing a Significant Part oft the Body. In: Hoffmann-Riem, Christa/ Kokemohr, Rainer/ Marotzki, Winfried/ Rehbein, Jochen/ Riemann, Gerhard/ Stempel, Wolf-Dieter (Hrsg.): Elementare Phänomene der Lebenssituation – Ausschnitte aus einem Jahrzehnt soziologischen Arbeitens. Weinheim: Deutscher Studien Verlag, S. 352-363.

Hurrelmann, Klaus/Reibnitz, Christine von/ Schnabel, Peter-Ernst (Hrsg.) (2001): Der mündige Patient – Konzepte zur Patientenberatung und Konsumentensouveränität im Gesundheitswesen. Weinheim und München: Juventa.

Jellen, Josephine (2017): Werkstattbericht: Auswirkungen der Fluchtbewegung auf den polizeilichen Berufsalltag – Subjektive Belastungen, Beanspruchungen und ihre Deutungsmuster. Vortrag auf der Tagung 100 Jahre Anselm Strauss. Otto-von-Guericke Universität Magdeburg (unveröffentlichtes Manuskript).

Kardorff, Ernst von (2004): Leben mit chronischer Krankheit und Behinderung. [basa online]

Kardorff, Ernst von/Ohlbrecht, Heike (2007): Essstörungen im Jugendalter - eine Reaktionsform auf gesellschaftlichen Wandel, DISKURS Kindheits- und Jugendforschung, 2/2007, S. 155-168, Verlag Barbara Budrich.

Kardorff, Ernst von (2012): Partizipation in der Rehabilitation. In: Rosenbrock, Rolf/ Hartung, Susanne (Hrsg.): Handbuch Partizipation und Gesundheit. Bern: Verlag Hans Huber, S.391-407.

Kickbusch, Ilona (2006): Die Gesundheitsgesellschaft. Megatrends der Gesundheit und deren Konsequenzen für Politik und Gesellschaft. Hamburg: Verlag für Gesundheitsförderung.

Klein, Jens/Knesebeck, Olaf von dem (2016): Soziale Einflüsse auf die gesundheitliche Versorgung. In: Hurrelmann, Klaus/Richter, Matthias (Hrsg.): Soziologie von Gesundheit und Krankheit. Wiesbaden: Springer VS, S. 341-352.

Knoblauch, Hubert (2009): Die Öffentlichkeit der Interaktion. In: Goffman, Erving: Interaktion im öffentlichen Raum. Frankfurt am Main: Campus Verlag.

Kristenson, Margareta (2008): Sozioökonomische Lage und Gesundheit – die Rolle des Bewältigungsverhaltens. In: Marmot, Michael/Siegrist, Johannes (Hrsg.): Soziale Ungleichheit und Gesundheit: Erklärungsansätze und gesundheitspolitische Folgerungen. Bern: Verlag Hans Huber, S. 163-194.

Kurtz, Thomas (2010): Der Kompetenzbegriff in der Soziologie. In: Kurtz, Thomas/ Pfadenhauer, Michaela (Hrsg.): Soziologie der Kompetenz. Wiesbaden: VS Verlag für Sozialwissenschaften, S. 7-25.

Kuyper, Marina B./Wester, Fred (1998): In the shadow: The impact of chronic illness on the patient's partner. Qualitative Health Research, 8. S. 237-253.

Lange, Bianca/Ohlbrecht, Heike (2017): „Arbeit auf Probe?" - Bedingungskonstellationen für die Verstetigung von Beschäftigungsverhältnissen aus Sicht von Rehabilitanden und Arbeitgebern, Themenheft Berufliche Bildung und Wiedereingliederung (im Erscheinen).

Mackenbach, Johan (2008): Sozioökonomische gesundheitliche Ungleichheiten in Westeuropa: Von der Beschreibung über die Erklärung zur Intervention. In: Marmot, Michael/Siegrist, Johannes (Hrsg.): Soziale Ungleichheit und Gesundheit: Erklärungsansätze und gesundheitspolitische Folgerungen. Bern: Verlag Hans Huber, S. 281-315.

Marmot, Michael (2005): The Status Syndrom: How Social Standing Affects Our Health and Longevity. New York: Owl Book, Henry Holt and Company.

Marmot, Michael/Siegrist, Johannes (Hrsg.) (2008): Soziale Ungleichheit und Gesundheit: Erklärungsansätze und gesundheitspolitische Folgerungen. Bern: Verlag Hans Huber.

Meschede, M./Meyer, M. (2016): Krankheitsbedingte Fehlzeiten in der deutschen Wirtschaft im Jahr 2015. In: Badura, Bernhard/Ducki, Antje et al. (Hrsg.): Fehlzeiten-Report: Unternehmenskultur und Gesundheit – Herausforderungen und Chancen 2016. S. 251-454.

Moscovici, Serge (1884): The phenomenon of social representations. In: Moscovici, Serge/Farr, Rob (Hrsg.): Social representations. Cambridge: University Press, S. 3-69.

Nittel, Dieter/ Seltrecht, Astrid (Hrsg.) (2013): Krankheit: Lernen im Ausnahmezustand? Brustkrebs und Herzinfarkt aus interdisziplinärer Perspektive. Berlin, Heidelberg: Springer-Verlag.

Ohlbrecht, Heike (2006): Jugend, Identität und chronische Krankheit. Soziologische Fallrekonstruktionen. Opladen: Verlag Barbara Budrich.

Ohlbrecht, Heike/Schönberger, Christine (Hrsg.) (2010): Gesundheit als Familienaufgabe. Zum Verhältnis von Autonomie und staatlicher Intervention. Weinheim: Beltz, Juventa.

Ohlbrecht, Heike/Reim, Thomas (2016): Tradierung von desintegrativen Tendenzen in Familien in besonderen Lebenslagen – Eine biographieanalytische Untersuchung. In: Bauer, Frank/Erhard, Franz/Sammet, Kornelia (Hrsg.): Lebenslagen am Rande der Erwerbsgesellschaft. Weinheim, Basel: Beltz Juventa, S. 130-148.

Ohlbrecht, Heike/Winkler, Torsten (2016): Gesundheit und Wohlbefinden im Kindes- und Jugendalter. In: Lange, Andreas/ Reiter, Herwig et al. (Hrsg.): Handbuch Kindheits- und Jugendsoziologie. Wiesbaden: Springer VS.

Öhman, Marja/Söderberg, Siv (2004): The experiences of close relatives living with a person with serious chronic illness. Qualitative Health Research, 14. S. 396-410.

Parsons, Talcott (1958): Struktur und Funktion der modernen Medizin – Eine soziologische Analyse. In: König, René/Tönnesmann, Margret (Hrsg.): Probleme der Medizin-Soziologie. Köln und Opladen: Westdeutscher Verlag, S. 10-57.

Parsons, Talcott (1975): The Sick Role and the Role of the Physician Reconsidered. The Milbank Memorial Fund Quarterly. Health and Society, Vol. 53, No. 3. S. 257-278.

Peter, Claudia/Neubert, Carolin (2016): Medikalisierung sozialer Prozesse. In: Hurrelmann, Klaus/Richter, Matthias (Hrsg.): Soziologie von Gesundheit und Krankheit. Wiesbaden: Springer VS, S. 273-285.

Pfaff, Holger/Scheibler, Fülöp (2006): Versorgung und Versorgungsqualität im Krankenhaus: Standardisierung und Individualisierung als Trends. In: Wendt, Claus/Wolf, Christof (Hrsg.): Soziologie der Gesundheit. Kölner Zeitschrift für Soziologie und Sozialpsychologie, Sonderheft 46/2006. Wiesbaden: VS Verlag für Sozialwissenschaften, S. 432-443.

Rosenbrock, Rolf (2001): Verbraucher, Versicherte und Patienten als handelnde Subjekte. In: Hurrelmann, Klaus/Reibnitz, Christine von et al.: Der mündige Patient – Konzepte zur Patientenberatung und Konsumentensouveränität im Gesundheitswesen. Weinheim und München: Juventa, S. 25-34.

Schaeffer, Doris (2009) (Hrsg.): Bewältigung chronischer Krankheit im Lebenslauf. Bern: Verlag Hans Huber.

Scheid, Claudia (1999): Krankheit als Ausdrucksgestalt: Fallanalysen zur Sinnstrukturiertheit von Psychosomatosen. Konstanz: UVK.

Schönberger, Christine/Kardorff, Ernst von (2004). Mit dem kranken Partner leben. Anforderungen, Belastungen und Leistungen von Angehörigen Krebskranker. Soziologische Fallstudien. Opladen: Leske und Budrich.

Schroer, Markus/Wilde, Jessica (2016): Gesunde Körper – Kranke Körper. In: Hurrelmann, Klaus/Richter, Matthias (Hrsg.): Soziologie von Gesundheit und Krankheit. Wiesbaden: Springer VS, S.257-271.

Schütz, Alfred (1972): Gesammelte Aufsätze – II – Studien zur soziologischen Theorie. Den Haag: Martinus Nijhoff.

Siegrist, Johannes (2005): Medizinische Soziologie. München: Urban & Fischer.

Siegrist, Johannes (2015): Arbeitswelt und stressbedingte Erkrankungen: Forschungsevidenz und präventive Maßnahmen. München: Urban & Fischer.

Thomas, William Isaac/Thomas, Dorothy Swaine (1928): The Methodology of Behavior Study. In: The Child in America – Behavior Problems and Programs. S. 553-576.

Weber, Max (1914): Wirtschaft und Gesellschaft. Tübingen: J.C.B. Mohr.

WHO (2012): Aktionsplan zur Umsetzung der Europäischen Strategie zur Prävention und Bekämpfung nichtübertragbarer Krankheiten (2012-2016). Auf: http://www.euro.who.int/de/health-topics/noncommunicable-diseases/ncd-back-ground- information/action-plan-for-implementation-of-the-european-strategy-for-the-prevention-and-control-of-noncommunicable-diseases-20122016, zuletzt abgeru-fen am 14.04.2017.

WHO (2016): The World Health Statistics 2016 – Monitoring health for the SDGs. Auf: http://www.who.int/gho/publications/world_health_statistics/2016/en/, zuletzt abgerufen am 12.04.2017.

Wilkinson, Richard G. (2001): Kranke Gesellschaften: Soziales Gleichgewicht und Gesundheit. Wien, New York: Springer Verlag.

Willems, Herbert (1997): Rahmen und Habitus. Zum theoretischen und methodischen Ansatz Erving Goffmans: Vergleiche, Anschlüsse und Anwendungen. Frankfurt am Main: Suhrkamp.

Teil II: Medizinische Pädagogik

Medizinische Pädagogik. Eine begriffliche Annäherung aus erziehungswissenschaftlicher Perspektive

Astrid Seltrecht

Keywords: Medical Education, Medizinpädagogik, Pflegepädagogik, Gesundheitspädagogik, Erziehungswissenschaft, Hochschuldidaktik, Fachdidaktik

Abstract

Die Begriffe Medical Education, Medizinpädagogik und Medizinische Pädagogik erscheinen auf den ersten Blick als Synonyme, entstammen aber verschiedenen Fachdisziplinen und sind jeweils unterschiedlich konnotiert. Im vorliegenden Beitrag wird zunächst auf den Bedeutungsgehalt einer Medizinischen Pädagogik einerseits im Bereich der Medizindidaktik, dort unter dem Begriff Medical Education thematisiert, und andererseits im Bereich der Pflegepädagogik, in der der Begriff der Medizinpädagogik nach und nach von dem der Pflegedidaktik abgelöst wird, eingegangen. Anschließend wird unter dem Motiv Medizinische Pädagogik der erziehungswissenschaftliche Beitrag zu Krankheitsbearbeitungsprozessen durch Patienten, Angehörige und professionell Tätige im Gesundheitsbereich skizziert. Zur Verdeutlichung dieser gegenstandsbezogenen Forschungsperspektive innerhalb der Erziehungswissenschaft werden zwei Exkurse eingefügt: Der eine setzt sich mit dem Verhältnis einer Medizinischen Pädagogik zur Medizinischen Soziologie und zur Medizinischen Psychologie hinsichtlich verwendeter Theorien und Konzepte auseinander. Der andere hinterfragt das Verhältnis einer auf Krankheit und deren Bearbeitung ausgerichteten Medizinischen Pädagogik zur auf Prävention und Gesundheitsförderung ausgerichteten Gesundheitspädagogik. Im letzten Abschnitt des Beitrags wird eine genuin erziehungswissenschaftliche Perspektive eingenommen, indem sich der grundlagentheoretischen Erforschung von Lernprozessen zugewandt wird, für die aus forschungsstrategischen Gründen auf Lebensgeschichten von Personen zurückgegriffen wird, die zuvor an Brustkrebs erkrankt waren oder einen Herzinfarkt erlitten hatten.

1. Einleitung

„Every profession lives in a world of its own. The language which is spoken by the inhabitants, the landmarks so familiar to them, their customs and conventions can only be thoroughly learnt be those who reside there. But no man is a citizen of more than one country, and we have been mere hurried visitors to the homes of other. There is no excuse for inaccuracy in the reports of what we have seen, but we realize that we may not have learnt the native idioms. We may call things by unfamiliar names and in a thousand way betray our foreign origin.", schreiben Alexander Morris Carr-Saunders und Paul Alexander Wilson in ihrem Vorwort zur Sammlung "The Professions" aus dem Jahr 1933. Wenn sich im Folgenden mit dem Begriff *Medizinische Pädagogik* aus erziehungswissenschaftlicher Perspektive auseinandergesetzt wird, muss in Rechnung gestellt werden, dass sich diesem Begriff in anderen Fachdisziplinen mitunter völlig anders angenähert wird. In der *Medizindidaktik* wird unter dem Begriff *Medical Education* ein Bildungsangebot, oftmals als Masterstudium konzipiert, für wissenschaftliche Mitarbeiterinnen und Mitarbeiter medizinischer Fakultäten verstanden, um die universitäre Ausbildung von Medizinstudierenden mithilfe medizindidaktischer Konzepte zu verbessern und angehende Ärztinnen und Ärzte optimal auf berufliche Aufgaben vorzubereiten (vgl. hierzu den Beitrag von Anke Spura und Bernt-Peter Robra im vorliegenden Band, die ein medizindidaktisches Konzept zur Vermittlung medizinsoziologischer Inhalte im Medizinstudium vorstellen).

In ebenfalls didaktischer Hinsicht wurde und wird der Begriff *Medizinpädagogik* innerhalb der *Pflegepädagogik* bzw. *Pflegedidaktik* verwendet: Beruflich qualifizierten Pflegefachkräften werden im Rahmen eines Studiums die fachdidaktischen Grundlagen vermittelt, um der nächsten Generation von Pflegefachkräften das berufsrelevante Wissen und die notwendigen Handlungskompetenzen zu lehren. Mit Herausbildung der Fachdisziplin Pflegedidaktik, entsprechend der KMK-Forderung für die fachdidaktische Ausbildung von angehenden Lehrkräften, Fachdidaktiken zu Fachdisziplinen zu entwickeln, wird der Begriff der Medizinpädagogik mehr und mehr als veraltet angesehen (vgl. hierzu den Beitrag von Roswitha Ertl-Schmuck in diesem Band, die die Entwicklungslinien der Pflegedidaktik nachzeichnet und sich vor dem Hintergrund fachdisziplinärer Entwicklungen vom Begriff der Medizinpädagogik aus pflegedidaktischer Perspektive distanziert). Der Begriff der Medizinpädagogik findet sich aber weiterhin an denjenigen Hochschulen, die im Bereich Pflegepädagogik ausbilden, deren Curricula nicht zwingend den Prämissen der Kultusministerkonferenz, die Standards explizit für Lehramtsstudiengänge festschreibt, unterworfen sind (Medical School Berlin – Hochschule für Gesundheit und Medizin; SRH Gera – Hochschule für Gesundheit).

Gemeinsam ist der Begriffsverwendung von Medical Education in der Medizindidaktik sowie die von Medizinpädagogik innerhalb der Pflegedidaktik ihr jeweils fachdidaktisch relevanter Bedeutungsgehalt. In beiden Bereichen werden fachdidaktisch relevantes Wissen und Handlungskompetenzen hochschuldidaktisch vermittelt. Ziel dieser Bildungsangebote ist es, Lehr-Lern-Prozesse an anderer Stelle kompetenzorientiert zu gestalten: Im Fall der Medizindidaktik im Medizinstudium; im Fall der Pflegedidaktik in der Ausbildung von angehenden Pflegefachkräften an berufsbildenden Schulen bzw. Krankenpflegeschulen.

Wenn nun die Medizindidaktik und die Pflegedidaktik einen pädagogischen Begriff im Namen führen und die Erziehungswissenschaft als Bezugswissenschaft angeben, stellt sich die berechtigte Frage, ob es auch Bezüge der Erziehungswissenschaft zur Medizin und zur Pflege unter Verwendung des Begriffs Medizinische Pädagogik aus erziehungswissenschaftlicher Perspektive gibt: Innerhalb der Erziehungswissenschaft gibt es in einigen Teildisziplinen Schnittstellen zu Themen rund um Krankheit, Krankheitsbearbeitung, Arbeit mit Patienten und Patientenversorgung, z.B. in der Sozialen Arbeit. Von Medizinischer Pädagogik wird im Kontext erziehungswissenschaftlicher Forschung und innerhalb der verschiedenen pädagogischen Handlungsfelder von Pädagogen (außerhalb der oben genannten fachdidaktischen Ausbildung von Lehrenden in den Bereichen Medizin und Pflege) jedoch nicht gesprochen. Wenn im Folgenden dennoch die Formulierung Medizinische Pädagogik unter erziehungswissenschaftlicher Perspektive verwendet wird, soll sie als Motiv, nicht aber als feststehender und definierter Begriff verstanden werden, um zu überprüfen, inwieweit sie unter gegenstandsbezogener und grundlagentheoretischer Forschungsperspektive gerechtfertigt sein kann. Hierfür wird zunächst die gegenstandsbezogene Forschung zum Umgang und zur Bearbeitung von Krankheit und Krankheitserleidensprozessen durch Patienten, Angehörige und Vertreter der verschiedenen Gesundheitsberufe anhand zweier ausgewählter Projekte skizziert. Unter gegenstandsbezogener Perspektive sind auch das Verhältnis zur Medizinischen Soziologie und zur Medizinischen Psychologie sowie das Verhältnis zur Gesundheitspädagogik interessant, weshalb in zwei Exkursen auf die Beziehungen näher eingegangen wird. Abschließend wird in grundlagentheoretischer Hinsicht aufgezeigt, wie Aussagen von erkrankten Personen für genuin erziehungswissenschaftliche Fragen herangezogen werden, z.B. um die Erforschung eines erziehungswissenschaftlichen Lernbegriffs voranzutreiben (vgl. hierzu auch den zweiten Beitrag der Autorin in diesem Band).

2. Gegenstandsbezogene Forschung: Welche Vermittlungs- und Aneignungsprozesse vollziehen sich im Kontext von Krankheit und Krankheitsbearbeitung?

Wir alle sind zuweilen gezwungen, uns mit einem eingeschränkten Wohlbefinden bzw. einer Krankheit lernend auseinanderzusetzen, vor allem dann, wenn körperliche oder seelische Veränderungen uns in Form einer medizinischen Diagnose von einem Arzt oder einer Ärztin vermittelt werden. Ärzte sind wiederum verpflichtet, Patienten über Diagnose sowie Behandlungs- und Therapiemöglichkeiten aufzuklären. Aber auch Pflegefachkräfte sind innerhalb des Pflegeprozesses angehalten, die Bedürfnisse der Patienten zu berücksichtigen. Diese sich auch gegenseitig bedingenden Vermittlungs- und Aneignungsprozesse wurden aus der Erziehungswissenschaft heraus in zwei aufeinander aufbauenden Projekten erforscht. Hierfür wurden vordergründig die Aneignungsprozesse von erkrankten Personen aus ihrer subjektiven Perspektive, aber auch die Vermittlungsprozesse der behandelnden Ärzte und des Pflegepersonals – ebenfalls aus Perspektive der erkrankten Personen – betrachtet. Die erkrankten Personen, die jeweils über eigene Lebensereignisse und Lebenserfahrungen erzählen und hierbei auf die eigenen Lernprozesse eingehen sowie von Vermittlungsprozessen der Ärzte und der Pflegefachkräfte berichten, werden nicht auf ihre soziale Rolle als Patienten (Parsons 2002) reduziert, sondern unter einer biografischen Perspektive betrachtet. Diese erweiterte Perspektive liegt darin begründet, dass eine Erkrankung nicht auf eine soziale Rolle begrenzt bleibt, sondern Auswirkungen auf die gesamte Lebenssituation hat, wenn beispielsweise durch eine Krankheit die Erwerbstätigkeit für einen kurzen oder langen Zeitraum unterbrochen werden muss oder auch andere Tätigkeiten, z.B. im Kontext von Familie oder Freizeit, zeitweise oder gar für immer eingestellt werden müssen.

Im Projekt „Lehrmeister Krankheit?" (Seltrecht 2006) wurde die gegenstandsbezogene Frage gestellt, wie Frauen, die zuvor an Brustkrebs erkrankt waren, die Krankheit lernend bearbeiten, und „inwieweit eine Krankheit eine soziale Realität darstellt, in der Patient(inn)en unter Berücksichtigung ihrer Subjektkonstellation während der Erkrankung auf biographische Vorerfahrungen zurückgreifen bzw. ob es während der Erkrankung zu gesteigerten Formen des Lernens kommt" (Seltrecht 2006: 7). Für das Forschungsprojekt wurden 33 autobiografisch-narrative Interviews geführt und 20 von ihnen ausgewertet: Sowohl für die Datenerhebung als auch für die Datenauswertung wurde den methodisch kontrollierten Verfahren, wie sie Fritz Schütze (1983) jeweils vorgeschlagen hat, gefolgt.

Im hierauf aufbauenden und von der Deutschen Forschungsgemeinschaft (DFG) geförderten Forschungsprojekt „Lebenslanges Lernen im Kontext lebensbedrohlicher Erkrankungen" (Durchführung: Dieter Nittel und Astrid Seltrecht) wurden ebenfalls Lebensgeschichten, nun von Frauen und Männern, die zuvor an

Brustkrebs erkrankt waren oder einen Herzinfarkt erlebt hatten, biografieanaly-tisch untersucht. Das Datenkorpus dieses Projekts bestand aus insgesamt 70 auto-biografisch-narrativen Interviews: 13 Interviews aus der zuvor durchgeführten Dissertation wurden einer Re-Analyse unterzogen. 57 Lebensgeschichten wurden neu erhoben, zu einem Großteil im Kontext von Qualifikationsarbeiten (Betean 2010; Weise 2010; Gastrock 2011; Di Fede 2011; Pfaff 2012; Eichhorn 2012; Aydogdu 2012; Wiesendanger 2012).

In der Rückschau zeigt sich, dass beide Projekte in gegenstandsbezogener Hinsicht wichtige Ergebnisse zum Lernen von Personen, die einen Herzinfarkt erlitten hatten oder an Brustkrebs erkrankt waren, vorgelegt haben. Ergebnisse betreffen beispielsweise:

- die Phänomenologie von Brustkrebs und Herzinfarkt (Seltrecht/Nittel 2013),
- die Chronologie der Krankheitsaneignung (Seltrecht 2006; Seltrecht/Nittel 2013),
- den Zusammenhang von Lernprozessen und Leidensprozessen (Nittel 2011; Seltrecht 2006, 2013b, 2013d),
- geschlechtsspezifische Unterschiede zwischen Frauen und Männern, die an Brustkrebs erkrankt waren, hinsichtlich der biografischen Relevanz ihrer Erkrankung (Seltrecht 2015a),
- das Verhältnis von Vertrauen und Hoffnung im Kontext lebensbedrohlicher Erkrankungen (Seltrecht 2013c),
- ärztliche Vermittlungsprozesse aus Patientenperspektive (Seltrecht 2009, 2011; Nittel/Seltrecht 2013)
- das Lernen aus Fehlern aufseiten der erkrankten Personen sowie aufseiten der Ärzte (Seltrecht 2013a).

Von beiden Projekten wurden damit Ergebnisse vorgelegt, die auf gegenstandsbezogener Ebene zeigen, wie erkrankte Personen mit einem alltagsweltlich als lebensbedrohlich wahrgenommenen Krankheitsereignis lernend umgehen und welchen Anteil hieran Ärzte und Pflegefachkräfte haben.

3. Exkurs I: Medizinische Pädagogik – Medizinische Soziologie – Medizinische Psychologie: Bezüge der erziehungswissenschaftlichen Nachbardisziplinen zu zwei ausgewählten erziehungswissenschaftlichen Projekten

Bei der Thematisierung des Motivs Medizinische Pädagogik fallen sofort zwei fachspezifische Teildisziplinen mit explizitem Bezug zur Medizin auf: die Medizinische Psychologie und die Medizinische Soziologie (Wendt/Wolf 2006). Beide Teildisziplinen finden sich als Pflichtlehr- und Prüfungsfächer im Medizinstudium wieder. Diese curriculare Verankerung geht zurück auf die Änderung der Approbationsordnung für Ärzte im Jahr 1970, in die psychosoziale Lerninhalte als Bestandteil des Medizinstudiums aufgenommen worden waren. Auch in den o.g. erziehungswissenschaftlichen Untersuchungen von Aneignungs- und Vermittlungsprozessen im Kontext von Krankheit und Krankheitsbearbeitung wird auf soziologische und psychologische Theorien und Modelle rekurriert bzw. sich von ihnen explizit distanziert:[2] In den erziehungswissenschaftlichen Projekten zur Erforschung von Lern- und Bildungsprozessen im Kontext lebensbedrohlicher Erkrankungen wird aus der Soziologie das Trajectory-Konzept, welches sich im Arbeitsbogenkonzept sowie im Konzept der Prozessstrukturen des Lebensablaufs wiederfindet, genutzt. Hingegen distanzieren sich beide oben genannten Forschungsprojekte explizit von dem in der Psychologie beheimateten Konzept des kritischen Lebensereignisses und dem des Copings. Da für beide Projekte diese Zusammenhänge maßgeblich sind und diese Zusammenhänge wiederum das Motiv einer Medizinischen Pädagogik untermauern, wird im Folgenden sowohl auf das Trajectory-Konzept als auch auf die Begriffe kritisches Lebensereignis und Coping eingegangen.

3.1 Medizinische Psychologie: Kritisches Lebensereignis und Coping

Im Mittelpunkt medizinpsychologischer Untersuchungen stehen subjektive Krankheitstheorien und individuelles Gesundheitsverhalten sowie Selbstwirksamkeitserwartungen, Risikowahrnehmung und -kommunikation, Symptomwahrnehmung und Hilfesuchverhalten, Stressfaktoren und Stressbewältigung (zum Überblick vgl. z.B. Rösler/Szewczyk/Wildgrube 1996; Bengel/Jerusalem 2009). Die Analyse von Lern- und Leidensprozessen von Personen, die an Brustkrebs erkrankt waren oder einen Herzinfarkt erlitten hatten, grenzt sich jedoch ab von der medizinpsychologischen Stress- und Bewältigungsforschung und vom Begriff des Copings. Und selbst die alltagsweltliche Bedeutung von Bewältigung im Sinne einer „erfolgreiche(n) Auseinandersetzung mit einer Belastung" (Trautmann-Spondel 1988: 14) lässt sich nicht ohne Weiteres für die Analyse von Lebenserfahrungen übernehmen: Einerseits benötigen die Urteile bzgl. einer erfolgreichen oder misslungenen Bewältigung einen Referenzrahmen bzw. Kriterien, an der die Quantität und Qualität der erfolgten Bewältigung festgemacht werden kann. Zudem herrscht im wissenschaftlichen Diskurs keine Übereinstimmung bzgl. der Begriffe Belastung, Stress und Anforderungssituation (vgl. Trautmann-Sponsel

---

2   Parallel zu dieser Verzahnung zwischen der Soziologie bzw. der Psychologie einerseits und der Medizin andererseits sind die Fachdisziplinen Psychologie und Soziologie seit den 1960er Jahren zu wichtigen Quellen eines theoretischen und forschungsmethodischen Imports in die Erziehungswissenschaft geworden.

1988): „Zwischen drei Hauptströmungen zur Verwendung des Belastungs- bzw. Stressbegriffs kann unterschieden werden: die situationsorientierte Stressdefinition (Laux 1983), die reaktionsorientierte Stressdefinition (Selye 1974) und die transaktionale Stressdefinition (Lazarus 1995)." (Seltrecht 2006: 13) Im wissenschaftlichen Diskurs werden unter dem Begriff Bewältigung „alle kognitiven, emotionalen und behavioralen Anstrengungen, die dazu dienen, Anforderungen und Aufgaben, welche die persönlichen Ressourcen eines Menschen im Umgang mit Problemen angreifen oder übersteigen, zu meistern, zu tolerieren oder zu reduzieren" (Brüderl/Halsig/Schröder 1988: 25). verstanden. Für eine Erkrankung und den individuellen Umgang mit ihr gestaltet sich diese Einschätzung aber schwierig: Ein Herzinfarkt oder eine Brustkrebserkrankung können nicht ohne Weiteres *bewältigt* bzw. *nicht bewältigt* werden. Hier sind andere Begriffe erforderlich, um den Umgang mit der neuen Situation zu beschreiben. Somit gibt es grundlegende Unterschiede zwischen der Bewältigungsforschung und den vorliegenden Forschungskonzepten:

- „Ein wesentlicher Unterschied besteht darin, dass nicht von *einer* Stress-, Belastungs- bzw. Anforderungssituation ausgegangen wird, sondern der Lebensablauf als Ganzes mit einer Vielzahl an Ereignissen und deren Verstrickungen untersucht wird. Die Perspektive auf verschiedene, sich im Lebensablauf entweder überlagernde oder sich ablösende Prozessstrukturen ermöglicht es, Handlungsweisen und Deutungsmuster der untersuchten Person unterschiedlichen Ereignissen zuzuordnen. So wird gewährleistet, dass nicht allein aufgrund eines zeitlichen Zusammenhangs Rückschlüsse auf die Brustkrebserkrankung (oder einen Herzinfarkt, – A.S.) und deren Erleben und Bearbeiten getroffen werden.

- Im Gegensatz zur Bewältigungsforschung, die eine Krebserkrankung in der Regel als Ausgangspunkt der Erforschung von Bewältigungsakten, -formen, -mustern oder -strategien nimmt, wird eine Krebserkrankung (und ein Herzinfarkt, – A.S.) in der vorliegenden Untersuchung nicht per se als kritisches Lebensereignis (im Sinne von Filipp 1995) definiert. (...)

- Die dem Bewältigungsbegriff inhärente Bipolarität von *bewältigt* vs. *nicht bewältigt* ist – auch wenn prozesshaft gedacht – letztlich auf eine der beiden Zuschreibungen gerichtet. Das vorliegende Konzept versucht auch langfristige Phänomene, wie z.B. den vermuteten Umgang mit Ungewissheit bzgl. des weiteren Krankheitsverlaufs, in den Blick zu nehmen. Zum anderen erschwert die angesprochene Bipolarität die Unterscheidung zwischen dem alltagsweltlichen und dem wissenschaftlichen Kriterium der Bewältigung. Die Forschungsperspektive der vorliegenden Arbeit ist ganz auf die subjektive Beurteilung der Betroffenen i.S. einer gesteigerten Perspektivenübernahme gerichtet" (Seltrecht 2006: 14f.).

Die beiden erziehungswissenschaftlichen Projekte haben sich nicht nur von den Urteilen *bewältigt* bzw. *nicht bewältigt* abgegrenzt, sondern sie haben mit der Perspektivenübernahme erkrankter Personen die Einschätzung der erkrankten Personen abgewartet, ob es sich bei ihrer Krankheit bzw. ihrem Krankheitserleben überhaupt um ein kritisches Lebensereignis gehandelt hat. Diese Forschungshaltung hat sich für die biografieanalytischen Studien als gewinnbringend erwiesen. Die Kategorie der „biografischen Irrelevanz" einer Brustkrebserkrankung verdeutlicht, dass eine bestimmte Gruppe von Frauen eine Brustkrebserkrankung im eigenen Lebensablauf hinsichtlich ihrer biografischen Bedeutsamkeit als zu vernachlässigen einstuft (Seltrecht 2006: 132). Andere Fälle zeigen, dass der Erleidensprozess im Kontext einer Brustkrebserkrankung von weiteren Erleidensprozessen abgelöst oder überlagert werden kann, z.B. durch soziale Isolation, durch unerfüllten Kinderwunsch oder durch den überraschenden Tod des Ehepartners während der eigenen Krebserkrankung (vgl. Seltrecht 2006: 137ff.).

3.2 Medizinische Soziologie: Trajectory- bzw. Verlaufskurven-Konzepte

Die Medizinische Soziologie untersucht soziale Einflüsse auf Krankheit und Gesundheit auf Mikro-, Meso- und Makroebene (Siegrist 1995; Mielck/Bloomfield 2001), d.h. die Auswirkungen sozialer Gegebenheiten auf Krankheit bzw. Gesundheit des Einzelnen über die gesundheitliche Versorgung verschiedener Gruppen bis hin zu Ursachen für Morbidität und Mortalität innerhalb von Gesellschaften.

Die vorgenommenen Analysen in den beiden genannten erziehungswissenschaftlichen Forschungsprojekten zu Aneignungsprozessen von erkrankten Personen und in Ansätzen auch zu Vermittlungsprozessen von Ärzten und Pflegefachkräften aus der subjektiven Perspektive der erkrankten Personen wurden vor dem theoretischen Hintergrund des medizinsoziologischen Trajectory-Konzepts vorgenommen. Der Begriff *Trajectory* wird in (medizin-)soziologischen Arbeiten in zweifacher Weise verwendet: Zum einen findet er sich im Arbeitsbogenkonzept von Anselm Strauss und seinen Kollegen wieder, zum anderen wird er in der Biografietheorie der Prozessstrukturen des Lebensablaufs von Fritz Schütze verwendet.

Zunächst zum Arbeitsbogenkonzept: „An arc for any given trajectory – or project – consists of the totality of tasks arrayed both sequentially and simultaneously along the course of the trajectory or project. At least some of the arc is planned for, designed, forseen; but almost inevitably there are unexpected contingencies which alter the tasks, the clusters of tasks, and much of the overall task organization. Hence the arc cannot be known in all its detail (…) until and if the actors look back and review the entire course which they have traversed." (Strauss 1985: 4). Bei einem Arbeitsbogen handelt es sich also um die in der Rückschau sichtbare Summe der geleisteten Arbeitsschritte aller beteiligten Personen an einem Projekt (auf diese Form von Arbeitsbögen soll im Folgenden nicht weiter eingegangen werden) oder einer Verlaufskurve. In Verlaufskurvenarbeitsbögen steht die Bearbeitung von Erleidensprozessen mit unvorhersehbarem Verlauf im Mittelpunkt (vgl. Schütze 1991), beispielsweise wenn eine Krankheit durch Ärzte, Vertreter weiterer Gesundheitsberufe und involvierter technischer Berufe sowie dem Patienten zu bearbeiten versucht wird. Das zentrales Ziel bei der Bearbeitung einer Krankheitsverlaufskurve (*illness trajectory*) besteht darin, dass der Patient in einem besseren Gesundheitszustand – im Vergleich zu seinem Zustand, in dem er aufgenommen worden war – entlassen wird: "The goal is to return patients to the outside world in better shape." (Strauss et al. 1963: 154). Hierzu sind eine ganze Reihe verschiedener Arbeiten notwendig, zu denen z.B. die ärztliche Anamnese, die medizinische Diagnose und Therapie und Nachsorge, der Pflegeprozess, aber auch das Überwachen von Geräten, die Ernährung des Patienten, das Organisieren seiner medizinischen Behandlungen und therapeutischen Maßnahmen bis hin zum Entsorgen schmutziger Wäsche gehören; aber auch die Gespräche im Team und mit dem Patienten stellen einzelne Arbeitsschritte im Prozess der Krankheitsbearbeitung dar. Hierfür arbeiten Ärzte, Therapeuten, Pflegefachkräfte, technisches Personal und Patienten in unterschiedlicher Art und Weise zusammen.

Im Konzept des Verlaufskurven-Arbeitsbogens ist der Patient in seiner sozialen Rolle einmal mehr, ein anderes Mal weniger aktiv in die Krankheitsbearbeitung eingebunden. Die Krankheit, von der er betroffen ist, wirkt sich jedoch auch auf ihn als *erkrankte Person* aus – er entwickelt eine *Haltung* zu den Krankheitsereignissen und den Krankheitserfahrungen. Hier setzt das Konzept der Prozessstrukturen des Lebensablaufs an: In seiner zweiten Verwendung findet sich der Begriff der Verlaufskurve in der Biografietheorie von Fritz Schütze: Im Gegensatz zur Verwendung im Arbeitsbogenkonzept wird der Begriff der Verlaufskurve hier stärker auf den individuellen, biografisch relevanten Erleidensprozess der erkrankten Person bezogen. In der Biografietheorie von Fritz Schütze gibt es – einschließlich der Verlaufskurve – vier grundlegende Muster, welche *Haltung* eine Person zu Lebensereignissen und -erfahrungen bzw. Krankheitsereignissen und -erfahrungen einnehmen kann, die von Fritz Schütze als *Prozessstrukturen des Lebensablaufs* bezeichnet werden:

1. *Institutionelle Ablauf- und Erwartungsmuster* stellen das normativ-versachlichte Prinzip des Lebensablaufs dar. Innerhalb von gesamtgesellschaftlichen Institutionalisierungen (Lebens- und Familienzyklus), institutionsbereichsspezifischen Institutionalisierungen (Ausbildungs- und Berufskarrieren) oder partikularen Institutionalisierungen (negative Fallkarrieren) des Lebensablaufs ist das Subjekt teilaktiv. Seine Erfahrungen betreffen das rechtzeitige

oder verzögerte Eintreten von Erwartungen (Ehe) oder das Scheitern von institutionell gerahmten Erwartungen (Schulabschluss, Kündigung des Arbeitsvertrags von Arbeitgeberseite). Ein institutionelles Ablauf- und Erwartungsmuster im Kontext einer Krankheit stellt beispielsweise die institutionell gerahmten Behandlung während eines Krankenhausaufenthaltes dar, bei dem ein Patient nur teilaktiv und den organisationalen Rahmenbedingungen unterworfen ist.

2. Biografische Entwürfe des Subjekts werden innerhalb *biografischer Handlungsschemata* umgesetzt. Bei diesem intentionalen Prinzip des Lebensablaufs kann es sich um biografische Initiativen zur Veränderung der Lebenssituation, um episodale Handlungsschemata des Erlebens von Neuem mit nachträglicher biografischer Relevanz oder um situative Bearbeitungs- und Kontrollschemata biografischer Relevanz sowie um Handlungsschemata markierter biografischer Irrelevanz handeln. Handlungsschemata folgen einem Ablaufschema, bestehend aus der Ankündigung, der Durchführung und der Evaluation. Bei der Evaluation bewertet das Subjekt die vormals in Angriff genommenen und umgesetzten Pläne als erfolgreich oder erfolglos. Im Fall einer Krankheit bzw. Krankheitsbearbeitung zählen hierzu die eigene Entscheidung, in ein Krankenhaus der eigenen Wahl zu gehen oder die Arztpraxis zu wechseln.

3. Merkmal von *Verlaufskurven* sind ein Getriebenwerden des Subjekts sowie Prozesse des Erleidens. Der Einzelne steht Ereignissen ohnmächtig gegenüber; es kann meist nur noch konditionell reagiert werden; die Orientierungs- und Aktivitätsaufmerksamkeit ist auf die unmittelbare Lebensbewältigung gerichtet. Das Ablaufschema von Verlaufskurven ist durch den Aufbau von Verlaufskurvenpotenzial, eine anschließende Grenzüberschreitung von einem intentionalen zu einem konditionellen Aggregatzustand sozialer Aktivitäten, das Finden und Bewahren eines labilen Gleichgewichts, die Entstabilisierung der Lebenssituation („Trudeln"), den Orientierungszusammenbruch, die theoretische Verarbeitung sowie handlungsschematische Bearbeitungs- und Entkommensstrategien gekennzeichnet. Dieses Ablaufschema „ist nicht so zu verstehen, daß der Biographieträger unweigerlich alle der genannten Stadien durchlaufen müsste, wenn die Verlaufskurve erst einmal in Gang gesetzt worden ist. Nur: für jeden Einhalt, der dem Verlaufskurvenmechanismus geboten wird, sind spezielle Aktivitäten des Biographieträgers, spezieller Verlaufskurvenprozessoren bzw. der Verlaufkurvendritten (der Angehörigen, Freunde usw.) erforderlich (…). Jede dieser Transformationen (z.B. die der Stornierung bzw. die der Rückstufung) der Verlaufskurve bringen spezielle soziale Kosten für den Betroffenen und den/die Agenten des Transformationsprozesses mit sich." (Schütze 1983: 289) Im Fall von Krankheit

stellt der Krankheitserleidensprozess eine Verlaufskurve dar, die handlungsschematisch und alltagstheoretisch bearbeitet werden muss.

4. *Biografische Wandlungsprozesse* sind von einer handlungsschematischen Wandlung der Selbstidentität und/oder der Umschichtung der dominanten Ordnungsstruktur des Lebensablaufs gekennzeichnet. Die Handlungsmöglichkeiten des Subjekts sind auf ständige Erweiterung ausgerichtet, wenn auch die Wandlung selbst nicht intentional erfolgt.

Die Auswertung von Lebensgeschichten hinsichtlich der Frage, ob sich im Kontext einer Brustkrebserkrankung ein biografischer Wandlungsprozess vollzieht, brachte eine Differenzierung der o.g. vier Haltungen hervor: So zeigt sich eine *umfassende biografische Wandlung* im Datenkorpus bei zwei Frauen. Dieser umfassende biografische Wandlungsprozess „stand lediglich im zeitlichen, nicht aber kausalen Zusammenhang mit der Erkrankung: Die Erkrankung selbst war nicht alleiniger Auslöser für den Wandlungsprozess, sondern nahm die Funktion eines Verstärkers ein, da sie einen bereits vor Diagnose Brustkrebs begonnenen Wandlungsprozess weiter fördert. Ein erlösungs- oder Erweckungsereignis zur Zeit der Erkrankung markiert gleichsam den Wendepunkt (‚So! Du hast s jetzt hinter dir. Du hast dein Krebs gehabt. Schluss!' (….) Der Lebensablauf nach der medizinischen Behandlung ist durch eine Freisetzung und Nutzung von Kreativitätspotentialen gekennzeichnet, sodass letztlich Handlungsmöglichkeiten *unabhängig von der Krebserkrankung* erweitert werden." (Seltrecht/Thielen 2013: 30) Bei zwei weiteren Frauen, die zuvor an Brustkrebs erkrankt waren, zeigt sich eine *partielle biografische Wandlung*: „Bei einem *partiellen biographischen Wandlungsprozess* erfolgt ein Umbau des Selbst- und Weltbezugs infolge der Krebserkrankung, d.h. im kausalen Zusammenhang mit der Erkrankung. In Abgrenzung zur umfassenden biographischen Wandlung ist die Veränderung nur auf einen Teilaspekt, nämlich der Krankheit, bezogen. Die Gegenwart wird im Vergleich mit der Vergangenheit also nur bezüglich der Krebserkrankung als diskontinuierlich wahrgenommen. Hierfür ist für die betroffenen Frauen die Differenzierung zwischen der ‚Welt der Betroffenen' und der ‚Welt der Nicht-Betroffenen' funktional. Nach der medizinischen Behandlung setzen sich diese Frauen für die Gruppe der Betroffenen ein, indem sie beispielsweise als Brustprothesenmodel arbeiten (Rita Feuerbach) oder sich öffentlich für den Kampf gegen Krebs einsetzen (Thea Thalmann)." (Seltrecht/Thielen 2013: 30f.) Die 16 von 20 Frauen, die im Kontext einer Brustkrebserkrankung weder eine partielle noch eine umfassende biografische Wandlung aufwiesen, ließen sich in vier Gruppen unterteilen: „Die Subkategorie *biographische Irrelevanz einer Brustkrebserkrankung* kennzeichnet Lebensabläufe, in denen die Krebserkrankung zu keinem dominanten Krankheitserleidensprozess führt. Lediglich das medizinische Ablauf- und Erwartungsmuster der Diagnose,

Behandlung und Nachsorge erhält temporär Bedeutung. Diese Kennzeichnung einer Brustkrebserkrankung ist besonders bei denjenigen Frauen anzutreffen, die in ihrem Leben dramatische Leidensprozesse durchlebt haben und sich zudem aufgrund ihres Alters in der Phase biographischer Abschlussarbeit befinden. Zu der Subkategorie *Kontinuität des lebenszyklischen Ablauf- und Erwartungsmusters* werden die Lebensabläufe gezählt, bei denen das lebenszyklische Ablauf- und Erwartungsmuster vor und nach der Brustkrebserkrankung dominant ist. Es bestand weder der Wunsch noch die Notwendigkeit zu einer grundlegenden Lebensveränderung vor, während und nach der Erkrankung. Nach Abschluss der medizinischen Behandlung und der Bearbeitung der Krankheitsverlaufskurve ist eine Fortsetzung des bisherigen Lebensablaufs ohne gravierende Veränderungen für die Frauen selbstverständlich. Die Subkategorie *Kontinuität der Verlaufskurve* bezeichnet diejenigen Lebensabläufe, bei denen ein Erleidensprozess (z.B. leidvolle Ehebeziehung, unerfüllter Kinderwunsch, soziale Isolation) unmittelbar vor der Erkrankung dominant gewesen ist. Die Brustkrebserkrankung vermag die vorausgegangenen bzw. bereits bestehenden Erleidensprozesse nicht zu beenden. Die subjektiven Vorstellungen und daran geknüpften Wünsche für ein erfülltes Leben (z.B. harmonische Ehe, eigene Kinder, soziale Integration) tauchen nach Abschluss der medizinischen Behandlung und der Bearbeitung der Krankheitsverlaufskurve unverändert wieder auf. Die Subkategorie *Expansion der Verlaufskurve* lässt sich in zwei Formen unterteilen: Eine bereits vor Diagnostizierung der Krebserkrankung bestehende Verlaufskurve wird durch die Krebserkrankung verstärkt und langfristig zur dominanten Prozessstruktur (z.B. die endgültige Trennung des Ehemanns von der erkrankten Frau). Oder die Krebserkrankung selbst ist so mächtig und medizinisch nicht heilbar, dass die Krankheit die Lebenssituation weiter verschlechtert, bspw. wenn nur noch unter größten Anstrengungen das Pflegebett verlassen werden kann." (Seltrecht/Thielen 2013: 31f.)

4.   Exkurs II: Medizinische Pädagogik im Verhältnis zur Gesundheitspädagogik

Mit Blick auf die beiden erziehungswissenschaftlichen Forschungsprojekte zeigt sich recht schnell, worin sich diese Projekte, die hier unter dem Motiv Medizinische Pädagogik thematisiert werden, von Projekten, die eher mit der Bezeichnung gesundheitspädagogisch versehen werden könnten, unterscheiden: Gesundheitspädagogik hat als pädagogisches Handlungsfeld und erziehungswissenschaftliches Forschungsfeld vor allem die Förderung bzw. Erforschung gesundheitsbewussten Verhaltens zum Ziel. Hierbei steht nicht nur die Verhinderung von Krankheit, im Sinne einer Risikovermeidung, im Mittelpunkt, sondern auch ein gesundheitsbewusstes, ausgefülltes Leben mit körperlichem, geistigem, sozialem Wohlbefinden. Unter dem Dachbegriff *Gesundheitspädagogik* werden verschiedene pädagogische Interventionstypen subsumiert:

- *„Gesundheitsaufklärung* ist die Bereitstellung von Informationen für die breite Öffentlichkeit (z.B. über Plakate oder Filme). Die bekannteste Institution in Deutschland, die sich der Gesundheitsaufklärung widmet, ist die Bundeszentrale für gesundheitliche Aufklärung (BzgA).

- *Gesundheitsberatung* ist die Interaktion zwischen einem Berater und einem Ratsuchenden mit dem Ziel, in gesundheitsrelevanten Fragen und krankheitsspezifischen Problemen gemeinsam einen für den Ratsuchenden machbaren Lösungsweg zu erarbeiten. Die Gesundheitsberatung von Profamilia ist ein Beispiel für die Beratung von Einzelpersonen oder (Klein-)Gruppen durch ärztliche oder nicht-ärztliche Beraterinnen und Berater.

- Unter *Gesundheitsbildung* wird die freiwillige Teilnahme von Erwachsenen in der organisierten Erwachsenenbildung verstanden. Der Fokus des teilnehmerorientierten Lernens liegt auf gesundheitsrelevanten statt krankheitsspezifischen Inhalten. Traditionelles Beispiel sind die Volkshochschulen mit ihren Angeboten an Gesundheitskursen und -vorträgen bis hin zu Studienreisen.

- Der Terminus *Gesundheitserziehung* wird im Zusammenhang mit der pädagogischen Einflussnahme auf Kinder und Jugendliche mit dem Ziel der Krankheitsvermeidung verwendet. Häufig wird mit dem Erziehungsbegriff eine stärkere Intervention unterstellt als es der Bildungsbegriff nahelegt, so dass der Begriff Gesundheitserziehung für Erwachsene nicht angemessen erscheint.

- *Gesundheitsförderung* wird oftmals mit gesundheitspolitischen Aktionsprogrammen, die der Verbesserung von gesundheitsrelevanten Lebensweisen und Lebensbedingungen dienen sollen, in Verbindung gebracht." (Herzberg/Seltrecht 2011: 71)

5. Grundlagentheoretische Forschung: Wie lässt sich der erziehungswissenschaftliche Begriff des Lernens – unter forschungsmethodischem Rückgriff auf die Ausnahmesituation einer lebensbedrohlichen Erkrankung – differenziert beschreiben?

Innerhalb des o.g. ersten Forschungsprojekts (Seltrecht 2006) wurden Forschungsergebnisse hinsichtlich der sich in Biografien abbildenden Lernprozesse und Lernergebnisse – im Sinne einer ersten Systematisierung – auch nach Lerndimensionen voneinander zu differenzieren versucht: Gezeigt wurde in der Dissertation, dass das, was gelernt wurde, im Kontext einer Brustkrebserkrankung auf der Ebene des Wissens, des Verhaltens, der Eigentheorie oder der Identität angesiedelt sein kann. Zudem konnten mithilfe der Datenauswertung erste Kodes (vgl. Strauss/Corbin 1996) generiert werden, die auf Phänomene eines Nichtlernens hindeuten: Im Datenmaterial zeigte sich, dass manche Frauen *nicht lernen können* (passives Nichtlernen) und wiederum andere *nicht lernen wollen* (aktives Nichtlernen): „Passives Nichtlernen, ein durch Bedingungen begründetes Nichtlernen, tritt besonders in Erleidenshöhepunkten während der Krankheit auf. Wenn diese Höhepunkte auch nur aus der subjektiven Perspektive der Frauen bestimmbar sind und zu unterschiedlichen Zeitpunkten im medizinischen Behandlungsablauf auftreten, so ist ihnen dennoch gemeinsam, dass die Frauen in dieser Zeit aufgrund der zusammengebrochenen Selbstorientierung und Alltagsorganisation nur noch reagieren können; in derartigen Situationen stehen ihnen keinerlei Reserven für Lernprozesse zur Verfügung. (…) Aber auch Phänomene des aktiven Nichtlernens, ein durch Einsatz von Handlungsmustern begründetes Nichtlernen, finden sich bei Frauen in der Zeit der medizinischen Behandlung wieder. So werden beispielsweise Ratschläge und Handlungsvorschläge abgelehnt, um biographische Kontinuität zu wahren. Mit dieser Fokussierung auf die biographische Beständigkeit des Lebensablaufs werden – aus der Beobachterperspektive – Chancen des Hinterfragens des bisherigen Lebensablaufs nicht wahrgenommen." (Seltrecht 2006: 201f.)

Bis auf diese beiden empirisch fundierten Kodes wurden keinerlei weitere Kodes generiert, die auf Art und Weise eines Lernens, d.h. auf Lernmodi, Rückschlüsse geben. Diese ersten Systematisierungsversuche wurden im zweiten Projekt aufgegriffen und um mehrere alltagsweltlich bekannte Lernphänomene ergänzt, sodass im Ergebnis ein „Differenzschema des Lernens" konstruiert wurde. In der Anwendung dieses konstruierten Analyseinstrumentariums, bestehend aus Lernmodi, Lerndimensionen und Lernkontexten, zeigten sich wiederholt Analyseschwierigkeiten (vgl. Seltrecht 2015b). Die Rekonstruktion der Entstehungsgeschichte des Differenzschemas als Analyseinstrumentarium zeigt die forschungsmethodische Dilemmasituation auf: So wurde u.a. nach Phänomenen des „Nichtlernens" und „Verlernens" im Datenmaterial gesucht, um Aufschluss über eben jene Lernmodi zu erhalten. Eine Ursache der weiterhin bestehenden Begriffsunschärfe ist im methodischen Design zu sehen: Nach dem Verständnis der Biografieforschung wurden einzelne Lebensgeschichten biografieanalytisch ausgewertet. Diese Rekonstruktion von lebensgeschichtlichen Erfahrungen gibt Aufschluss über das Geworden-Sein einzelner Personen vor dem Hintergrund gesellschaftlicher Verhältnisse. Die einzelnen Lebensgeschichten wurden aber nicht, wie es beispielsweise Glaser und Strauss (1993) oder Strauss und Corbin (1996) im Rahmen der Grounded Theory vorschlagen, induktiv kodiert. Auch vom Anlegen deduktiver Kategorien, wie es beispielsweise Mayring im Kontext der Qualitativen Inhaltsanalyse (2009) vorschlägt, kann nicht gesprochen werden, da eine innere Differenzierung bzw. nähere Bestimmung der Kategorien durch Literaturstudium nicht erfolgt ist. Eine schrittweise Loslösung vom Einzelfall im Verlauf der verschiedenen Kodierverfahren, um zunächst Kodes, anschließend Kategorien und letztlich eine Schlüsselkategorie zu generieren, ist in beiden Projekten nicht erfolgt. Gerade im zweiten Forschungsprojekt sind viele Untersuchungen immer auf der Ebene des Einzelfalles verblieben, in der Mehrheit der Fallanalysen wurde die strukturelle Beschreibung – als formal aufschließendes und dem offenen Kodieren vorangehendes Verfahren – durchgeführt. In der Reflexion der Projektergebnisse wurden von der Autorin des vorliegenden Beitrags am Beispiel des Verlernens (Seltrecht 2015) und am Beispiel des Nichtlernens (vgl. den weiteren Beitrag der Autorin in diesem Band) zukünftige Aufgaben skizziert, um Lernmodi für ein Verstehen lebenslanger Lernprozesse empirisch zu ergründen: Zunächst muss eine komparative Auseinandersetzung zwischen alltagsweltlichen und fachwissenschaftlichen Begriffen, z.B. zwischen den Begriffen Verlernen und Vergessen, erfolgen. Dann sind äußere Abgrenzungen zwischen den Lernmodi und innere Differenzierungen der einzelnen Lernmodi vorzunehmen. Zudem sind auf der Grundlage theoretischer Auseinandersetzungen Heuristiken zu entwickeln, die die ausstehende empirische Analyse von Lernmodi unterstützen (vgl. Seltrecht 2015b: 103).

6. Fazit

Die Erörterung des Motivs Medizinische Pädagogik erfolgte im vorliegenden Beitrag differenziert nach gegenstandsbezogener und grundlagentheoretischer Perspektive, wofür auf zwei erziehungswissenschaftliche Forschungsprojekte zurückgegriffen wurde. Im Ergebnis zeigt sich, dass sich das Motiv einer Medizinischen Pädagogik unter gegenstandsbezogener Perspektive durchaus verwenden lässt, da Aussagen zu Krankheit und Krankheitsbearbeitungsprozessen, wie sie von erkrankten Personen und Vertretern der verschiedenen Gesundheitsberufe getroffen werden, generiert werden. Unter grundlagentheoretischer Perspektive aber stehen allein genuin erziehungswissenschaftliche Fragen im Mittelpunkt. Diese Fokussierung rechtfertigt jedoch nicht das Rekurrieren auf eine eigene Teildisziplin: Eine Nähe zur Medizin ist unter grundlagentheoretischer Perspektive kaum, in gegenstandsbezogener Hinsicht aber sehr deutlich gegeben. Wichtiger aber als die Frage, ob die Kennzeichnung der gegenstandsbezogenen Forschungen als Medizinische Pädagogik angebracht ist, erscheint zunächst der erziehungswissenschaftliche Beitrag für Medizin und Pflegewissenschaft zu sein: Die auf gegenstandsbezogener Ebene hervorgebrachten Forschungsergebnisse stellen einen wichtigen Beitrag der Erziehungswissenschaft zum lernenden Umgang mit Krankheit da und leisten damit eine Vorarbeit für eine interdisziplinäre Zusammenarbeit zwischen Medizin, Pflegewissenschaft und Erziehungswissenschaft hinsichtlich Krankheitsbearbeitungsprozessen von erkrankten Personen, Ärzten und Pflegefachkräften.

Literatur

Aydogdu, Öslem (2012): Lern- und Leidensprozesse innerhalb einer Familie im Kontext lebensbedrohlicher Erkrankung am Beispiel Brustkrebs. Eine Einzelfallanalyse. Diplomarbeit, Goethe-Universität Frankfurt am Main.

Bengel, Jürgen/Jerusalem, Matthias (Hrsg.) (2009): Handbuch der Gesundheitspsychologie und Medizinischen Psychologie. Göttingen, Bern, Wien, Paris, Oxford, Prag, Toronto, Cambridge/MA, Amsterdam, Kopenhagen, Stockholm: Hogrefe Verlag.

Betean, Beatrix (2010): Lernprozesse auf der Ebene der Identität vor dem Hintergrund aufgeschichteter Leidensprozesse – eine biographieanalytische Studie zu dem Thema lebensbedrohliche Erkrankung. Diplomarbeit, Goethe-Universität Frankfurt am Main.

Brüderl, Leokadia/Halsig, Norbert/Schröder, Annette (1988): Historischer Hintergrund, Theorien und Entwicklungstendenzen der Bewältigungsforschung. In: Brüderl, Leokardia (Hrsg.): Theorien und Methoden der Bewältigungsforschung. Weinheim und München: Juventa-Verlag, S. 25-45.

Carr-Saunders, Alexander M./Wilson, Paul A. (1933): The Professions. Oxford: The Clarendon Press.

Di Fede, Veronika (2011): Was ist eine Krise? Ein Vergleich zwischen der erziehungswissenschaftlichen Biographie- und Bewältigungsforschung. Diplomarbeit, Goethe-Universität Frankfurt am Main.

Eichhorn, Laura (2012): Beratung oder Selbsthilfe? Eine empirische Untersuchung über Lernprozesse von an Brustkrebs erkrankten Frauen. Diplomarbeit, Goethe-Universität Frankfurt am Main.

Filipp, Sigrun-Heide (Hrsg.) (1995): Kritische Lebensereignisse. Weinheim: BeltzPVU.

Gastrock, Marlena (2011): Vermittlungs- und Aneignungsprozesse zwischen Arzt und Patient aus der Patientenperspektive. Diplomarbeit, Goethe-Universität Frankfurt am Main.

Glaser, Barney G./Strauss, Anselm L. (1993): Die Entdeckung gegenstandsbezogener Theorie: Eine Grundstrategie qualitativer Sozialforschung. In: Hopf, Christel/Weingarten, Elmar (Hrsg.): Qualitative Sozialforschung. Stuttgart: Klett-Cotta, S. 91-111.

Herzberg, Heidrun/Seltrecht, Astrid (2011): Von der Gesundheitsbildung zur Gesundheitspädagogik. In: Der pädagogische Blick. Zeitschrift für Wissenschaft und Praxis in pädagogischen Berufen, Heft 2/2011, S. 68-79.

Laux, Lothar (1983): Psychologische Stresskonzeptionen. In: Thomae, Hans (Hrsg.): Enzyklopädie der Psychologie. Motivation und Emotion., Bd. 1, Göttingen: Hogrefe Verlag, S. 453-535.

Lazarus, Richard S. (1993): Streß und Streßbewältigung – ein Paradigma. In: Filipp, Sigrun-Heide (Hrsg.): Kritische Lebensereignisse. Weinheim: BeltzPVU, S. 198-232.

Mayring, Philipp (2009): Qualitative Inhaltsanalyse. Grundlagen und Techniken. Weinheim und München: Beltz Verlag.

Mielck, Andreas/Bloomfield, Kim (Hrsg.) (2001): Sozial-Epidemiologie. Eine Einführung in die Grundlagen, Ergebnisse und Umsetzungsmöglichkeiten. Weinheim und München: Juventa-Verlag.

Nittel, Dieter/Seltrecht, Astrid (2013): Die ärztliche Vermittlung aus Patientenperspektive. In: Nittel, Dieter/Seltrecht, Astrid (Hrsg.): Krankheit: Lernen im Ausnahmezustand? Brustkrebs und Herzinfarkt aus interdisziplinärer Perspektive. Berlin, Heidelberg: Springer Verlag, S. 481-490.

Parsons, Talcott (2002): Sozialstruktur und Persönlichkeit. Frankfurt am Main: Suhrkamp.

Pfaff, Julia (2012): Das pädagogische Handeln von Notärzten im Rettungsdienst. Bachelorarbeit, Goethe-Universität Frankfurt am Main.

Rösler, Hans-Dieter/Szewczyk, Hans/Wildgrube, Klaus (1996): Medizinische Psychologie. Heidelberg, Berlin, Oxford: Spektrum Akademischer Verlag.

Schütze, Fritz (1981) Prozeßstrukturen des Lebensablaufs. In: Matthes, Joachim/Pfeifenberger, Arno/Stosberg, Manfred (Hrsg.) Biographie in handlungswissenschaftlicher Perspektive. Kolloquium am Sozialwissenschaftlichen Forschungszentrum der Universität Erlangen-Nürnberg. Nürnberg: Verlag der Nürnberger Forschungsvereinigung, S. 67-156.

Schütze, Fritz (1983): Biographieforschung und narratives Interview. Neue Praxis, Jg. 13, H. 3, S. 283-293.

Seltrecht, Astrid (2006): Lehrmeister Krankheit? Eine biographieanalytische Studie über Lernprozesse von Frauen mit Brustkrebs. Opladen, Farmington Hills: Barbara Budrich.

Seltrecht, Astrid (2009): Handeln Ärzte pädagogisch? Die erste deutsche Frauenärztin Hermine Heusler-Edenhuizen (1872–1955) und ihr Kampf gegen Kindbettfieber unter erziehungswissenschaftlicher Perspektive. In: BIOS – Zeitschrift für Biographieforschung, Oral History und Lebensverlaufsanalysen, Heft 1/2009, S. 57-74.

Seltrecht, Astrid (2011): „Sie sind nicht hier zum Sterben". Wie Ärzte auf Ängste von Krebspatientinnen reagieren. In: Dr. med. Mabuse – Zeitschrift für alle Gesundheitsberufe, Heft 4/2011, S. 34-36.

Seltrecht, Astrid (2012): Lehrmeister Krankheit: Was lehrt uns der Ausnahmefall für den Normalfall des Lernens? In: Hessische Blätter für Volksbildung, Heft 1/2012, S. 25-37.

Seltrecht, Astrid (2013a): „... das sollten Ärzte nicht machen" – Ärztefehler und medizinische Fehler unter erziehungswissenschaftlicher Perspektive. In: Nittel, Dieter/Seltrecht, Astrid (Hrsg.): Krankheit: Lernen im Ausnahmezustand? Brustkrebs und Herzinfarkt aus interdisziplinärer Perspektive. Berlin, Heidelberg: Springer Verlag, S. 553-576.

Seltrecht, Astrid (2013b): Lernen im Angesicht des Todes? In: Nittel, Dieter/Seltrecht, Astrid (Hrsg.): Krankheit: Lernen im Ausnahmezustand? Brustkrebs und Herzinfarkt aus interdisziplinärer Perspektive. Berlin, Heidelberg: Springer Verlag, S. 327-339.

Seltrecht, Astrid (2013c): Vertrauen und Hoffnung. Zur Relevanz dieser Untersuchungskategorien für die Aufdeckung von Lernprozessen. In: Nittel, Dieter/Seltrecht, Astrid (Hrsg.): Krankheit: Lernen im Ausnahmezustand? Brustkrebs und Herzinfarkt aus interdisziplinärer Perspektive. Berlin, Heidelberg: Springer Vrlag, S. 305-314.

Seltrecht, Astrid (2013d): Eine Familie – eine Geschichte? Argumentationsanalyse familial (un-)sichtbarer Leidens- und Lernprozesse. In: Herzberg, Heidrun/Seltrecht, Astrid (Hrsg.): Der soziale Körper. Interdisziplinäre Zugänge zur Leiblichkeit. Opladen: Barbara Budrich, S. 155-186.

Seltrecht, Astrid (2015a): Not just for Women. Breast Cancer, Gender and Informal Learning in an Exceptional Situation. In: Ostrouch-Kaminska, Joanna/Vieira, Cristina C. (Hrsg.): Private World(s). Gender and Informal Learning of Adults. Rotterdam, Boston, Taipei: Sense Publisher, S. 41-57.

Seltrecht, Astrid (2015b): Verlernen: Vom alltagsweltlichen zum erziehungswissenschaftlichen Verständnis. In: Zeitschrift für Weiterbildungsforschung – REPORT. 1/2015., S. 99-111.

Seltrecht, Astrid/Nittel, Dieter (2013): Phänomenologie der Krankheiten: Brustkrebs und Herzinfarkt. In: Nittel, Dieter/Seltrecht, Astrid (Hrsg.): Krankheit: Lernen im Ausnahmezustand? Brustkrebs und Herzinfarkt aus interdisziplinärer Perspektive. Berlin, Heidelberg: Springer Verlag, S. 103-123.

Seltrecht, Astrid/Thielen, Marc (2013): Erziehungswissenschaftliche Biographieforschung. Lern- und Leidensprozesse im Kontext von Migration und lebensbedrohlicher Erkrankung. In: Seichter, Sabine/Friebertshäuser, Barbara (Hrsg.): Qualitative Projekte und Methoden in der Erziehungswissenschaft – ein Studienbuch. Weinheim: Beltz-Juventa Verlag, S. 20-45.

Selye, Hans (1974): Stress. Bewältigung und Lebensgewinn. München: Piper Verlag.

Siegrist, Johannes (1995): Medizinische Soziologie. München, Wien, Baltimore: Urban u. Schwarzenberg.

Strauss, Anselm (1985): Work and the division of labor. The Sociological Quarterly, 26 (1), 1-19.

Strauss, Anselm L./Corbin, Juliette (1996): Grounded Theory: Grundlagen Qualitativer Sozialforschung. Weinheim: Juventa-Verlag.

Strauss, Anselm L./Schatzman, Leonard/Ehrlich, Danuta/Bucher, Rue/ Sabshin, Melvin (1963): The hospital and its negotiated order. In: Freidson, Eliot (Hrsg.): The hospital in modern society. London: Free Press, S. 147-169.

Trautmann-Spondel, Rolf Dieter (1988): Definition und Abgrenzung des Begriffs „Bewältigung". In: Brüderl, Leokardia (Hrsg.): Theorien und Methoden der Bewältigungsforschung. Weinheim und München: Juventa-Verlag, S. 14-24.

Weise, Ann-Marie (2010): From heart – subjektive Krankheitstheorien zum Herzinfarkt und deren Auswirkungen auf das Lernverhalten. Eine Argumentationsanalyse auf Grundlage autobiographisch-narrativer Interviews. Diplomarbeit, Goethe-Universität Frankfurt am Main.

Wendt, Claus/Wolf, Christof (Hrsg.) (2006): Soziologie der Gesundheit. Kölner Zeitschrift für Soziologie und Sozialpsychologie, Sonderheft 46, Wiesbaden.

Wiesendanger, Lena (2012): „… es hat sich ja noch nicht mal einer nach meinem Befinden erkundigt": Wiedereingliederung in den Beruf nach lebens-bedrohlicher Erkrankung aus der Perspektive von Betriebsräten. Diplomarbeit, Goethe-Universität Frankfurt am Main.

Medizinpädagogik – ein diffuser und obsoleter Begriff im Wandel der Zeit

Roswitha Ertl-Schmuck

Keywords: Medizinpädagogik, Pflegepädagogik, Pflegedidaktik, Wissenszugänge, Handlungslogiken, Spannungsgefüge

Abstract

Im Wandel der Zeit ergeben sich vielfältige Änderungen in der Berufswelt der
Pflege- und Gesundheitsberufe, die durch gesellschaftliche, epidemiologische und
medizintechnische Entwicklungen sowie berufs- und gesundheitspolitische Entscheidungen bedingt sind. Neue Berufsbilder, aber auch neue Anforderungen innerhalb der Berufe entstehen und bedürfen berufsfelddidaktischer Reflexionen,
curricularer Änderungen und einer konzeptionellen Anpassung an die Lehrer/in-
nenbildung für berufsbildende Schulen. Die Medizindominanz der Wissensgrundlagen, die mit dem Begriff Medizinpädagogik zum Ausdruck gebracht wurde,
greift heute zu kurz, da hierbei eine Medizinlogik im Vordergrund steht, die nur
bedingt für die Pflege- und Gesundheitsberufe leitend sein kann.

1. Einführung

Der Begriff *Medizinpädagogik*[1] wird gegenwärtig weitgehend an privaten Hochschulen im Kontext der Lehrer/innenbildung in den Gesundheitsberufen als Studi-
engangbezeichnung verwendet. Das Konstrukt *Medizinpädagogik* ist bis heute ein
ungeklärtes, das sich zwar aus der Historie nachzeichnen und damit auch begründen lässt, jedoch selbst kaum zum Gegenstand von Analyse, Reflexion und kritischer Würdigung geworden ist. Hier setzt dieser Beitrag an. In diesem werden
Entwicklungen aufgezeigt, in denen wesentliche Etappen der Lehrer/innenbildung
in den Pflege- und Gesundheitsberufen im Kontext gesellschaftlicher bzw. bil-
dungspolitischer Entwicklungen und Geltungsfragen aufgezeigt werden. Ein Blick

---

1   Der Begriff Medizinpädagogik wird in den folgenden Ausführungen kursiv gesetzt, da dieser ein
     ungeklärter Begriff ist und eine Definition bislang nicht existiert.

in die 1960er Jahre zeigt, dass der Begriff *Medizinpädagogik* mit der Diskurshegemonie medizinischer Wissensordnungen eng verbunden war. Ob dieser Begriff aktuell für die Lehrer/innenbildung in den Pflege- und Gesundheitsberufen noch tragfähig ist, wird im folgenden Beitrag verdeutlicht.

Folgende These ist für die Ausarbeitung in diesem Beitrag leitend: Eine Ausrichtung an der *Medizinpädagogik* als Lehr- und Forschungsgebiet ist für die Lehrer/innenbildung in den Pflege- und Gesundheitsberufen zu eng, da diese Berufe in ihren Arbeits- und Interaktionsprozessen so verschieden sind, dass sie unterschiedliche Wissenszugänge und Handlungsverständnisse erfordern. Diese These bedarf der Begründung, die in den folgenden Ausführungen entfaltet wird.

2.   Medizinpädagogik – ein historischer Zugang

2.1 Die ersten Anfänge

Der Begriff *Medizinpädagogik* ist eng verbunden mit der Humboldt Universität zu Berlin. 1963 wurde dort die Abteilung Gesundheitswesen am Institut für Berufspädagogik der Pädagogischen Fakultät gegründet und der Lehrbetrieb mit 17 Studierenden aufgenommen. Das Studienziel war: Diplomlehrer/in für das Gesundheitswesen. 1968/69 erfolgte eine Umbenennung der Abteilung in *Medizinpädagogik* mit dem Studienziel Diplom-Medizinpädagoge/in und die Anbindung an die Medizinische Fakultät der Charité (Beier 1997: 31). Die Zulassungsvoraussetzung für das Studium war die Allgemeine Hochschulreife und eine Berufsausbildung in einem der Medizinalberufe, die in der damaligen DDR als „mittlere medizinische Berufe" bezeichnet wurden (ebd.: 34). Die Ausbildung in den mittleren medizinischen Berufen[3] fand an medizinischen Berufs-(Fach)schulen statt. Mit dem Studium der *Medizinpädagogik* war zu dem damaligen Zeitpunkt eine enorme Aufwertung gegeben, denn bis dato dominierten Ärzte/innen in der theoretischen Ausbildung dieser Berufe (ebd.: 34). Erstmalig konnten sich nun Bewerber/innen mit einer abgeschlossenen Ausbildung in einem Gesundheitsberuf auf wissenschaftlichem Niveau für ihre Lehrtätigkeit qualifizieren. Der akademische Grad des/der Diplom-Medizinpädagogen/in berechtigte dazu, in allen „mittleren medizinischen Berufen" zu unterrichten und beinhaltete demnach ein breites Einsatzgebiet (ebd.:

---

3   Zu den Berufen der „mittleren medizinischen Berufe" in der damaligen DDR zählten: Krankenschwester/pfleger, Kinderkrankenschwester/pfleger, Stomatologische Schwester, Hebamme, Krippenerzieherin, Medizinisch-technische/r Laborassistent/in, Medizinisch-technische/r Radiologieassistent/in, Medizin-technische/r Assistent/in für Funktionsdiagnostik, Physiotherapeut/in, Arbeitstherapeut/in, Diätassistent/in, Audiologie-Phoniatrie-Assistent/in, Zahntechniker/in, Hygieneinspektor/in, Rehabilitationspädagoge/in, Sprechstundenschwester (Beier 1997: 30).

30). Die Diplom-Medizinpädagogen/innen konnten nun den Unterricht in den medizinischen Fachgebieten übernehmen.

Da zu diesem Zeitpunkt eine Medizindominanz in allen Pflege- und Gesundheitsberufen bestand, wurde diese auch im Studium – zumindest in den Anfängen – kritiklos übernommen. Dies zeigte sich in der Forschung, in denen Fragestellungen zu Medien und Methoden im medizinischen Fachunterricht fokussiert wurden (ebd.: 31). Demzufolge war auch die Lehre zum einen an der Bezugsdisziplin Medizin und zum anderen an medialen und unterrichtsmethodischen Inhalten für den medizinischen Fachunterricht orientiert. Beier[4] verweist darauf, dass sich „Pädagogik und Pflege mit den Problemen der ideologischen Orientierung, dem starken Einfluss von Medizin und ärztlicher Tätigkeit, dem Mangel an Informationsmöglichkeiten in westlichen Ländern und Mängeln bei der Medienausstattung der Schulen auseinanderzusetzen" hatten (Beier 1997: 45). Das ideologische System spiegelte sich somit auch in den Studieninhalten wider und ließ den Verantwortlichen kaum Gestaltungsspielräume, das Eigene in den jeweiligen Berufen zu erforschen und so Lern- und Bildungsgegenstände zu generieren, die auf eine Vielfalt an Wissenszugängen und unterschiedlichen Handlungslogiken ausgerichtet waren und nicht nur den medizinischen Kontext fokussierten. Aufgrund fehlender Fach- und Berufswissenschaften konnten sich beispielsweise pflegedidaktische Entwicklungen für die Lehrer/innenbildung in den Pflegeberufen kaum entfalten (Mischo-Kelling/Wittneben 1995: 287f.).

Dennoch gab es durchaus Bestrebungen, *Medizinpädagogik* als Konstrukt näher zu bestimmen. Nach Beier steht der Begriff *Medizinpädagogik* nicht nur für die Bezeichnung des Studiengangs, sondern auch für einen wissenschaftlichen Erkenntnis- und Handlungsbereich, in dem das medizinpädagogische Geschehen als Prozess in verschiedenen Situationen untersucht wird (Beier 1999: 105). Das medizinpädagogische Geschehen ist in diesem Verständnis zum einen auf die pädagogischen Anteile in der Betreuung des Patienten ausgerichtet und zum anderen auf die Fachausbildung der Schüler/innen und deren Persönlichkeitsentwicklung (ebd.: 108). Darüber - so Beier - soll sich der genuine Gegenstandsbereich erst entwickeln (ebd.: 103). Bis heute fehlen jedoch wissenschaftlich fundierte Aussagen über den spezifischen Gegenstandsbereich. Neben erziehungswissenschaftlichen Inhalten wurde die Qualifizierung der Lehrenden von einer naturwissenschaftlich ausgerichteten Medizin bestimmt. Die Entwicklung einer eigenständigen Berufswissenschaft, in der das interdisziplinäre Spannungsgefüge, das aus unterschiedlichen Wissenschaftsauffassungen und Handlungslogiken entsteht und über wissenschaftlich-analytische Rekonstruktionsprinzipien reflektiert wird,

---

4   Jutta Beier übernahm im Februar 1990 die Leitung der Abteilung Medizinpädagogik und erarbeitete ein Studiengangkonzept für den veränderten Studiengang, der in zwei Studienrichtungen in Medizinpädagogik und Pflegepädagogik differenziert wurde (Beier 1997: 32). Sie bekam 1995 den ersten Lehrstuhl für Medizin- und Pflegepädagogik (URL 1).

blieb aus, denn die Diskurshegemonie der Medizin bestimmte weiterhin das berufliche Handlungsfeld der „mittleren Medizinalberufe" und letztlich auch die inhaltliche Ausgestaltung der Lehrer/innenbildung in diesen Berufen.

Berücksichtigt man jedoch die Studienstrukturebene, so ist hervorzuheben, dass zu dieser Zeit der Studiengang der *Medizinpädagogik* ein Novum innerhalb der akademischen Ausbildung der Lehrenden in den Pflege- und Gesundheitsberufen war, denn damit ging eine Aufwertung der pädagogischen Tätigkeit der Lehrenden einher. In der damaligen BRD erfolgte die Lehrer/innenbildung für die Pflege- und Gesundheitsberufe ausschließlich über Weiterbildungsangebote mit unterschiedlicher Dauer und die ersten Ausbildungsgänge an Fachhochschulen und Universitäten für die Qualifizierung der Lehrenden in den Pflege- und Gesundheitsberufen gab es erst zu Beginn der 1990er Jahre (Bischoff-Wanner 2008: 19).[5] Mit der Wende wurden die Entwicklungen, insbesondere die Etablierung der Pflegewissenschaft und der hochschulischen Lehrer/innenbildung, die sich in der BRD unter der Bezeichnung „Pflegepädagogik" weitgehend an (Fach)Hochschulen etablierte, aufgenommen. 1992 wurde die Abteilung Medizinpädagogik in das „Institut für Medizin-, Pflegepädagogik und Pflegewissenschaft (MPPW)" umgewandelt und die Studiengangkonzeption mit zwei Studienrichtungen Medizin- und Pflegepädagogik neu konzeptualisiert. Die Studierenden mussten sich von Beginn des Studiums für eine Studienrichtung entscheiden. Die inhaltliche Ausrichtung der Studienrichtung *Medizinpädagogik* lag in medizinischen Wissensdiskursen, in der Studienrichtung Pflegepädagogik war die zentrale Bezugsdisziplin die Pflegewissenschaft. 1995 wurde der erste Lehrstuhl für *Medizin- und Pflegepädagogik* und 1997 der Lehrstuhl für Pflegewissenschaft eingerichtet. Nun bestand auch die Möglichkeit zur Promotion zum „Dr. rer. cur." und 1998/1999 gab es die ersten pflegewissenschaftlichen Promotionen (URL 1).

2.2　Das Lehr- und Forschungsgebiet der Medizinpädagogik

In dieser Perspektive ist es eine Erfolgsgeschichte der *Medizinpädagogik*, die sich hier nachzeichnen lässt. Dennoch kann konstatiert werden, dass das Lehr- und Forschungsgebiet der *Medizinpädagogik* weitgehend diffus blieb und zu sehr an

---

5　Aufgrund der Sonderstellung der Pflege- und vieler Gesundheitsberufe unterliegen diese nicht dem Regelungsbereich des BBiG, sie werden über Berufsgesetze geregelt und nehmen eine Sonderstellung im berufsbildenden System ein. Folglich ist auch die Lehrer/innenbildung für diese Berufe nicht einheitlich geregelt. Für die dualen Gesundheitsberufe, wie z.B. Medizinische/Zahnmedizinische Fachangestellte, Zahntechniker, gelten die landesrechtlichen Vorgaben für das Lehramt an berufsbildenden Schulen für die Sekundarstufe II, die sich an der KMK-Rahmenvereinbarung über die Ausbildung und Prüfung für ein Lehramt orientieren (KMK 2007). Vgl. dazu Bals/Weyland 2010 und Dieterich//Kreißl 2010.

der Sachlogik der universitären Fachwissenschaften, wie beispielsweise der Medizin, ausgerichtet war. Der inhaltliche Fokus der Studienrichtung *Medizinpädagogik* lag in medizinischen Wissensdiskursen und in der Pädagogik weitgehend in der Unterrichtsmethodenlehre. Dieses Verständnis wurde jedoch mit zunehmender Differenzierung der Aufgaben- und Kompetenzbereiche in den jeweiligen Pflege- und Gesundheitsberufen brüchig und in Frage gestellt. Gesucht wurden inhaltliche und strukturelle Besonderheiten, die das Handeln in den jeweiligen Pflege- und Gesundheitsberufen als eine spezifische Form gesellschaftlicher Praxis kennzeichnen und relevante Problembereiche und Bildungsgehalte aufdecken. Dazu ist eine interdisziplinäre Ausrichtung erforderlich, die aber zugleich auch spannungsreich ist, da verschiedene Wissenschaftsauffassungen und Handlungslogiken immer wieder neu auszubalancieren sind (Ertl-Schmuck/Fichtmüller 2009: 30).

Auch wenn in den 1990er Jahren das Konstrukt *Pflegepädagogik* dazugekommen ist, so bleibt die Zusammenführung beider Begriffe dennoch diffus. Beier spezifiziert den Gegenstandsbereich *Medizin- und Pflegepädagogik* zum einen in der Schülerorientierung und der Persönlichkeitsentwicklung. Dies ist jedoch nichts Spezifisches, sondern sollte in allen beruflichen Bildungsgängen von Bedeutung sein. Zum anderen geht es nach Beier um pädagogische Anteile im Kontext des beruflichen Handelns der Pflege- und Gesundheitsberufe wie beispielsweise die pädagogische Anleitung von Patienten/innen und Angehörigen (Beier 2001). Damit erfolgt eine Fokussierung des Pädagogischen auf das klinische Geschehen im Kontext der Bewältigung von Gesundheit und Krankheit und wäre damit in den jeweiligen Fachwissenschaften zu verorten. Inwieweit hier das berufliche Handeln zum Bezugspunkt didaktischer Reflexionen gemacht wurde, bleibt offen. Dies müsste sich in der Entwicklung einer Berufsfelddidaktik widerspiegeln. Unger verweist jedoch im Kontext der Entwicklung einer Berufsfelddidaktik, dass in der Studienordnung für den damaligen Diplomstudiengang *Medizin-/Pflegepädagogik* an der Charité für das didaktische Lehr- und Forschungsgebiet verschiedene Begriffe verwendet wurden. Beispielsweise gab es das Prüfungsfach „Fachdidaktik Berufsfeld Gesundheit" und ein Vertiefungsmodul weist den Begriff „Fachdidaktik Pflege/Diagnostik-Therapie", „Fachdidaktik Sozialwissenschaften" und „Fachdidaktik Biowissenschaften" aus (Unger 2009: 142). Hier wurden weitere Begriffe eingeführt, die einer genaueren Bestimmung bedürften. So ist Unger zuzustimmen, dass diese Begriffsverwirrung ein Indiz dafür ist, „dass die Prozesse der Selbstvergewisserung über die eigenen begrifflichen Positionen (...) noch nicht abgeschlossen sind." (ebd.)

Diese knappe Skizze zeigt, dass sich mit dem Konstrukt *Medizinpädagogik* und auch in der Erweiterung der Studienrichtung *Pflegepädagogik* keine eigenständige Disziplin entwickelte. Der starke Einfluss der Medizin erschwerte die Entwicklung einer eigenständigen Wissenschaftsdisziplin (Beier 1997: 45). Ein spezifisches Wissensgebiet, das sich von anderen Disziplinen abgrenzt und das Eigene über Forschung und Lehre zum Ausdruck bringt, konnte in diesen Strukturen nicht entwickelt werden. In dieser Perspektive fehlte der Blick

- auf das Eigene im beruflichen Handlungsfeld, für das ausgebildet wird, und auf deren Arbeits- und Interaktionsprozesse, die erweiterte Handlungsverständnisse und Wissenszugänge erfordern,
- auf das Wissen, das an den beruflichen Kontext gebunden ist,
- auf eine sog. Berufswissenschaft der jeweiligen Berufsfelder;[6]
- auf die Entwicklung von Relevanzkriterien für die Verschränkung von Wissen aus unterschiedlichen Fachwissenschaften/Allgemeiner Didaktik und Berufspädagogik und/oder Erkenntnissen der Erwachsenenbildung.

Die Notwendigkeit einer berufsbildungswissenschaftlichen Forschung, in der die beruflichen Handlungsfelder der Pflege- und Gesundheitsberufe bzw. der mittleren Medizinalberufe hinsichtlich ihrer jeweiligen beruflichen Aufgaben und Kompetenzdifferenzierungen erforscht und neu geordnet werden, um darüber verschiedene Wissenszugänge und Handlungsverständnisse zu systematisieren, wurde zu dem damaligen Zeitpunkt nicht in den Blick genommen.

Zusammenfassend zeigt der Rückblick in die ersten Anfänge der Medizinpädagogik, dass zwar eine fachwissenschaftliche Lehrer/innenbildung für die Pflege- und Gesundheitsberufe erfolgte, jedoch eine eigenständige Disziplin mit einem definierten Gegenstandsbereich sich unter dem Einfluss der Diskurshegemonie der Medizin nicht entwickeln konnte. Die Leitidee, dass die Lehrenden in den medizinischen Fachgebieten in allen Bildungsgängen der Pflege- und Gesundheitsberufe unterrichten konnten, prägte das Bild des Studiengangs und das Selbstverständnis der Lehrenden. Die Medizin, die sich selbst wiederum als ein Gefüge von Einzelwissenschaften darstellt, galt als die Basiswissenschaft im Studiengang der *Medizinpädagogik*. Historisch betrachtet wurde der Studiengang durch die Diskurshegemonie medizinischer Wissensordnungen geprägt – für die ersten Anfänge des Studiengangs verständlich, da das berufliche Handeln in den jeweiligen Gesundheitsberufen im medizinischen System verwoben war. Es fehlte aber auch eine zentrale Berufswissenschaft, in der der Gegenstand des beruflichen Handelns, für das ausgebildet wird, bestimmt wurde.

---

6 Mit dem Begriff „Berufsfeld" wird in Anlehnung an die Definition von Pahl (2003: 8) eine bestimmte Gruppe von Ausbildungsberufen verstanden, die in ihren beruflichen Anforderungen Gemeinsamkeiten und Ähnlichkeiten aufweisen. Beispielsweise weisen die Berufe der Ergotherapie und Physiotherapie Gemeinsamkeiten auf und können ein Berufsfeld „Therapieberufe" bilden (vgl. u.a. Unger 2009; Walkenhorst 2004).

3. Aktuelle Entwicklungen

3.1 Entwicklungen im 21. Jahrhundert

Im Zuge der Bologna-Prozesse und der damit verbundenen Einführung der BA-MA-Studienstruktur erfolgte 2010 eine Veränderung in der inhaltlichen und strukturellen Ausgestaltung des Studiengangs. Der Studiengang *Medizin- und Pflegepädagogik* an der Charité zu Berlin wurde aufgelöst und der neue Bachelorstudiengang in Gesundheitswissenschaften begann 2011. Der Lehrbetrieb im Masterstudiengang „Health Professions Education" wurde 2014 eröffnet. Damit endet eine wichtige Etappe in der Geschichte der *Medizin- und Pflegepädagogik* an der Charité zu Berlin. Der Lehrstuhl trägt heute die Bezeichnung „Gesundheitswissenschaften und ihre Didaktik" und ist im „Institut für Gesundheits- und Pflegewissenschaft" verortet (URL 1). Dieser Studiengang folgt einem eher europäischen Modell der Lehrer/innenbildung. Nach einem fachwissenschaftlichen BA-Abschluss folgt ein pädagogischer Master of Science. Mit dieser Studienstruktur wird eine weitere innerhalb der vorhandenen lehrer/innenbildenden Studiengängen in den Pflege- und Gesundheitsberufen eingeführt. Der Studiengang ist nicht kompatibel mit den Forderungen der KMK (2007) und berechtigt nicht für ein Lehramt für die Sekundarstufe II (berufliche Fächer). Inwieweit sich hier das Konstrukt „Health Professions Education" ausdifferenzieren wird, bleibt offen.

3.2 Handlungsverständnisse und Wissenszugänge

Neben der Bologna-Diskussion, die in der Lehrer/innenbildung für die Pflege- und Gesundheitsberufe zu neuen Studienstrukturen (BA/MA-Struktur) führte,[7] haben auch die Entwicklungen im Gesundheitsbereich, die durch zunehmende gesundheitsberufliche Differenzierungen und Spezialisierungen geprägt sind und damit auch mit erweiterten und differenzierten Aufgabenbereichen in den Pflege- und Gesundheitsberufen einhergehen, Auswirkungen auf curriculare Prozesse in den Bildungsgängen der Pflege- und Gesundheitsberufe und demzufolge auch auf die Lehrer/innenbildung in diesem Bereich. Da die Pflege- und Gesundheitsberufe in ihren Arbeits- und Interaktionsprozessen unterschiedliche Merkmale aufweisen, werden multiple Wissenszugänge und somit auch interdisziplinäre Zugänge notwendig. Die bisherige Medizindominanz der Wissensgrundlagen hat ihre Legiti-

---

7 Die Umwandlung der Studiengänge in die Bachelor-Master-Struktur (und im Einzelfall auch wieder zurück zur modularisierten Staatsexamens-Struktur, z.B. TU Dresden) führte nicht zu einer Vereinheitlichung der Lehrer/innenbildung in den Pflege- und Gesundheitsberufen, sondern im Gegenteil zu einer noch größeren Unübersichtlichkeit (Sahmel 2013: 35).

mation auch für die therapeutischen Berufe, die bislang der *Medizinpädagogik* zugeordnet wurden, verloren. In den vergangenen beiden Jahrzehnten haben sich neue Wissenschaften und damit verbunden vielfältige Lehr- und Forschungsgebiete entwickelt, die im Wissenschaftsgefüge um Anerkennung ringen. Für die Pflege- und Gesundheitsberufe sind zu nennen: Gesundheitswissenschaften, Pflegewissenschaft, Hebammenwissenschaft und aktuell die Therapiewissenschaft(en), die im Kontext der Teilakademisierung der grundständigen Ausbildungen in den Pflege- und Therapieberufen sowie der Hebammen/Entbindungspfleger die curriculare Ausgestaltung dieser Studiengänge mitbestimmen (Ertl-Schmuck et al. 2015: 51). Diese neuen Wissenschaften sind auch für die lehrerbildenden Studiengänge in den Pflege- und Gesundheitsberufen von zentraler Bedeutung und erfordern curriculare Neuanpassungen.

Dennoch ist die Frage nach dem Gegenstand der Lehrer/innenbildung für die Pflege- und Gesundheitsberufe keineswegs geklärt. Auch die Konstrukte Pflegepädagogik oder die von der KMK (2007)[8] aufgeführten Beruflichen Fachrichtungen Pflege sowie Gesundheit und Körperpflege sind keineswegs geklärt. Die Zuordnung der Berufe bzw. der Berufsbereiche zu den Beruflichen Fachrichtungen ist nur bedingt nachvollziehbar, denn deren Bestimmung erfolgte bislang nicht auf der Grundlage wissenschaftlich systematischer Kategorisierung. Sie sind somit keine wissenschaftlich abgesicherten Konstrukte, sondern vielmehr das Ergebnis normativer - häufig auch politisch begründeter - Entscheidungen und werden von gesellschaftlichen Entwicklungen entscheidend beeinflusst. Mit diesen pragmatischen Zuordnungen ergeben sich jedoch Probleme, die insbesondere für die Lehrer/innenbildung an berufsbildenden Schulen alles andere als gelöst sind. Welche Berufe werden zu einer Beruflichen Fachrichtung zusammengeführt? Und welche Fachwissenschaften korrespondieren mit diesen? Problematisch ist insbesondere die Kombination der Beruflichen Fachrichtung Gesundheit und Körperpflege,[9] die jeder Legitimation entbehrt, da es an deutschen Universitäten kein Studienangebot mit dieser Kombination gibt. Häufiger ist jedoch die Zusammenführung von Gesundheit und Pflege (Bals/Weyland 2010: 521). Hier kommt eindeutig „die fehlende Expertise bei der Konstruktion der Beruflichen Fachrichtungen" zum Ausdruck (ebd.). Da die Berufliche Fachrichtung Körperpflege sich faktisch als eigene

---

8   Gemäß der Rahmenvereinbarung der KMK von 2007 sind Berufliche Fachrichtungen Organisationsformen, in denen die Ausbildung der Lehrer/innen für berufliche Schulen erfolgt. In der Systematik der KMK sind u.a. die Berufliche Fachrichtung Gesundheit und Körperpflege sowie die Berufliche Fachrichtung Pflege ausgewiesen (vgl. KMK 2007, Beilage).

9   Die Bezeichnung Körperpflege ist zudem irreführend, denn auch in den Pflegeberufen geht es um Körperpflege. Dem Berufsfeld Körperpflege werden die Berufe Friseure/innen und Kosmetiker/innen zugeordnet (Wulfhorst 2010: 538). An den Universitäten ist es eine eigene Berufliche Fachrichtung mit unterschiedlichen Bezeichnungen wie Kosmetologie oder Kosmetikwissenschaft (vgl. Wulfhorst 2010: 546f.).

Fachrichtung in der Lehrer/innenbildung für berufsbildende Schulen etablierte, wird diese in den weiteren Ausführungen nicht mehr berücksichtigt.

Mit Blick auf die Berufliche Fachrichtung Gesundheit besteht das Problem der Bestimmung der Bezugswissenschaften in der Lehrer/innenbildung. So kann Bals/Weyland zugestimmt werden, dass mit „der traditionellen Orientierung an der Basiswissenschaft Medizin (…) eine Reihe grundsätzlicher Fragen aufgeworfen" werden (ebd.: 527). Auch wenn es faktisch keine eindeutige administrative Bestimmung des „Berufsfeldes Gesundheit" gegeben hat, so liegt nach Bals/Weyland der Fokus dennoch auf den dualen Gesundheitsberufen, die nach BBiG geregelt werden (ebd.: 523f.). Dazu gehören u.a. „die Medizinischen/Zahnmedizinischen Fachangestellten, Zahntechniker, Pharmazeutisch-technischen Assistenten/-innen deren Tätigkeiten von kaufmännisch-verwaltenden und assistierenden und/oder selbstständig präventiven, diagnostischen und therapeutischen sowie handwerklich-kreativen Aufgaben bestimmt werden." (Ertl-Schmuck et al. 2015: 52)

Für diese Berufe wird neben der Medizin auch die relativ junge Disziplin Gesundheitswissenschaften als Basiswissenschaft herangezogen. Die Gesundheitswissenschaften bilden nach Hurrelmann, Laaser und Razum (2012: 27) eine Plattform für Forschung und Lehre, in der eine interdisziplinäre Ausrichtung bzw. eine Kooperation von Medizin, Biologie, Psychologie, Pädagogik, Soziologie und Ökonomie notwendig ist. Die Erkenntnisse der Gesundheitswissenschaften sind für die Gesundheitsberufe zwar wesentlich, dennoch kann darüber eine genuine disziplinäre Gestalt, in der die Spezifik des jeweiligen beruflichen Handelns aufgenommen wird, nur bedingt bestimmt werden. Hier geht es nicht nur um eine Ordnung theoretischen Wissens, sondern vielmehr auch um kontextgebundenes Wissen. Für die Bestimmung der Disziplinarität reicht somit das „theoretische Integrationsniveau" (Heckhausen 1987, zit. n. Remmers 2014: 7) eines Faches oder mehrerer Fächer allein nicht aus. Ein multipler Gegenstandsbezug ist für diese Gesundheitsberufe kennzeichnend und die interdisziplinäre Bündelung unter bestimmten Relevanzkriterien zu einer eindeutigen Basiswissenschaft wird damit zu einem schwierigen Unterfangen (Ertl-Schmuck et al. 2015: 52). Hier wird die Notwendigkeit der Entwicklung von Berufsfeldwissenschaften deutlich, um die Spezifik der jeweiligen Berufe bzw. des Berufsfeldes in den Blick zu bekommen und darüber verschiedene Wissenszugänge und Handlungslogiken zu systematisieren und relevante Bezugswissenschaften in ihrer Verschränkung zu bestimmen.

4. Pflegedidaktik – eine Disziplin nimmt Gestalt an

Für die Lehrer/innenbildung im Bereich der Pflegeberufe hat sich inzwischen eine eigenständige Disziplin Pflegedidaktik entwickeln können. Lehrende und Studierende in diesem Bereich sind nun verwiesen auf die Pflegedidaktik als forschende und lehrende Disziplin. Eine Vielzahl an pflegedidaktischen Theorien, Modellen und Konzepten liegt bereits vor und erste Systematisierungsprozesse finden statt. Die erste Handbuchreihe der Pflegedidaktik als Disziplin ist bereits in vier Bänden veröffentlicht (Ertl-Schmuck/Fichtmüller 2009; 2010 und Ertl-Schmuck/Greb 2013; 2015). Die Berufliche Fachrichtung Pflege ist im Unterschied zur Beruflichen Fachrichtung Gesundheit einfacher einzugrenzen, denn die Pflegeberufe weisen viele gemeinsame Merkmale in ihrem Handeln auf. Die relativ junge Disziplin Pflegewissenschaft konnte sich inzwischen an etlichen Hochschulen etablieren und bildet die Basiswissenschaft für die grundständigen Pflegeausbildungen auf Hochschulniveau und für die Lehrer/innenbildung in den Pflegeberufen. Die Pflegewissenschaft ist damit die zentrale Disziplin nicht nur für die pflegewissenschaftlichen Studiengänge, sondern auch für die Lehrer/innenbildung in den Pflegeberufen geworden. Diese Entwicklung mag sicherlich auch dazu geführt haben, dass sich Pflegedidaktik als eigenständige Disziplin entwickeln konnte.

Wie lässt sich der Gegenstandsbereich der Pflegedidaktik bestimmen? Grundlegend für die Bestimmung des pflegedidaktischen Gegenstandsbereichs sind zentrale Strukturmerkmale pflegeberuflichen Handelns, in denen sich Wissenszugänge und Handlungslogiken bestimmen lassen, die für curriculare Entscheidungen in Pflegebildungsprozessen von Bedeutung sind. Die besondere Herausforderung im pflegeberuflichen Handeln liegt darin, dass dieses von den Patienten/innen als Koproduzenten mitbestimmt und von Ungewissheiten, Atmosphären, Emotionen sowie einem „leiblichen Gespür" begleitet wird (Böhnke/Straß 2006: 197). Erfahrungen mit Schmerz, Leid und ein Handeln in Ungewissheit sind einige Kennzeichen beruflicher Bildung in Pflegeberufen und können nur teilweise über naturwissenschaftliche Wissenszugänge und zweckrationale Handlungskonzepte unterlegt werden. Pflegerische Arbeit ist demnach diffus, wenig standardisierbar und von einer hohen Interaktionsdichte sowie einem speziellen Körper-Leib-Bezug gekennzeichnet.

Darüber hinaus ist die Pflegedidaktik auf die Basisdisziplin Pflegewissenschaft mit ihren unterschiedlichen Bezugswissenschaften verwiesen. Pflegewissenschaft ist allerdings keine Fundstelle für Lerninhalte, sondern die pflegewissenschaftlichen Inhalte sind auf ihre didaktische Relevanz situationsspezifisch immer wieder neu auszuloten. In der Reflexion nehmen die verschiedenen Handlungsauffassungen und die damit einhergehenden Implikationen für die pflegerische Praxis eine zentrale Rolle ein. Pflegedidaktiker/innen sind demnach darauf verwiesen, eine „kategoriale Explizierung von Handlungsdimensionen vorzunehmen, um damit unterschiedliche Intentionen pflegerischen Handelns offen zu legen, zu begründen und die daraus resultierenden Spannungen diskursiv verhandeln zu können." (Ertl-Schmuck/Fichtmüller 2009: 37)

Aber auch die Erkenntnisse der Erziehungswissenschaft sind aufzunehmen und kritisch zu reflektieren. Von Bedeutung sind Erkenntnisse der Allgemeinen Didaktik, der Berufspädagogik, der Erwachsenenbildung und Sozialpädagogik. Die Berufspädagogik stellt eine zentrale Bezugsdisziplin dar, denn diese liefert Wissenszugänge, die für alle beruflichen Bildungsgänge von Bedeutung sein können. Der Bezug zu deren Wissensinhalten und Handlungslogiken geschieht auch hier nicht unreflektiert, denn die in der Berufs- und Wirtschaftspädagogik entwickelten Konzepte und Instrumente lassen sich nicht ungebrochen für die Pflegebildung nutzen. Beispielsweise gründet der Lernfeldansatz auf den in den gewerblichen und technischen Berufen entstandenen Begriffen „Arbeits- und Geschäftsprozesse", die auf einer bestimmten handlungstheoretischen Fundierung beruhen, in der die auf Beziehungs- und Interaktionsprozessen basierenden Arbeitsprozesse in Pflegeberufen nicht hinreichend wiedergegeben werden können. Somit bedarf es einer genuin pflegedidaktischen Reflexion des Lernfeldkonzeptes, in der insbesondere das Handlungs- und Bildungsverständnis in den Blick genommen wird. Über die hier nur knapp skizzierten Zugänge der Pflegedidaktik als eigenständige Disziplin ergibt sich ein Spannungsfeld von Pflegebildungspraxis, pflegerischer Praxis und ihren zentralen Bezugsdisziplinen der Erziehungswissenschaft, Pflegewissenschaft und Gesellschaftswissenschaft. Damit ist „Pflegedidaktik weder simple Addition von Pflegewissenschaft und Didaktik noch kann sie ohne genuine Zugriffe auf diese Wissenschaften sinnvoll existieren. Pflegedidaktik ist nicht schlichte Zulieferin von Lösungen für Probleme der Pflegebildungspraxis und doch erhält sie ihre Legitimation nur aus einer spezifischen Nähe zum Gegenstand. Erst ein Selbstverständnis der Pflegedidaktik als eigenständige Disziplin ermöglicht es, das notwendige Spannungsgefüge zu konstituieren und darin produktiv zu wirken." (Ertl-Schmuck/Fichtmüller 2009: 45) Dieses Spannungsgefüge (siehe Abb. 1), das sich über den interdisziplinären Charakter und den doppelten Praxisbezug – Pflegebildungspraxis und Pflegepraxis – der Pflegedidaktik konstituiert, ist in seiner Verwobenheit schwierig zu bündeln, es lässt sich nur reflexiv handhaben. Über die Reflexionen des Spannungsgefüges wird jedoch das „Eigene" der Pflegedidaktik beansprucht (Ertl-Schmuck/Fichtmüller 2009: 30).

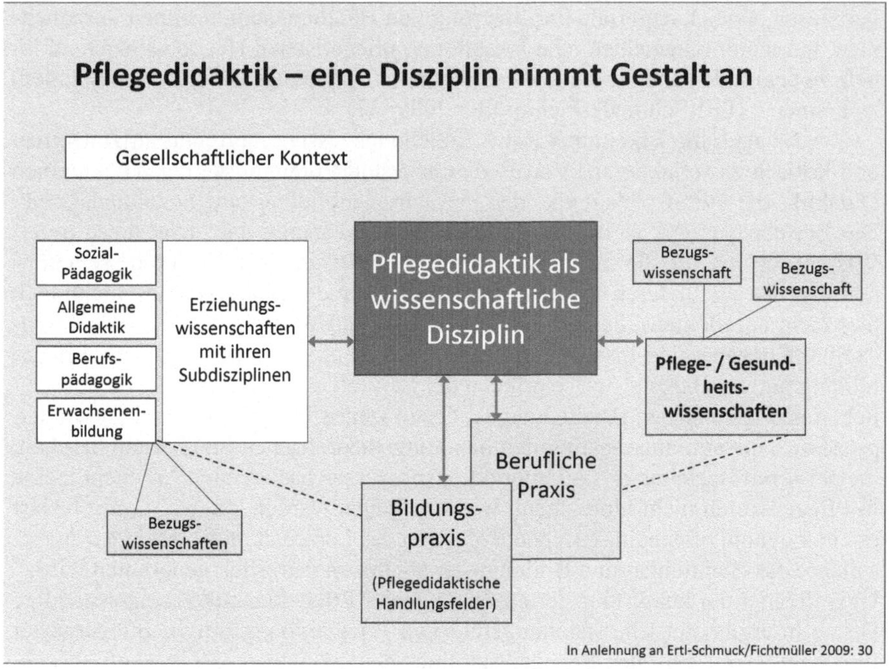

Abbildung 1: Spannungsgefüge der Pflegedidaktik

Bislang ungeklärt ist die Frage, unter welchen Relevanzkriterien das dargelegte Spannungsgefüge rekonstruiert werden soll, damit keine einseitige Auflösung zu einem Pol hin erfolgt und der Gegenstand der Pflegedidaktik verfehlt wird. Eine Reflexionsfolie bieten verschiedene Handlungsauffassungen zum pflegerischen Handeln und in einer ersten Annäherung zentrale Elemente bzw. Reflexionskategorien pflegedidaktischer Theorien und Modelle.

Ein weiteres Problem, das insbesondere für die Lehrer/innenbildung in den Pflegeberufen alles andere als gelöst ist, besteht in der Basiswissenschaft der Pflegewissenschaft, in der als eine interdisziplinäre Wissenschaft Erkenntnisse aus anderen Wissenschaften aufgenommen und auf der Theorieebene im Kontext pflegespezifischer Fragestellungen in einem Rekonstruktionsprozess verschränkt werden. Darüber können eine eigenständige Wissensbasis und eine Ordnung von Wissen entwickelt werden. Diese Rekonstruktionsprinzipien sind jedoch wiederum abhängig von handlungstheoretischen Auffassungen, die für das pflegerische Handeln leitend sind. Bis heute ist es allerdings nicht gelungen, weder „eine mehrere Bezugsdisziplinen sowie innerdisziplinäre Teilgebiete wissenschaftslogisch bündelnde Systematik zu entwickeln noch diesem Spätankömmling in Deutschland eine wissenschaftsphilosophisch begründete Identität zu verleihen." (Remmers 2008: 9).

Die fehlende disziplinäre Systematik und die unterschiedlichen Wissensbestände haben Auswirkungen auf die curriculare Gestaltung in den jeweiligen relevanten Studiengängen. Welche Systematik in diese eingeht, ist u.a. abhängig von der Bildungsbiografie und wissenschaftstheoretischen Sozialisation der jeweiligen Fachvertreter/innen. Somit wird es unterschiedliche paradigmatische Ausrichtungen geben, in denen im jeweiligen wissenschaftlichen System wiederum Denkhaltungen produziert werden, die letztlich Eingang in die einschlägige Lehrer/innenbildung und die Pflegeberufe finden.

5. Ausblick

Abschließend kann konstatiert werden, dass eine Ausrichtung an der *Medizinpädagogik* als Lehr- und Forschungsgebiet für die Lehrer/innenbildung in den Pflege- und Gesundheitsberufen zu eng und im Kontext des aktuellen berufsfelddidaktischen Diskurses auch überholt ist.

Auch wenn das Konstrukt *Medizinpädagogik* im Wandel der Zeit obsolet geworden ist, so sind dennoch die Probleme, die mit der Lehrer/innenbildung in den Pflege- und Gesundheitsberufen einhergehen, nicht gelöst. Abgesehen von der Uneinheitlichkeit der Studienstrukturen liegt ein zentrales Problem in den unterschiedlichen Arbeits- und Interaktionsprozessen der Pflege- und Gesundheitsberufe, die unterschiedliche Wissenszugänge und Handlungslogiken erfordern. Die Frage der Basiswissenschaft ist insbesondere für die Berufliche Fachrichtung Gesundheit nicht geklärt. Am Beispiel der Pflegedidaktik als Disziplin wurde das Spannungsgefüge, in dem sich Berufsfelddidaktiken generell befinden, zum Ausdruck gebracht. Aus der Vielzahl der einhergehenden Fachwissenschaften mit ihren spezifischen wissenschaftstheoretischen Ausrichtungen, den Anforderungen aus den jeweiligen beruflichen Anforderungen und der Bildungspraxis entsteht ein Spannungsgefüge, das den beruflichen Fachrichtungen immanent ist und auch nicht gelöst, sondern lediglich reflexiv gehandhabt werden muss. Ein wissenschaftlicher Diskurs dazu ist mit diesem Beitrag eröffnet.

Literatur

Bals, Thomas/Weyland, Ulrike (2010): Berufliche Fachrichtung Gesundheit und Pflege. In: Pahl, Jörg-Peter/Herkner, Volkmar (2010): 521-533.
Bartholomeyczik, Sabine/Müller, Elke (Hrsg.) (1997): Pflegeforschung verstehen. München/Wien/Baltimore: Urban & Schwarzenberg.

Beier, Jutta (1999): Thesen zu Gegenstandsbereich und Forschungsfeldern der Medizin- und Pflegepädagogik. In: PR-INTERNET. 1/4.102-111.

Beier, Jutta/Jahn, Gisela (1997): Pflegeforschung in der ehemaligen DDR. In: Bartholomeyczik, Sabine/Müller, Elke (1997): 29-46.

Bischoff-Wanner, Claudia (2008): Die Lehrerbildung in der Pflege im Zeichen von „Bologna". In: Bischoff-Wanner, Claudia/Reiber, Karin (2008): 11-40.

Bischoff-Wanner, Claudia/Reiber, Karin (Hrsg.) (2008): Lehrerbildung in der Pflege. Standortbestimmung, Perspektiven und Empfehlungen vor dem Hintergrund der Studienreformen. Weinheim/München: Juventa.

Böhnke, Ulrike/Straß, Katharina (2006): Die Bedeutung der kritisch-konstruktiven Fallarbeit in der LehrerInnenbildung. In: PR-INTERNET. 8/4. 187-205.

Dieterich, Juliane/Kreißl, Michael (2010): Berufliche Fachrichtung Pflege. In: Pahl, Jörg-Peter/Herkner, Volkmar (2010): 553-566.

Ertl-Schmuck, Roswitha/ Fichtmüller, Franziska (Hrsg.) (2009): Pflegedidaktik als Disziplin. Eine systematische Einführung. Weinheim/München: Juventa.

Ertl-Schmuck, Roswitha/ Fichtmüller, Franziska (Hrsg.) (2010): Theorien und Modelle der Pflegedidaktik. Eine Einführung. Weinheim/München: Juventa.

Ertl-Schmuck, Roswitha, Greb, Ulrike (Hrsg.) (2013): Pflegedidaktische Handlungsfelder. Weinheim/Basel: Beltz Juventa.

Ertl-Schmuck, Roswitha/ Greb, Ulrike (Hrsg.) (2015): Forschungsfelder Pflegedidaktik. Weinheim/Basel: Beltz Juventa.

Ertl-Schmuck, Roswitha/Unger, Angelika/Mibs, Michael et al. (2015): Wissenschaftliches Arbeiten in Gesundheit und Pflege. Konstanz/München: UVK.

Friesacher, Heiner (Hrsg.) (2008): Theorie und Praxis pflegerischen Handelns. Göttingen: V&R unipress.

Hurrelmann, Klaus/Laaser, Ulrich/Razum, Oliver (2012): Entwicklung und Perspektive der Gesundheitswissenschaften in Deutschland. In: Hurrelmann, Klaus/Razum, Oliver (2012): 15-51.

Hurrelmann, Klaus/Razum, Oliver (Hrsg.) (2012): Handbuch Gesundheitswissenschaften. 5., vollständig überarb. Aufl. Weinheim/Basel: Beltz Juventa.

Klemme, Beate/Walkenhorst, Ursula (Hrsg.) (2004): Workshop Fachdidaktik Ergotherapie und Physiotherapie. Workshopreader Nr. 18, Fachhochschule Bielefeld/Fachbereich Pflege und Gesundheit.

KMK (2007): „Rahmenvereinbarung über die Ausbildung und Prüfung für ein Lehramt der Sekundarstufe II (berufliche Fächer) oder für berufliche Schulen (Lehramtstyp 5)" vom 12.05.1995, i.d.F. vom 20.09.2007. Bonn.

Mischo-Kelling, Maria/Wittneben, Karin (1995): Pflegebildung und Pflegetheorien. München/Wien: Urban & Schwarzenberg.

Münk, Dieter/ Deißlinger, Thomas/Tenberg, Ralf (Hrsg.) (2009): Forschungserträge aus der Berufs- und Wirtschaftspädagogik. Opladen/Farmington Hills: Budrich.

Pahl, Jörg-Peter (2003): Auf dem Weg zu Berufsfelddidaktiken. Neue Anstöße für die berufliche Erstausbildung. In: Berufsbildung. H. 81. 3-8.

Pahl, Jörg-Peter/Herkner, Volkmar (Hrsg.) (2010): Handbuch Berufliche Fachrichtungen. Bielefeld: Bertelsmann.

Remmers, Hartmut (2008): Vorwort. In: Friesacher, Heiner (2008): 9-12.

Remmers, Hartmut (2011): Pflegewissenschaft als transdisziplinäres Konstrukt. Wissenschaftssystematische Überlegungen – eine Einleitung. In: Remmers, Hartmut (2011): 7-47.

Remmers, Hartmut (Hrsg.) (2011): Pflegewissenschaft im interdisziplinären Dialog. Eine Forschungsbilanz. Göttingen: V&R unipress.

Remmers, Hartmut (2014): Pflegewissenschaft – Disziplinarität und Transdisziplinarität. In: Pflege & Gesellschaft. Zeitschrift für Pflegewissenschaft. 19/1. 5-17.

Sahmel, Karl-Heinz (2013): "Lehrer zweiter Klasse" - ein Rückblick. In: Ertl-Schmuck, Roswitha, Greb, Ulrike (2013): 26-44.

Unger, Angelika (2009): Was verbindet Pflege mit den Rehabilitationsberufen? Aspekte einer Berufsfelddidaktik. In: Münk, Dieter/ Deißlinger, Thomas/Tenberg, Ralf (2009): 140-152.

Walkenhorst, Ursula (2004): Entwicklung einer Fachdidaktik Ergo- und Physiotherapie – Theoretische Grundlagen. In: Klemme, Beate/Walkenhorst, Ursula (2004): 29-39.

Wulfhorst, Britta (2010): Berufliche Fachrichtung Körperpflege. In: Pahl, Jörg-Peter/Herkner, Volkmar (2010): 533-553.

URL 1: Institut für Gesundheitswissenschaft, Pflegewissenschaft, Studium und Lehre, Geschichte. https://igpw.charite.de/institut/geschichte/

„…ist dort eine Toilette, ist dort keine Toilette. …?"
Pflegedidaktische Fallarbeit vor dem Hintergrund von Handlungsverständnissen und Wissensformen

Jonas Hänel

Keywords: Fallarbeit, Wissensformen, Handlungstheorie, Körper, Leib, Implizites Wissen, Mimesis

Abstract

In der Disziplin der Pflegedidaktik stellt hermeneutische Einzelfallkompetenz einen zentralen Topos der diskursiven Auseinandersetzung dar. Der Stellenwert von Fallarbeit im Pflegeunterricht ergibt sich neben allgemein erziehungswissenschaftlichen Begründungen auch vor dem Hintergrund der Pflegewissenschaft als Bezugsdisziplin. Eine „doppelte Handlungslogik" (Remmers 2000) wie auch die spezifische Körper- und Leibvermitteltheit pflegerischer Tätigkeit begründen hermeneutische Fallarbeit seitens der Gegenstände des Pflegerischen. Ausgehend von diesem spezifizierten Handlungsverständnis stellt die Berücksichtigung expliziter und impliziter Wissensformen eine Herausforderung für die Forschungs- wie auch für die Lehrpraxis im Pflegeberuf dar. Fallausschnitte werden exemplarisch herangezogen, um die am Kontext hermeneutischer Fallarbeit theoretisch entfalteten Perspektiven der Pflegedidaktik als Disziplin zu illustrieren und deren Spezifik auszuarbeiten.

1. Einstieg

In der Praxis vieler Berufsfelder gehört die Beschäftigung mit Fällen zum professionellen Alltag, so auch in der Pflegearbeit. Der Fall bildet den Fokus professionellen Handelns, auf den die erworbenen Kenntnisse und Fertigkeiten ausgerichtet werden (Bergmann 2014). Auch in der Disziplin, die sich mit Bildungsprozessen des Pflegeberufs beschäftigt, nämlich die Pflegedidaktik, stellt Fallverstehen gleichzeitig das zentrale Ziel pflegedidaktischer Bemühungen als einen Weg der Vermittlung dar. Folgender Beitrag beschäftigt sich mit spezifischen Perspektiven und Anliegen, welche die Pflegedidaktik an Fallarbeit heranträgt. Weniger sollen hier allgemeindidaktische oder erwachsenenpädagogische Überlegungen konsultiert werden, die etwa exemplarisches Lernen oder Fallorientierung als didaktisches Prinzip beschreiben. Vielmehr möchte ich im ersten Teil pflegewissenschaftliche Begründungslinien für die Arbeit mit Fällen im Pflegeunterricht skizzieren. Der zweite Teil beschäftigt sich mit einem zentralen Topos der hermeneutischen Einzelfallkompetenz im Diskurs der Pflegedidaktik. Im dritten Teil wird Fallverstehen vor dem Hintergrund von Wissensformen und Handlungsverständnissen diskutiert und nahegelegt, dass die Vermittlung und Beschreibung impliziter Wissensformen im Kontext von Pflege weiterer Untersuchung bedarf. Im vierten Teil werden mit Blick auf konkretes Fallmaterial verschiedene theoretische Überlegungen illustriert und interdisziplinäre Schnittstellen dargestellt. Dabei wird deutlich, dass sich pflegedidaktisches Wissen per se auf interdisziplinäre Wissensbestände ihrer Bezugswissenschaften bezieht, die sowohl naturwissenschaftlicher als auch geisteswissenschaftlicher Genese sind. Auch soll anhand der Fallausschnitte danach gefragt werden, inwiefern die Strukturlogik professionellen Handelns wiederzufinden ist und wie implizite Wissensformen sichtbar werden. Abschließend werde ich im fünften Teil kursorisch Brücken zu medizinischen und soziologischen Fragestellungen schlagen, die eine weitere Zusammenarbeit nahelegen.

2.   Pflegewissenschaftliche Begründungslinien

Vor dem Hintergrund der Pflegewissenschaft als zentrale Bezugsdisziplin ergibt sich aus Perspektive der Professions- und Handlungstheorie eine Begründungslinie, warum Fallarbeit ein pflegedidaktisches Anliegen ist. Betrachtet man die Anfangsjahre der Pflegewissenschaft in Deutschland auch als eine Phase der Selbstvergewisserung einer neuen Disziplin, so findet man eine kontrovers geführte Diskussion zum Verhältnis zwischen Theorie und Praxis seit Anfang der 1990er Jahre. Dabei hatte Schröck (1988) einen Sonderstatus für die Pflegewissenschaft als „Praxisdisziplin" beschrieben, dass nur solche Theorien für die Pflegewissenschaft von Bedeutung sein können, die eine Basis für die Pflegepraxis liefern. Eine Erweiterung dieses pragmatischen Postulats wurde in der Folge von Dornheim et al. (1999) geleistet, welche Pflegewissenschaft als Praxiswissenschaft und Handlungswissenschaft beschreiben. Dies führte in den Folgejahren dazu, dass das pflegerische Handeln zu einer zentralen Kategorie von pflegewissenschaftlichen Systematisierungsversuchen avancierte (Remmers 2000; Friesacher 2008). Dabei stellte auch hier die vielzitierte professionstheoretische Strukturlogik von Oevermann (1981: 3), welcher professionelles Handeln als „eine widersprüchliche Einheit von einerseits universalisierter Regelanwendung auf wissenschaftlicher Basis und andererseits aus der Komponente hermeneutischen Fallverstehens" beschreibt, den Maßstab der Auseinandersetzung dar. Neben der Rezeption und Modifizierung der oevermannschen Strukturlogik in der Pflegewissenschaft als „doppelte Handlungslogik" (Remmers 2000) sind auch andere Ansätze hervorzuheben, welche vor dem Hintergrund anderer Fragestellungen auch die Komplexität, Unbestimmtheit und Ungewissheit des Handlungsfeldes der Pflege betonen (Hülsken-Giesler 2008; Friesacher 2008). Dabei wird die Notwendigkeit der Beurteilung beziehungsweise der Entscheidungsfindung innerhalb der Pflegehandlung über hermeneutische Prozesse unterschiedlicher Genese beschrieben. Vor allem Hülsen-Giesler (2008: 93ff.) betont, dass im „Zugang zum Anderen" neben sprachlichen auch körperlich-leibliche Ausdruckswege notwendig werden. Auch in anderen Arbeiten wird leibliche Kommunikation und körper-/ leibgebundenes Handeln als Spezifik pflegerischer Arbeit ausgewiesen (Greb 2003; Uzarewicz 2005; Moers 2012).

3. Hermeneutische Einzelfallkompetenzen

Dieses pflegewissenschaftliche Gegenstands- und Handlungsverständnis hat Folgen für die Disziplin der Pflegedidaktik, welches in den Topos der hermeneutischen Einzelfallkompetenz kulminiert. Als Voraussetzung für die professionelle Gestaltung von Pflegesituationen wird neben der Fähigkeit zur Anwendung wissenschaftlich fundierten Regelwissens die Kompetenz zum hermeneutischen Fallverstehen als zentral gesetzt. Auch in der Pflegedidaktik finden sich folglich eine Auseinandersetzung und Modifikationen der oevermannschen Strukturlogik, etwa in dem Bemühen fallrekonstruktives Lernen für die Disziplin zu erschließen (Darmann-Finck et al. 2009). Daneben findet sich prominent, auch in anderen pflegedidaktischen Konzepten und Modellen, die hermeneutische Einzelfallkompetenz als zentraler pflegedidaktischer Gegenstand, der aus unterschiedlicher grundlagentheoretischer Ausrichtung begründet wird. Der Strukturgitteransatz in der Pflege von Greb (2003, 2010) macht unter der Perspektive der älteren kritischen Theorie hermeneutische Einzelfallkompetenz in Bezug auf Identitätskritik stark. „Hermeneutische Fallkompetenz bedarf der Fähigkeit generalisiertes, also *zeitenthobenes Wissen* auf stetig wechselnde Situationen *in der Zeit* personenbezogen anzuwenden" (Greb 2010: 144, Herv. im Orig.). Auch Ertl-Schmuck (2010) betont aus subjekttheoretischer Sicht die Bedeutung von subjektiven Deutungs- und Wahrnehmungsprozessen am Einzelfall. Weil die pflegerische Handlung im Sinne einer „doppelten Handlungslogik" (Remmers 2000) zum großen Teil von den Zu-Pflegenden und ihren Bezugspersonen mitkonstruiert wird, müssen Pflegende wissenschaftlich generalisiertes fallübergreifendes Erklärungs-, Begründungs- und

Regelwissen mit einem durch Erfahrung gestärktem Verständnis für den individuellen Fall vereinen (Ertl-Schmuck 2010). Auch der phänomenologische Ansatz der Fallarbeit von Walter (2015) beinhaltet Beschreibungen einer kompetenten Bewältigung von problemhaltigen Situationen, welche auch für schulcurriculare Prozesse nutzbar gemacht wird. Walter/Bohrer (2013) beschreiben darüber hinaus die Praxisrelevanz von Fallarbeit auch für das Handlungsmuster des „reflektierten Praktikers". Wie sie unterstreichen, haben reflexive und fallverstehende Lernangebote eine Bedeutung für berufliche Identitätsentwicklung. Dies bedeutet, dass an allen Lernorten mehrperspektivische Sichtweisen eingeübt, Urteilsbildung gefördert, Widersprüche aufdeckt und Grenzen des Wissens reflektiert werden (Bohrer/Walter 2013). Dabei greifen die genannten pflegedidaktischen Konzepte und Modelle die spezifische Körper- und Leibgebundenheit des pflegerischen Handelns auf und betonen die Notwendigkeit körperlich-leiblicher Vermittlungswege (Greb 2010; Ertl-Schmuck 2010; Walter/Fichtmüller 2007). Dabei ergibt sich die Erweiterung des anatomisch-medizinischen Körperverständnisses um sozialwissenschaftliche und philosophische Körper- und Leibkonzepte nicht nur vor dem Hintergrund disziplinärer Abgrenzungsbestrebungen, sondern ebenfalls für die Praxisrelevanz des Pflegeberufs[1] und dem Lernen im Pflegeberuf. Fichtmüller und Walter (2007) beschreiben in einer empirischen Untersuchung zum Lernen in der Pflege, dass eine Medizinlogik, also die Logik medizinischer Diagnosen, die Wahrnehmung der Lernenden auf die Zu-Pflegenden präformiert. Menschen werden so als Symptom- und Informationsträger vorgestellt und betrachtet (Fichtmüller/Walter 2007: 237). Lernende äußern beispielsweise, dass sie Patientinnen und Patienten nicht pflegen können, wenn sie deren Krankheitsbild nicht kennen. Damit ergeben sich Anforderungen hinsichtlich der Frage, wie hermeneutische Fallkompetenzen am Lernort Schule angebahnt werden können, wenn man davon ausgeht, dass leiblich-körperliche Wissensformen zumeist inkorporiert, also in impliziter Art vorliegen, und sich einem direkten Zugriff entziehen. Diese und andere Fragen nötigen zu einer Differenzierung von Wissensformen im Zusammenhang mit pflegerischem Handeln.

4. Wissensformen und pflegerisches Handeln

Wie gezeigt, bedarf es entsprechend der oevermannschen Strukturlogik neben der Anwendung des Regelwissens, also vor allem evidenzbasiertes Wissen medizi-

---

1 Hülsken-Gielser (2008: 68f.) beschreibt unter Rückgriff auf die Position von Foucault, dass das wissenschaftliche Ideal analytischer Zergliederung zu einer Reduktion hinsichtlich einer Funktionalität des Körpers führe. Eine distanzierte Haltung der Datengewinnung bedinge den Ausschluss der Erlebniswelt des Patienten (Hülsken-Giesler 2008: 67ff.).

nisch-naturwissenschaftlicher, aber auch pflegewissenschaftlicher Genese, ebenfalls das Fallverstehen in der „Sprache des Einzelfalls" (Oevermann 1981; Remmers 2000). Dabei gilt es zunächst die Form des Regelwissens als empirisch-systematisches Wissen hinsichtlich der wissenschaftlichen Genese bzw. dem wissenschaftlichen Paradigma zu differenzieren. Schrems (2013), welche sich mit Fallarbeit im Pflegeberuf beschäftigt, beschreibt, dass der hermeneutische Prozess auf verschiedenen Wissensebenen stattfindet. Aus ihrer Sicht bedarf es neben evidenzbasierten Regelwissenschaften naturwissenschaftlicher Genese, einer Komplementierung durch interpretativ-phänomenologisches und lebensweltlich-situatives Wissen (Schrems 2013). Auch Darmann-Finck (2010) beschreibt die Zieldimensionen des Pflegeunterrichts entsprechend der habermasschen Unterteilung der Wissenschaftstypen nach Erkenntnisinteressen. Zur Anbahnung beruflicher Handlungskompetenz sind Lehr-Lern-Ziele auf verschiedenen Ebenen ausgerichtet, die einen kritischen Bildungsbegriff implizieren. Neben der Wissens- und Fertigkeitsebene (technisches Erkenntnisinteresse) sind es vor allem die Ebenen des subjektiven Erlebens und der Deutung (praktisches Erkenntnisinteresse) wie auch der Reflexion von Widersprüchen und Differenzerfahrungen (emanzipatorisches Erkenntnisinteresse), welche als bildungsrelevant betont werden. Erst in der Verschränkung dieser drei Ebenen wird eine Anbahnung von hermeneutischer Einzelfallkompetenz möglich, so die Autoren (Darmann-Finck 2010; Ertl-Schmuck 2010). [2] Auch mit Blick auf die geschilderte Körper- und Leibspezifik des pflegerischen Handelns ergeben sich neben beschriebenen expliziten Wissensformen, die zumeist über Wissenschaften generiert werden und die formalisiert und zumeist textgebunden vorliegen, auch implizite Wissensformen als querliegende Kategorien zu unterscheiden und einzubeziehen (siehe Abbildung 1).

---

2   Mit Blick auf eigene Erfahrungen in der Lehrerbildung bleibt festzuhalten, dass interpretativ-phänomenbezogene und emanzipatorische Wissensbestände in der Schulpraxis bisher eher eine zweitrangige Ergänzung zu medizinisch-naturwissenschaftlichen Ebenen darstellen. Dieser Zusammenhang wäre empirisch weiter zu untersuchen, da sich über diese Einseitigkeit der Perspektivnahme verkürzende Beurteilungen der Pflegesituation ergeben, die praxisrelevant werden (Walter/Fichtmüller 2007). Auch Ertl-Schmuck et al. (2015) verweisen auf die Notwendigkeit auch im Lehramtsstudium sich der Breite der wissenschaftstheoretischen Positionen gewahr zu sein.

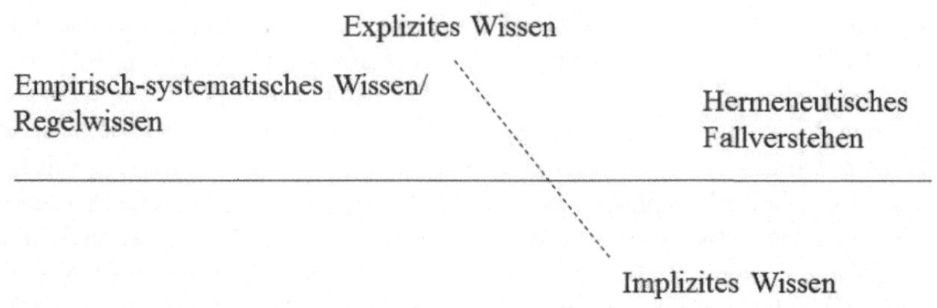

Abbildung 1: Explizites und Implizites Wissen im Kontext des pflegerischen Handelns

Der Begriff des expliziten und impliziten Wissens stammt ursprünglich von Polanyi (1985) und wurde von Neuweg (2006) für den berufspädagogischen Diskurs erschlossen.[3] Vor allem aber die Pflegewissenschaftlerin Benner (2000) beschreibt die Bedeutung von implizitem Wissen als Spezifik des praktischen Lernens speziell im Pflegeberuf. Implizites Wissen als intuitives-, nicht-verbalisierbares-, nicht-formalisierbares- und erfahrungsgebunden-personalisiertes Wissen verweist nicht nur auf die Schwierigkeit der Beforschung, sondern auch auf die Grenzen der Didaktisierung im Lernort Schule (Neuweg 2006: 281ff.).[4] Auch die Pflegewissenschaftlerin Böhnke (2013) rezipiert und erweitert Neuwegs (1999) Konzept der „Könnerschaft", wobei der Leibkörper und implizites Wissen eine zentrale Rolle spielen. Ihr Konzept „reflexiver Könnerschaft" berücksichtigt den Umstand, dass leiblich-körperliche und damit implizite Verstehensleistungen im Pflegehandeln eine Verknüpfung hermeneutischer und kritisch-reflexiver Fähigkeiten erfordern (Böhnke 2013). Denn implizite und subjektive Theorien können fehlerhaft sein –

---

3   Während explizites Wissen zu beschreibendes oder zu artikulierendes Wissen ist, entzieht sich implizites Wissen dem formalen sprachlichen Ausdruck. Diese Form von Wissen basiert auf Erfahrungen, Erinnerungen und Überzeugungen, ist damit grundlegend subjektiv und weist neben einer geistigen Dimension vor allem eine Körperliche auf. Eine Sonderform des impliziten Wissens wird als *Embodied Knowledge* oder *Tacit Knowledge* bezeichnet (Polanyi 1985). Als verkörpertes Wissen bezeichnet man eine Form impliziten Wissens, das in menschlichen und technischen Körpern inkorporiert ist. Die Erforschung des impliziten Wissens wird durch die Diffusität des Konzeptes wie auch durch die disziplinäre Breite des Diskurses erschwert (Neuweg 2006: 582).

4   Die Verbindung von Handeln und Körperlichkeit und die Bedeutsamkeit impliziten Wissens betonen nicht nur die Pflegewissenschaft und Pflegedidaktik, sondern etwa auch Vertreter der Arbeitssoziologie (Böhle et al. 2011). Weishaupt (2006) beschreibt die Bewältigung von Unbestimmtheiten als zentrale Herausforderung an die Arbeit, explizit im Pflegeberuf. Als eine Form der Bewältigung dieser nichtstandardisierten Anforderungen beschreibt Weishaupt (2006: 86f.) das Konzept des subjektivierenden Arbeitshandelns (Böhle et al. 2011) für den Bereich des Pflegehandelns. Hierbei werden subjektive Faktoren und praktisches Erfahrungswissen nicht ausgegrenzt, sondern werden zentral, wobei auch der sinnlich-körperlichen Erfahrung eine bedeutende Rolle zugeschrieben wird.

Falldeutungen nötigen eine kritische Reflexionsfähigkeit. Einfach ausgedrückt reicht intuitives bzw. leiblich-körperliches Wissen nicht aus, es bedarf immer auch Regelwissen und dessen kritische Reflexion.[5] Böhnke (2013) beschreibt den Leibkörper als genuine Grundlage pflegeberuflichen Handelns, in dem sich die soziale Wirklichkeit in der Interaktion zwischen Pflegenden und Zu-Pflegenden realisiert. Das heißt, dass im Pflegehandeln unterschiedliche Formen des Wissens, Denkens, Handelns und Fühlens *zur Aufführung* kommen und an ein aisthetisches Verstehen gebunden sind (Böhnke 2013: 264). Im Rahmen dieser mimetisch-performativen Handlungsvollzüge des Pflegerischen nimmt die Aisthesis und somit die Wahrnehmungspraxis eine elementare Funktion in der pflegespezifischen Urteilsbildung am Fall ein (Hoops 2013: 239). In diesen genannten Ansätzen wird eine offene und forschende Grundhaltung gegenüber den Ungewissheiten des Pflegeprozesses betont, die an mimetisch-performative Prozesse gebunden sind (Hoops 2013) und die eine grundsätzlich forschende Haltung im Beruf, wie es Böhnke (2013) bspw. im Konzept des Spurenlesens beschreibt, erfordert. Wie Hoops (2013: 240) zu bedenken gibt, ist eine Aisthesis der Pflegenden weiter zu beforschen, auch vor dem Problem einer einseitigen Entzifferungsform aus der Perspektive der Pflegenden. Dass hermeneutische Prozesse im pflegerischen Handeln zentral sind, scheint unbestritten. Die Frage, *wie* Erkenntnisprozesse im interaktivperformativen Ereignis des Pflegehandelns stattfinden und wie diese auch empirisch zu erforschen wären, steht noch aus. Auch ob synästhetische Effekte zwischen verschiedenen Wahrnehmungskanälen, wie sie Böhnke (2013) für das Spurenlesen im Pflegerischen beschreibt, auftreten könnten, umreißt ein praxeologisches Untersuchungsfeld. Auch wie diese aisthestischen Wahrnehmungsprozesse am Lernort Praxis und Schule angeregt und sichtbar gemacht werden können, bleibt bisher weitgehend offen, zumal die Beforschung aisthetisch-mimetischer Bildungsprozesse erst am Anfang steht (Greb/Ertl-Schmuck 2013: 484). Auch die Verbindung von implizitem Wissen im Kontext hermeneutischer Prozesse der

---

5   Das erkenntnistheoretische Problemfeld eines im Körper situierten Wissens, beschreibt bereits
     Remmers (1997): „Trotz der spezifischen Körpernähe des pflegerischen Handlungszusammen-
     hangs gleicht dieser Körper als Leib, sofern er nicht im Spektrum instrumenteller Handlungslo-
     giken erfasst wird, zuweilen doch einem ‚fremden Kontinent'. Die ethische Relevanz des Kör-
     pers muss deshalb auch als ein Problem beruflicher Bildungs-und Lernprozesse verstanden wer-
     den, überhaupt als Frage eines ebenso praktisch wie theoretisch zu erweiterndem Bildungsbe-
     griffs, in dem die Bewusstwerdung eigener Leiblichkeit als persönlichkeitsbildendes Element
     von Professionalisierung fungiert (Remmers 1997: 283). Grundsätzlich steht die empirische Er-
     forschung körperlicher Wissensformen erst am Anfang. Auch für qualitativ-interpretative For-
     schung stellt dies vor allem erkenntnistheoretische Herausforderungen dar. Gugutzer (2006:
     11f.) unterstreicht auch im Zuge eines *Body Turn* hier das Problemfeld der Epistemiologie. Eine
     körperbasierte Epistemologie stellt sich auch im Kontext von Pflegehandeln die Frage wie Kör-
     perlichkeit und Leiblichkeit methodisch genutzt werden können, um im Medium der eigenen
     Körperlichkeit und Leiblichkeit zu Erkenntnissen zu gelangen.

Lehrerinnenbildung stellt einen zentralen Gegenstand bestehender und zukünftiger Forschungen dar. Wie Ertl-Schmuck (2013) betont, geht es zukünftig in der pflegedidaktischen Zielsetzung einerseits um explizites Lernen, also Lernen von Urteilskompetenzen, anderseits geht es auch darum implizites Wissen der Schülersubjekte zu erkunden, um die impliziten Lernprozesse in der Pflegepraxis zu explizieren und damit zu reflektieren.[6]

Wenngleich bereits erste pragmatische Ansätze hinsichtlich ästhetischer Bildung im Kontext von Pflegeunterricht zu finden sind, steht eine grundlagentheoretische Fundierung wie empirische Forschung noch aus (Hänel 2015: 234). Andererseits scheinen auch diskursive Verfahren der Fallarbeit, die auf ein Generieren und Transformieren von Expertenwissen, die Explikation der berufsspezifischen antinomischen Strukturen und auf das Erschließen der biografischen Strukturen ausgerichtet sind, ratsam (Darmann-Finck et al. 2009). Angesichts des von Hoops (2013: 248) beschriebenen Darstellungsproblems des Pflegerischen ergibt sich weiterführend die Frage nach der *Medialität des Pflegerischen* selbst.[7] Grundsätzlich wäre es aus meiner Sicht die Frage nach der Materialität und Medialität des Falls selber, die es in der Pflegedidaktik noch zu beantworten gilt. Dass Forschungen mit Filmaufzeichnungen diesbezüglich relevant sein könnten, möchte ich in einem der nachfolgenden Fallausschnitte zur Diskussion stellen. Daneben werde ich verschiedene Theoriebezüge am Fallmaterial pragmatisch illustrieren.

## 5.	Pflegedidaktische Perspektiven am Fall expliziert

Zurückliegend wurden Spannungsfelder zwischen dem pflegerischen Handlungsverständnis und Wissensformen ausdifferenziert, um einerseits der Notwendigkeit hermeneutischer Kompetenzen als zentrale Zielsetzung zu unterstreichen und anderseits darauf zu verweisen, das auch mit Blick auf einen noch genauer zu beschreibenden *performativen Moment des Pflegerischen* weiterer Forschungsbedarf besteht. Nachfolgend sollen anhand ausgewählter Fallausschnitte aus qualitativer Forschung: 1. disziplinäre Anschlüsse und Abgrenzungen zu medizinischen, medizinpädagogischen und medizinsoziologischen Fragen sowie Durchlassstellen

---

6	Dabei scheinen einerseits unterschiedliche Spielarten der Fallarbeit sinnvoll, in denen auf nichtdiskursive Verfahren gesetzt wird (Böhnke 2013: 264f.). Dies meint beispielsweise Formen der Beobachtung, wie das szenische Spiel (Oelke/Scheller 2000), Arbeit mit der Stimme oder bewegungsorientierte Ausdrucksformen, wie Tanz bis hin zu bildenden Künsten (Böhnke 2013).

7	Im Rahmen meines Promotionsprojektes beschäftige ich mich mit Filmbildung im Kontext der Pflegedidaktik (Hänel 2015). Falldarstellungen in Form von Kino- bzw. Spielfilmen umschreiben dabei ein neues Forschungsfeld der Pflegedidaktik. Dass die Medialität und Materialität des Films hinsichtlich der Fallarbeit wesentliche Bildungsimplikationen auch für den Bereich der Berufs- wie Lehrerinnenbildung in Aussicht stellt findet man in der bildungstheoretischen Arbeit von Zahn (2013).

gemeinsamer Anliegen illustriert werden, 2. die Strukturlogik professionellen Handelns diskutiert werden und, 3. die Performativität des Pflegerischen am Beispiel der *Aufführung* eines Stomawechsels, hinsichtlich zukünftiger Forschungsnotwendigkeiten wie auch Bildungsmöglichkeiten befragt werden. Das Fallmaterial in Form von Transkriptionen von Standbildern von Filmausschnitten dient an dieser Stelle einem pragmatischen Zweck der Illustration und Diskussion theoretischer Fragen und folgt nicht einer methodengeleiteten Auswertung.[8]

5.1 Fallausschnitt 1 - Frau F. (47 Jahre) – „ ...ist dort eine Toilette, ist dort keine Toilette"

Wir haben Frau F. im Kontext einer Selbsthilfegruppe für Stomaerkrankte kennengelernt. Sie besitzt selbst eine Urostomieanlage, die sie inzwischen weitgehend selbstständig versorgt. Im Verlauf der Interviews schildert sie ihre Erfahrungen im Umgang mit ihrer Erkrankung im familiären Kontext und in der Partnerschaft wie auch in diversen sozialen Kontexten des öffentlichen Lebens.

> Fallvignette 1:
> I1: Und wie ähm (,) gerade wenn man vielleicht abends weggeht, ins Theater oder ins Kino, spielen da Ängste immer noch eine Rolle?
> F: Ja sehr (,) ja. Also ähm (,) erfahrungsgemäß ist es so, wenn ich jetzt (,) ähm sitze, einen Besuch genieße, in der Semperoper oder egal im Theater (,) äh (,) ist aufgrund der vielen Voroperationen der Bauch sehr geschädigt, also massiv geschädigt durch viele äh Operationsnarben. Damit hält die Basisplatte (,) die Versorgung nicht mehr so richtig am Bauch und es kann passieren durch Stau, wenn ich es (,) zu sehr nach vorne gebeugt sitze oder eben so da sitze ähm (,) dass die Platte sich mechanisch durch den Druck des Urins (,) löst. Wenn ich aber weiß, ich gehe ins Theater, das ist natürlich dann wieder das Handicap, trinke ich vorher weniger, weil ich das ungefähr, man kann es steuern. Aber manchmal ist es ja so, dass man Durst hat (,) und was trinken möchte (,) und ähm (,) ja da (,) das passiert schon (,) und das ist mir schon oft passiert. (,) Und ähm (,) sehr oft hatte ich dann ähm ... ich hatte da mal ein Schlüsselerlebnis bei Karstadt. Ähm im Sommer (,) vor vielen Jahren (,) und ähm (,) ja ich stand plötzlich (,) ging der Beutel ab, ich stand da (,) im Nassen (,) und die Verkäuferin äh (,) die hatte mich beobachtet, warum auch immer, und die sagte na was (,) was machen sie denn hier (,) so als Herrgott na (,) jetzt pinkelt die ein (,) Entschuldigung (lacht) (,)

---

8   Anlass der empirischen Forschung war ein Seminar des Pflegewissenschaftlers Wolfgang Hoops im Wintersemester 2012/2013 bei dem wir uns als Studierende mit Fragen der Einzelfallforschung beschäftigt haben. Übergeordnetes Thema und Forschungsfrage war die Untersuchung von Krankheitserleben bei Stomaanlagen unterschiedlicher Genese. Dabei hatten wir Zugang zu zwei Fällen bei denen offene und episodische Interviews anhand von Filmen dokumentiert wurden. Auch ergab sich die Möglichkeit eine Durchführung eines Stomawechsels zu dokumentieren. Mareen Presch hat bei den Interviews wie auch Filmaufnahmen mitgewirkt.

jetzt pinkelt die hier ein. (,) Ich war gar nicht ... so schnell, dass ich mich rechtfertigen konnte, was mit mir eigentlich passiert, weil ich mich so geschämt habe (,) mir das so peinlich war und ähm, ... meinen Bauch festgehalten habe. Aber das lief ja. (,) Das läuft ja nicht wie (,) wie ganz kurz, das läuft ja (,) nun im großen Strahl raus. (,) Ähm hilfesuchend dort nach einer Toilette gesucht habe. Äh (,) und auch wieder eine (,) andere Frau das beobachtet hat (,) und gesagt hat, ok hier, ich helfe Ihnen und so. Und ich brauchte ja sofort Wechselwäsche, also es war alles nicht so einfach. Ähm (,) Wechselwäsche hatte ich immer dabei, die ersten Jahre. Äh (,) heute hab ich das nicht mehr so, weil ich das doch schon besser im Griff habe. (,) Ähm aber das sind dann ähm (,) ganz schlimme Situationen. Also das ... ähm ist schon so, dass ich manchmal (,) mit gemischten Gefühlen in eine Veranstaltung gehe. Also ich muss auch ganz genau wissen, ist dort eine Toilette, ist dort keine Toilette. Es funktioniert sonst nicht. (,) Na also es ist (,) ist schwierig.

Der Ausschnitt legt nahe, dass sich ausgehend vom medizinischen Status eines Urostomas vielfältige Problem- und Erlebensmomente in kulturell-gesellschaftlichen Kontexten, wie bspw. im Opernhaus oder beim Einkaufen, ergeben. Dabei ist es die Verbindung zwischen dem Einzelnen und der Gesellschaft typisch für eine soziologische Perspektive oder Fragestellung und macht Krankheit angesichts anklingender Phänomene, wie Scham und Stigma, als soziales Phänomen lesbar.[9] Wie F. beschreibt, implizieren diese sozialen Erfahrungen auch in ihrer weiteren Handlungspraxis eine Haltung des Abwägens. Auch finden sich Formen von Laienwissen und Handlungsstrategien bspw. die Trinkmenge vor Theaterbesuchen zu verringern oder Wechselwäsche einzupacken, die beispielsweise in pflegewissenschaftlicher Literatur beschrieben werden (Hayder et al. 2013). Auch wenn der Fallausschnitt wie die Form der Erhebung eine bestimmte Perspektive vorgeben: Die Spezifik der pflegedidaktischen Sichtweise kann man darin sehen, dass sowohl medizinische und medizinisch-therapeutische Maßnahmen, bspw. Formen des Stomas und die Versorgung, also eher technische Interessen fokussiert werden, als auch die Erlebensmomente der Krankheit, die immer auch sozial und gesellschaftlich vermittelt werden, nicht aus den Blick geraten dürfen. Die Spezifik ergibt sich aus einer Doppelrolle, einerseits wissenschaftliche Deutungen anhand von empirisch-systematischem Regelwissen vorzunehmen und anderseits die subjektiv und gesellschaftlich vermittelten Sinnhorizonte der Betroffenen einzubeziehen – eine Notwendigkeit, die sich aus der doppelten Handlungslogik ergibt. Als ein dritter Pfeiler ergeben sich Bezüge zu einer kritischen Gesellschaftstheorie. Auch F. spricht von „gemischten Gefühlen" hinsichtlich der sozialen Situationen einer „Veranstaltung", die als Ausdruck der Etablierung von Normalität und Devianz gedeutet werden kann. Wie gezeigt, beziehen sich Konzepte und Modelle

---

9   Auch von den Teilnehmern der Workshops in Magdeburg am 19.02.2016 wurden zum einen die Lebensqualität im Sinne kultureller Teilhabe, Scham wie auch Wahrnehmung und Betroffenheit der Umwelt als krankheitsbezogene Stigmatisierung beschrieben.

von Greb (2003), Darmann-Finck (2010) und Ertl-Schmuck (2010) ebenfalls auf kritisch-emanzipatorische Bildungsanlässe im Sinne der kritischen Theorie. Damit ergeben sich machttheoretische Fragestellungen, die einen Bildungsanlass im Pflegeunterricht darstellen können. Dass dabei authentische Fallsituationen, wie hier in der Form einer Interviewtranskription, besser geeignet sein könnten als konstruierte Fälle bedarf weiterer Forschung. Auch die Nähe zwischen fallrekonstruktivem und forschendem Lernen ergibt sich nicht als Selbstzweck, sondern aus meiner Sicht aus der Komplexität der zu vermittelnden Gegenstände des Pflegerischen. Ausgehend von der Sache impliziert dies eine interdisziplinäre Vermittlung. Mit Blick auf die hier vertretenen Modelle und Ansätze bedarf es alles in allem bei der pflegedidaktischen Fallarbeit die Erlebensperspektive von Krankheit in lebensweltlichen Zusammenhängen in den Blick zu bekommen und die Perspektive um eine kritische Gesellschaftstheorie zu ergänzen. Dies darf jedoch nicht zu einer neuen Einseitigkeit und dem Ausschluss medizinischer Wissensbestände im Sinne von Regelwissen führen.

5.2 Fallausschnitt 2 - Frau B. (80 Jahre) – „Ich kann das nicht (,) ich kann das nicht"

Wir haben Frau B. über eine Selbsthilfegruppe von Stomaerkrankten kennengelernt. Im Verlauf der Interviews schildert sie verschiedene Krankheiten im Verlauf ihrer Biografie. Frau B. hat ein Kolostoma, was sie mit Hilfe einer Pflegerin versorgt.

Fallvignette 2:
B: Den Beutel, den mach ich jeden Tag ab. Zieh den vorsichtig ab, mach das sauber und mach den Beutel wieder drauf. Die Platte als solche (,) die wird alle drei Tage gewechselt. Das macht ne Fachschwester. Und die macht das dann mit einem speziellen Reinigungsmittel, das steht alles dort, macht die das rundherum sauber und dann macht sie eine neue Platte drauf und dann kommt der Beutel wieder drauf. Den Beutel machen, das kann ich und den (,) das Plattenwechsel (,) habe ich mich geweigert. Habe ich mich auf die Hinterbeine gestellt. Ich habe ja auch noch andere Krankheiten und damit (,) deshalb die die Pflegestufe.
I1: Welche Pflegestufe haben Sie?
B: Eins.
I1: Eins.
B: Ja.
I1: Sie sagen, sie haben andere Krankheiten (,) können sie das jetzt von den Händen (,) das wäre kein Problem, rein mechanisch, die Platte zu wechseln und so (...)
B: Nein, das kann ich nicht. Wissen Sie, dass ist nämlich nicht so einfach. Sie müssen bei der Sache, bei dem Plattenwechsel, müssen sie liegen (,) ja, der Bauch muss flach

sein. Wenn Sie die Platte drauf machen und der Bauch ist nicht flach, dann knittert das und da kommt der Dreck rechts und links raus.... also sie liegen, wenn sie jetzt liegen, können Sie nicht runter gucken. Denn Sie sehen, sie sehen das nicht. Also, ich sehe das nicht. Ja (,) und da habe ich mich gesträubt.
I1: Und mit Spiegel oder so ...
B: Mit Spiegel (,) ich bin kurzsichtig. Dann müssen erst einen großen Spiegel haben, dann ist es seitenverkehrt. Wie wollen sie das machen? Wie wollen sie das machen? Sie machen jetzt die Platte ab, dann fällt Ihnen die Brühe, läuft dann zum Teil runter, wenn der Darm gerade arbeitet (,) sie haben zwei Hände. Jetzt müssen Sie das halten, den Dreck (,) wie wollen Sie denn das sauber machen mit einer Hand und wie wollen Sie ... Ich kann das nicht (,) ich kann das nicht.

Im vorliegenden Ausschnitt beschreibt Frau B. den engeren pflegerischen Zusammenhang der Versorgung ihrer Stomaanlage. Wie zum Ausdruck kommt, ist Frau B. nicht bereit die Versorgung selbstständig vorzunehmen. An diesem kurzen Ausschnitt des Einzelfalls wird vorstellbar, dass angesichts der Verweigerung und Widerständigkeit der Person das Regelwissen hinsichtlich der medizinischen Diagnose Darmkrebs, auch Wissen zur technisch-funktionalen Versorgung des Kolostomas, nicht ausreicht, sondern dass die Perspektive der Aushandlung und Verständigung im Pflegehandeln einen zentralen Moment einnimmt (Ertl-Schmuck 2010; Darmann-Finck 2010). Professionelles Handeln im Sinne einer „doppelten Handlungslogik" (Remmers 2000) besteht hier im Aushandeln von Handlungsspielräumen und Freiheitsgraden. Die Zu-Pflegende, in unserem Fall Frau B., ist hier tatsächlich Mitkonstrukteur der Pflegehandlung. Subjektive Theorien, Mehrperspektivität und damit soziale Sinnzuschreibungen treten in den Vordergrund und stellen genuin pflegedidaktische Bildungsanlässe. Auch die anklingende Nichtannahme des Stomas wie auch die Non-Compliance hinsichtlich der konkreten Stomaversorgung ermöglichen kritisch-emanzipatorische Deutungsperspektiven und Bildungsanlässe im konstellativen Spannungsfeld von „Selbstbestimmung und Fremdbestimmung" (Greb 2003) in Zeiten neoliberaler Gesundheitspolitik.

5.3 Fallausschnitt 3 - Frau F. (47 Jahre): „Vor elf Jahren (,) war das ne Arbeit von zwei Stunden"

Dieser Fallausschnitt bezieht sich wiederum auf Frau F. (siehe Ausschnitt 1), welche den Forschenden einen Wechsel bzw. eine Versorgung der Urostomieanlage in ihrem Bad demonstriert. Dieser wurde mit einer Filmaufzeichnung dokumentiert. Dabei spricht Frau F. erklärend zu ihren einzelnen Handlungsschritten, sie *expliziert* dabei Erfahrungswissen. Beispielsweise erklärt F. das Problem des unwillkürlichen Ablösens der Stomaanlage aufgrund starker Füllung des Urostomiebeutels mit Urin. Hinsichtlich der Versorgung des Stomas am Fall aktualisieren sich aber auch *implizite* Wissensformen, die zwar unkommentiert bleiben, welche aber performativ zur *Aufführung* kommen und im Film beobachtet werden können. An dieser Stelle sollen zwei Beobachtungen zur Illustration der Überlegungen geschildert werden. Aus Gründen der Anonymisierung wähle ich hier fragmentierte Bildausschnitte als Standbilder im Filmverlauf.

Während der Versorgung steht Frau B. die ganze Zeit aufrecht im Bad. Ungewöhnlich wirkt für uns hierbei, dass sie ihren Pullover unter das Kinn klemmt, (vermutlich auch der Film-Situation geschuldet) vermutlich, um so Zugriff auf das Stoma zu haben. Dabei schildert sie erzählend situationsbezogene Probleme mit dem Stroma, etwa dass es sich nicht leicht ablösen lässt, bevor sie in einer nachsetzenden Bewegung mit der rechten Hand den Beutel nach unten abzieht und gleichzeitig mit der linken Hand eine dickere Packung unsterile Kompressen auflegt (siehe Abbildung 2). Die Bewegungen beider Hände sind fließend und so abgestimmt, dass in dieser Passage des Übergangs kein andauernd nachlaufender Urin herunterinnen kann. Dieser Ablauf scheint auf den ersten Blick trivial. Man beachte aber allein die verschiedenen Wechsel der Handstellungen mit der Kompresse welche Frau B. innerhalb von drei Sekunden vollzieht. Die individuelle und singuläre Form der Handhabung gibt den Blick frei auf zurückliegende Erfahrungen und Bildungsprozesse, die weiterer und *anderer* Untersuchung bedürften.

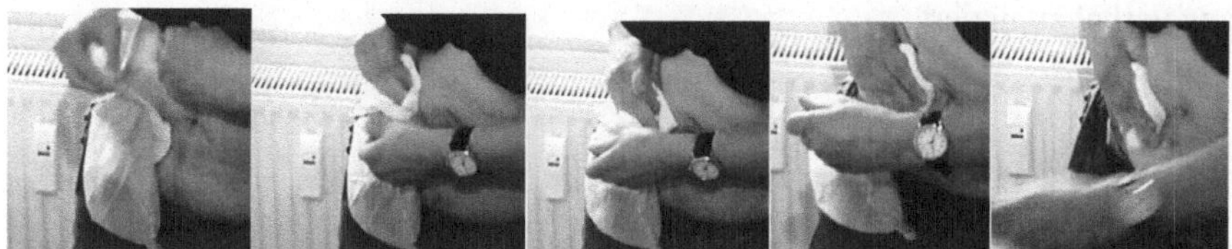

Abbildung 2: Ablösung der Urostomiebasisplatte und des -beutels

Das Anbringen der neuen Urostomieanlage lässt sich in mehrere Teilschritte einteilen. Man beachte etwa das Ablösen der Klebefläche bei gleichzeitigem Fixieren der Kompressen zwischen den Händen (siehe Abbildung 3). Auch das Andrücken der neuen Urostomiebasisplatte erfolgt mit zügigen und wechselnden Fingerbewegungen, welche die Klebefläche der Platte umkreisen. Auch hier handelt die Person *eigensinnig*, insofern bestimmte Regeln, wie bspw. empfohlene und regelhafte Handlungen, wie das Auflegen der Hand zum besseren Ankleben der Stomas, hier nicht mehr praktiziert werden. Auch diese Schritte bleiben unkommentiert und lediglich sichtbar. Betrachtet man das Ablösen der Klebefläche bei gleichzeitigem Fixieren der Kompressen zwischen den Händen so wirkt dies tatsächlich praktisch insofern Frau F. das Stoma allein versorgen muss.

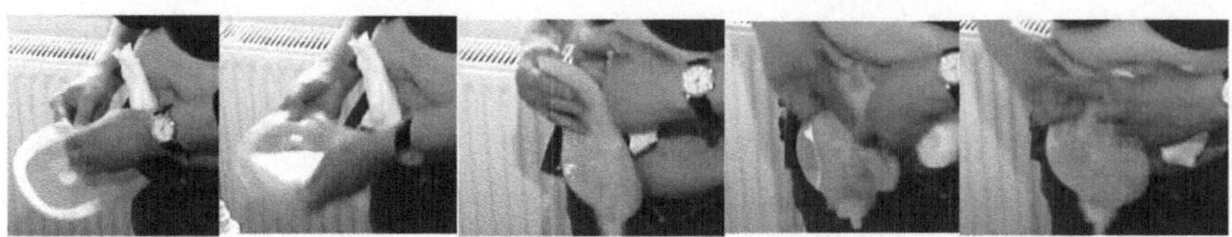

Abbildung 3: Anbringen der Urostomiebasisplatte und des -beutels

Dabei zeigt sich in der ungewöhnlichen Form der Handhabung (Abbildung 2-3) eine Form lebensweltlichen Wissens oder Laienwissens, was auf den ersten Blick aus der Perspektive eines Professionellen *falsch* wirken mag. Es bedarf aus meiner Sicht weiterer wissenschaftlicher Beschreibung dieser lebensweltlichen Praxen, um auszuräumen, dass diese Formen von einem Expertenwissen disqualifiziert werden. Auch wäre hier nach zurückliegenden Erfahrungen und Bildungsprozessen zu fragen, die mit den singulären Verfahrensmomenten zusammenhängen. Ein Blick für das Heterogene und Differente wäre an diesen Stellen wünschenswert, um lebensweltliche Formen der Pflege und Versorgung auf-, anstatt abzuwerten.

Diese Form des Ablaufes wie auch die Schnelligkeit der Durchführung führen zur Verwunderung der Forscher in der Situation, woraufhin sie ihren Werdegang verbal expliziert.

Fallvignette 3:
B: Vor elf Jahren (,) war das ne Arbeit von zwei Stunden
(,) jetzt ist das ne Arbeit von zwei Minuten. Also das war (...) wie viel Zeit muss ich vergehen lassen, wenn ich die Platte abmache, das läuft ja (,) das läuft ja immer. Es ist ja kein Muskel in dem Sinne mehr da ne und eh (,) das Auffangen, wie viel Zeit dort brauche ich und so (,) und wie schnell mache ich das jetzt. Also das hat schon (,) am Anfang war das ne sehr lange Zeit (lacht) jetzt
I1: Sie haben das vorm Spiegel geübt, ne?
B: Ja
I1: Mhh mhh
B: Ja (,) vorm Spiegel macht man es (,) lernt man es am besten, weil man da die Haut sieht (,) also wie man die Platte draufklebt (,) eh aufgrund, dass ich eben so viele Bauch- OPs hatte (,) ist das nicht mehr so gegeben und hält eben auch nicht mehr so gut (,) ja so (lacht)
I1: Und hatte Ihnen eine Stoma-Schwester das so gezeigt (,) anfänglich, oder (,)?
B: In der Klinik, aber ich hatte keine Stoma-Schwester danach (,) nee das habe ich selber (lacht) (,) vorm Spiegel geübt (...) ja (...) ja

Auch in diesem Fallausschnitt finden sich explizite und implizite Wissensbestände oder erfahrungsbezogene Problemzusammenhänge, wie etwa die von ihr verbal geschilderte *Zeitdauer* des Anklebens als praktisch-erfahrungsbezogenes Problem. Seltrecht (2006) verweist in ihrer erziehungswissenschaftlichen Forschung auf Lern- und Bildungsprozesse, die mit Erkrankungen einhergehen. Angesichts einer „Krankheit als Lehrmeister" (Seltrecht 2006) verweisen auch vorliegende Fallausschnitte auf einen möglichen Erfahrungsüberschuss der Betroffenen gegenüber dem professionell Pflegenden. Auch wäre zu untersuchen, inwieweit das vielzitierte „Sprechen des Falls in der Sprache des Einzelfalls" (Oevermann 1981) immanente Bildungsprozesse der Pflegenden in der Handlungspraxis freisetzt, die sich aus der Performativität des Pflegerischen ergeben. Mit Blick auf die Praxis der Betroffenen bedeutet Fallverstehen eben nicht die überwältigende Anwendung von Regeln oder eine stellvertretende Deutung einzunehmen, sondern zunächst ein Lernen bzw. eine Nicht-Überwältigung und Wertschätzung der lebensweltlichen Phänomene. Im konkreten Fall des Stomawechsels von Frau F. zeigt der Handlungsablauf ein Laienwissen und eine Praxis, welche vor dem Hintergrund klinischer Wissensbestände und Handlungsrichtlinien her *falsch wirkt* (siehe auch Abbildung 2-3). Dies ist ein Zusammenhang, wie er für das Fallverstehen und dessen Vermittlung von Bildung relevant ist, denn wie Kraimer (2004) beschreibt, steht ein *Falschverstehen* im Gegensatz zu einem *Fallverstehen*, was meint das Besondere des Falls nicht dem Allgemeinen unterzuordnen. Wie Ertl-Schmuck (2010: 70) betont, muss das Einfühlen der Pflegenden in die Situation auch vor dem Hintergrund der Pflegenden selbst, ihrer Lebensgeschichte und eigenen Deutungsmustern reflektiert werden. Vor dem Hintergrund von Erlebensprozessen von Krankheit verschiebt sich der Blick auf das Sichtbarmachen von Laienwissen und von Bildungsprozessen *an* und *mit* der Krankheit als weitere empirisch auszuarbeitende pflegedidaktische Perspektive. Die Untersuchung von implizitem und verkörpertem Wissen in filmdokumentierten Beobachtungen in Kombination mit biografisch-narrativen Interviews böte *eine* Möglichkeit der Annäherung an körperbezogene und performative Phänomene. Ich sehe darin auch eine Möglichkeit das Pflegerische in seinen Selbstäußerungen bzw. anhand pflegerischer Selbstbeschreibungen zu verstehen, wie der Berufssoziologe Axmacher (1990) es als Notwendigkeit einer Pflegewissenschaft beschrieben hat. Mit Blick auf die durchgeführte Handlung zeigen sich Logiken des Einzelfalls, die sich auch im Film körperlich aktualisieren. *Praxeologische* Ansätze der Soziologie, welche die Affektivität, Sinnlichkeit und Körperlichkeit der sozialen Praxis als einen Schwerpunkt betonen, böten hier Weiterführungen für pflegewissenschaftliche und pflegedidaktische Forschungsanliegen (Schäfer 2016).

6. Schlussfolgerungen

Die Arbeit mit Fällen ergibt sich in der Pflegedidaktik nicht allein aus erziehungswissenschaftlichen Erwägungen, sondern begründet sich aus der Gegenstandspezifik des Pflegerischen. Eben weil Zu-Pflegende Ko-Produzenten der Handlungen sind, bedarf es der Anbahnung von Fallverstehen als zentrales Erfordernis und damit einhergehend aisthetisch-mimetische Lern- und Bildungsprozesse deren Theoriebasierung und Erforschung noch am Anfang steht (Greb/Ertl-Schmuck 2013). Bergmann et al. (2014: 30) unterstreichen in einer erkenntnistheoretischen Betrachtung von Fällen im Kontext von Professionen, dass „gute professionelle Arbeit sich nicht zuletzt dadurch auszeichnet, dass rasche Subsumtion und Festlegung dessen, was der Fall ist, möglich vermieden werden." Daher sehe ich auch die Frage, wie eine *Offenheit* am Einzelfall hergestellt – und *immer wieder* hergestellt werden kann – als zukünftiges pflegedidaktisches Forschungsanliegen. In diesem Zusammenhang stellt sich die Frage nach der Medialität und Materialität des Falls, da eben authentische Transkript-, Bild- oder gar Filmausschnitte eher Deutungsmöglichkeiten bereithalten als konstruierte Fälle aus Lehrbüchern. Wie ich induktiv mit den Fallvignetten illustriert habe, ergibt sich die Spezifik pflegedidaktischer Prozesse vor einem interdisziplinären Hintergrund. Eine Zusammenarbeit mit *Medical Education* wie auch *medizinischer Pädagogik* (Seltrecht 2017a, in diesem Band) und *klinischer Soziologie"* (von Kardorff 2017, in diesem Band), halte ich nicht nur für befruchtend für den Diskurs, sondern sehe ich auch als notwendig an, einer disziplinären Fragmentierung von Gesundheits- und Krankheitsphänomenen entgegenzuwirken. Auch Hildenbrand (2017, in diesem Band, 2009) versteht klinische Soziologie als kritische Wissenschaft, die Unterstützungsangebote von Prozessen des Fallverstehens in der Begegnung, also auch Deutungsangebote für Professionelle des Pflegeberufs bereithält. Dass eine erziehungswissenschaftliche Perspektive im Sinne *medizinischer Pädagogik* (Seltrecht 2017b, in diesem Band), welche den Zusammenhang von Krankheit und Bildungsprozessen beforscht, für die Pflegedidaktik gewinnbringend sein kann, haben auch die zugrundeliegenden Fallausschnitte in Aussicht gestellt. Auch aktuelle Entwicklungen in der Medizin, wie die „sprechende Medizin" oder im Bereich der *Medical Education* hinsichtlich der Fallarbeit in der Medizinerinnenausbildung (Spura/Robra 2017, in diesem Band) bieten gemeinsame Schnittstellen, die einen interdiskursiven Austausch befruchten können.

Literatur

Axmacher, Jörg (1990): Pflegewissenschaft-Heimatverlust der Krankenpflege. Bielefeld: KT-Verlag.

Benner, Patrizia (2000): Stufen der Pflegekompetenz. Bern: Huber.

Bergmann, Jörg (2014): Der Fall als Fokus professionellen Handelns. In: Bergmann et al. (2014): 19-37.

Bergmann, Jörg/Dausendschön-Gay, Ulrich/Oberzaucher, Frank (2014): »Der Fall«. Studien zur epistemischen Praxis professionellen Handelns. Bielefeld: Transcript.

Böhle, Fritz/Weihrich, Margit (2011): Die Körperlichkeit sozialen Handelns. Soziale Ordnung jenseits von Normen und Institutionen. Bielefeld: Transcript.

Böhle, Fritz/Glaser, Jürgen (Hrsg.) (2006): Arbeit in der Interaktion - Interaktion als Arbeit. Arbeitsorganisation und Interaktionsarbeit in der Dienstleistung. Wiesbaden: Vs Verlag.

Böhle, Fritz/Bolte Annegret/Neumer, Judith et al. (2011): Subjektivierendes Arbeitshandeln. „Nice to have" oder ein gesellschaftskritischer Blick auf „das Andere" der Verwertung? Arbeits- und Industriesoziologische Studien. Jg. 4. H. 2. 16-26.

Böhle, Fritz/Weishaupt, Antje (2003): „Unwägbarkeiten als Normalität" – Die Bewältigung nichtstandardisierter Anforderung in der Pflege durch Subjektivierendes Arbeitshandeln. In: Büssing, André/Glaser, Jürgen (2003): 149-162.

Böhnke, Ulrike (2013): Dem Leibkörper auf der Spur. Theoretischer Begründungsrahmen professioneller reflexiver Könnerschaft im Berufsfeld Pflege. Online: http://elib.suub.uni-bremen.de/edocs/00103599-1.pdf. Stand 23.07.2016.

Büssing, Andrè/Glaser, Jürgen (2003): Dienstleistungsqualität und Qualität des Arbeitslebens im Krankenhaus. Göttingen: Hogrefe.

Combe, Arno/Helsper, Werner (Hrsg.) (1996): Pädagogische Professionalität. Frankfurt am Main: Suhrkamp.

Darmann-Finck, Ingrid/Katharina, Strass/ Böhnke, Ulrike (2009): Fallrekonstruktives Lernen. Ein Beitrag zu Professionalisierung in den Berufsfeldern Pflege und Gesundheit. Frankfurt am Main: Mabuse.

Darmann-Finck, Ingrid (2010): Eckpunkte einer Interaktionistischen Pflegedidaktik. In: Ertl-Schmuck, Roswitha/Fichtmüller, Franziska (2010): 13-49.

Dornheim, Jutta/Van Maanen, Harm/Schwerdt, Ruth et al. (1999): Pflegewissenschaft als Praxis und Handlungswissenschaft. In: Pflege & Gesellschaft. Jg. 4. H. 4. 5-12.

Ertl-Schmuck, Roswitha/Fichtmüller, Franziska (Hrsg.) (2010): Theorien und Modelle der Pflegedidaktik. Eine Einführung. Weinheim/München: Juventa.

Ertl-Schmuck, Roswitha/Fichtmüller, Franziska (Hrsg.) (2009): Pflegedidaktik als Disziplin. Eine systematische Einführung. Weinheim/München: Juventa.

Ertl-Schmuck, Roswitha (2010): Subjektorientierte Pflegedidaktik. In: Ertl-Schmuck, Roswitha/Fichtmüller, Franziska (2010): 34-45.

Ertl-Schmuck, Roswitha/Greb, Ulrike (Hrsg.) (2015): Forschungsfelder Pflegedidaktik. Basel/Weinheim: Beltz-Juventa.

Ertl-Schmuck, Roswitha/Greb, Ulrike (Hrsg.) (2013): Handlungsfelder der Pflegedidaktik. Weinheim/München: Juventa.

Ertl-Schmuck, Roswitha/Greb, Ulrike (2013): Synopse und Ausblick. In: Ertl-Schmuck, Roswitha/Greb, Ulrike (2013): 424-435.

Ertl-Schmuck, Roswitha (2000): Pflegedidaktik unter subjekttheoretischer Perspektive. Frankfurt am Main: Mabuse.

Friesacher, Heiner (2008): Theorie und Praxis pflegerischen Handelns. Begründung und Entwurf einer kritischen Theorie der Pflegewissenschaft. Osnabrück: V&R Unipress.

Greb, Ulrike (2003): Identitätskritik und Lehrerbildung. Ein hochschuldidaktisches Konzept für die Fachdidaktik Pflege. Frankfurt/Main: Mabuse.

Greb, Ulrike (2010): Die Pflegedidaktische Kategorialanalyse. In: Ertl-Schmuck, Roswitha/Fichtmüller, Franziska (2010): 124-165.

Gugutzer, Robert (2006): Body turn. Perspektiven der Soziologie des Körpers und des Sports. Bielefeld: Transcript.

Hänel, Jonas (2015): Film-Bildung als Forschungsfeld. In: Ertl-Schmuck, Roswitha/Greb, Ulrike (2015): 230-248.

Hoops, Wolfgang (2013): Pflege als Performance. Zum Darstellungsproblem des Pflegerischen. Bielefeld: Transcript.

Hülsken-Giesler, Manfred (2008): Der Zugang zum Anderen. Zur theoretischen Rekonstruktion von Professionalisierungsstrategien pflegerischen Handelns im Spannungsfeld von Mimesis und Maschinenlogik. Osnabrück: V&R Unipress.

Hildenbrand, Bruno (2009): Psychiatrische Soziologie als Klinische Soziologie. Ein Beitrag zur Professionalisierung in psychiatrischen Handlungsfeldern. In: Psychotherapie & Sozialwissenschaft. Jg. 11. H. 2. 99-126.

Hayder, Daniela/Müller, Margit/Kuno, Elke (2013): Kontinenz - Inkontinenz – Kontinenzförderung. Praxishandbuch für Pflegende. Bern: Huber.

Kraimer, Klaus (2004): Mündigkeit im Fadenkreuz einer fallrekonstruktiven sozialpädagogischen Diagnostik. 12 Thesen zum „Einleben" des hermeneutischen Fallverstehens in der Jugendhilfe. In: Schrapper, Christian (2004): 181-187.

Moers, Martin (2013): Leibliche Kommunikation und Krankheitserleben. In: Pflege & Gesellschaft. Jg. 18. H. 5. 34-56.

Neuweg, Georg-Hans (1999): Könnerschaft und implizites Wissen. Zur lehr-lerntheoretischen Bedeutung der Erkenntnis und Wissenstheorie Michael Polanyis. New York: Waxmann.

Neuweg, Georg-Hans (2006): Implizites Wissen als Forschungsgegenstand. In: Rauner, Felix (2006): 581-588.

Oelke, Uta/Scheller, Ingo/Ruwe, Gisela (2000): Tabuthemen als Gegenstand szenischen Lernens in der Pflege. Theorie und Praxis eines neuen pflegedidaktischen Ansatzes. Bern: Huber.

Oevermann, Ulrich (1996): Theoretische Skizze einer revidierten Theorie professionellen Handelns. In: Combe, Arno/Helsper, Werner (1996).

Oevermann, Ulrich (1981): Fallrekonstruktionen und Strukturgeneralisierung als Beitrag der objektiven Hermeneutik zur soziologisch-strukturtheoretischen Analyse, unveröffentlichtes Manuskript. Qnline: http://publikationen.ub.uni-frankfurt.de/frontdoor/index/index/docId/4955. Stand 24.05.16.

Polanyi, Michael (1985): Implizites Wissen. (The tacit dimension). Frankfurt am Main: Suhrkamp.

Rauner, Felix (Hrsg.) (2006): Handbuch Berufsbildungsforschung. Bielefeld: Bertelsmann.

Remmers, Hartmut (2000): Pflegerisches Handeln. Wissenschafts- und Ethikdiskurse zur Konturierung der Pflegewissenschaft. Bern: Huber.

Remmers, Hartmut (1997): Normative Dimensionen pflegerischen Handelns. Zur ethischen Relevanz des Körpers. In: Pflege. Jg. 10. H. 5. 279-284.

Schrems, Betra (2013): Fallarbeit in der Pflege. Grundlagen, Formen und Anwendungsbereiche. Wien: Facultas.

Schäfer, Hilmer (2016): Praxistheorie. Ein soziologisches Forschungsprogramm. Bielefeld: Transcript.

Schröck, Ruth (1988):Forschung in der Krankenpflege: Methodologische Probleme. In: Pflege. Jg. 2 H.1. 58.

Schrapper, Christian (Hrsg.) (2004): Sozialpädagogische Diagnostik und Fallverstehen in der Jugendhilfe. Weinheim: Juventa.

Seltrecht, Astrid (2006): Lehrmeister Krankheit? Eine biographieanalytische Studie über Lernprozesse von Frauen mit Brustkrebs. Opladen: Barbara Budrich.

Uzarewicz, Charlotte/Uzarewicz, Michael (2005): Das Weite suchen. Einführung in eine phänomenologische Anthropologie für Pflege. Stuttgart: Lucius.

Moers, Michael (2012): Leibliche Kommunikation und Krankheitserleben und Pflegehandeln. In: Pflege & Gesellschaft. Jg. 17. Nr. 2. 111-119.

Walter, Anja (2015): Der phänomenologische Zugang zu authentischen Handlungssituationen – ein Beitrag zur empirischen Fundierung von Curriculumentwicklungen. Online: http://www.bwpat.de/ausgabe/spezial10/walte. Stand 12.02.16.

Walter, Anja/Fichtmüller, Franziska (2007): Pflege lernen. Osnabrück: V & R Unipress.

Walter, Anja/Bohrer, Annerose (2013): Entwicklung beruflicher Identität – empirische Erkenntnisse zum Lernen in der Berufspraxis. In: Gesundheitspädagogik. Jg. 2. Nr. 3. 23-31.

Weishaupt, Sabine (2006): Subjektivierendes Arbeitshandeln in der Altenpflege. Die Interaktion mit dem Körper. In: Böhle, Fritz/Glaser, Jürgen (2006): 86-109.

Zahn, Manuel (2013): Ästhetische Film-Bildung. Studien zur Medialität und Materialität filmischer Bildungsprozesse. Bielefeld: Transcript.

Fall- und Systembezug. Der Beitrag des Faches Medizinische Soziologie zur ärztlichen Professionalisierung

Anke Spura, Bernt-Peter Robra

Keywords: Medizinstudium, Medizinsoziologie, Medizindidaktik, Patientenorientierung, Systembezug, Kompetenz, Kommunikation, Wissenschaftskompetenz

Abstract

Das berufsvorbereitende Medizinstudium soll „eine umfassende Gesundheitsversorgung der Bevölkerung" (ÄApprO, § 1 Abs. 1 Satz 2) gewährleisten, also einen *System- und Zielgruppenansatz* verfolgen. Notwendig bereitet ärztliche Ausbildung zudem „praxis- und patientenbezogen" (ÄApprO, § 1 Abs. 1 Satz 3) auf *einzelfallorientierte Krankenversorgung* vor. Das Studium steht also in einem spannungsreichen Anforderungsprofil zwischen *Einzelfall- und Systembezug*. Das Fach Medizinische Soziologie kann dabei einen wichtigen vermittelnden Beitrag zur Professionalisierung des ärztlichen Nachwuchses leisten.

1.   Einzelfall- und Systembezug in der medizinischen Ausbildung

Medizin gehört zu den „sozialen personenbezogenen Dienstleistungsorganisationen" (Klatetzki 2010), (siehe auch Hasenfeld 2010). Idealtypisch bearbeiten in der klinischen Individualmedizin ein Arzt/ eine Ärztin und ein Patient/ eine Patientin gesundheitliche Probleme dieses Patienten/ dieser Patientin. Mit dem Begriff „*Fallbezug*" wird der Patient/ die Patientin als psychosoziales „Universum" für den Arzt auf problem- und episodenspezifische Aspekte reduziert zum medizinischen „*Fall*". Zu dessen Bearbeitung bedarf es medizinischen Wissens (Krankheitslehre oder Nosologie; Evidenz zur Wirksamkeit und Wirtschaftlichkeit der Versorgungsmaßnahmen) und klinischer Erfahrung (Praxis). Der *Fall* ist der dominante Arbeitsbezug der klinischen Medizin. Ein „*Fall*" kann nur in Ausnahmefällen bearbeitet werden, ohne Vorgeschichte und Präferenzen des Patienten, Eigenschaften der Krankheit und Rahmenbedingungen des *Systems* zu berücksichtigen. Mit *Systembezug* sind zunächst die Bezüge der Fallarbeit zum System der sozialen Sicherung, speziell zum Gesundheitswesen mit seiner Aufbau- und Ablauforganisation und zum Regelwerk der gesetzlichen Krankenversicherung gemeint. Gleichzeitig bedeutet *Systembezug*, dass die Stellung der medizinischen Profession in *gesellschaftliche Bezüge* eingeordnet und das *Gesundheitssystem* selbst Forschungsgegenstand der Medizin wird (Versorgungsforschung, Evaluation, Qualitätssicherung).

Als Vorbereitung auf die ärztliche Tätigkeit sieht die staatliche Approbationsordnung, die für die medizinischen Studienstudiengänge als Ausbildungs- und Prüfungsordnung dient, ein doppeltes Ziel vor: „Ziel der ärztlichen Ausbildung ist der wissenschaftlich und praktisch in der Medizin ausgebildete Arzt" (Bundesministerium für Gesundheit 27.06.2002, § 1 ÄApprO). Die verfasste Ärzteschaft bestätigt den *Fall- und Systembezug* ärztlicher Tätigkeit mit der programmatischen Aussage: „Die Deutsche Ärzteschaft nimmt ihre Verantwortung für die Versorgung der Patienten als individuellen Behandlungsauftrag, aber auch als öffentliche Aufgabe gegenüber der Gesellschaft wahr." (Bundesärztekammer 2002). Dualität von Wissenschaft und Praxis in der Ausbildung, von *Fall- und Gesellschaftsbezug* in der Berufsausübung sind Merkmale der Professionen und nicht auf die Medizin beschränkt.

1.1 Die medizinische Ausbildungs- und Lernkultur

Eine Clusteranalyse auf Basis des Studierendensurveys ordnet die Medizin den Naturwissenschaften als gemeinsame studentische „Großkultur" zu (Multrus 2004: 272). Die Arbeitskultur im Studium der Sozial- und Erziehungswissenschaften charakterisiert den Gegenpol mit geringeren Leistungsforderungen und flexiblerem Studienaufbau (Kolbert-Ramm/Ramm 2011), (Piedmont/Robra 2015).

Die fachkulturellen Differenzen spiegeln sich auch innerhalb des Medizinstudiums in einer bereits zu Beginn vornehmlich naturwissenschaftlichen Orientierung der Studierenden wider (Kolbert-Ramm/Ramm 2011: 1]. Der Standort Magdeburg wählt Studierende zudem mit einem naturwissenschaftlich orientierten Testverfahren aus (Werwick et al. 2015). Dieses prädeterminierte naturwissenschaftlich-medizinische Passungsverhältnis setzt sich im Curriculum und in den Prüfungsinhalten der ersten ärztlichen Prüfung fort.

Trotzdem zeigt sich eine nicht unproblematische Fachkultur: Studierende der Medizin gaben an, dass sie die Arbeits- und Leistungsintensität als eher zu hoch erleben, von ihnen im Studium eher zu viel Faktenwissen statt Verständnis grundlegender Prinzipien erwartet wird, kommunikative Lernformen zu wenig Anwendung finden und eine autonome Studiengestaltung zu wenig möglich ist (Kolbert-Ramm/Ramm 2011), (Bargel et al. 2008). Medizinstudierende sehen sich im Vergleich anderer Fächergruppen am wenigsten intellektuell, wissenschaftlich, kommunikativ und interdisziplinär gefördert (Piedmont/Robra 2015). Strukturelle Barrieren für „akademische Reflektiertheit" (Felden/Schiener 2010: 232) liegen in einer verschulten Ausbildung, in guten Arbeitsmarktchancen für alle Absolventen sowie in einem herkunftsbedingt hohen Sozialkapital. 80% der Medizinstudierenden gaben an, dass im Studium zu wenig soziale und politische Bezüge hergestellt werden (Kolbert-Ramm/Ramm 2011: 8ff). Es werden also von den Medizinstudierenden gerade jene Inhalte und Anforderungen vermisst, die der Soziologie zugeschrieben werden können (Felden/Schiener 2010: 233f).

Die qualitative Sozialisationsforschung zeigt ergänzend, wie der medizinische Habitus durch Übernahme von Regeln aus der Berufswelt erworben wird (Reimann 2013). Zu den formellen Regeln zählen hiernach eine naturwissenschaftliche Wissensbasis und eine reduziert biomedizinische Sicht auf die Phänomene von Versehrtheit und Störung. Aus Sicht der Studierenden ist diese Reduktion sinnvoll, weil sie beim Berufseintritt eine ständige Überforderung antizipieren, welcher jene „Trivialisierungsstrategie in der vorklinischen Orientierung des Arztes" (Reimann 2013: 323) entgegenwirken soll, um perspektivisch handlungsfähig bleiben zu können. Informelle Regeln zielen auf die Befähigung zum Arbeiten unter Zeitdruck, das Hintanstellen individueller Bedürfnisse und eine Leistungsethik der Überforderung (Reimann 2013).

Warum sich die angehenden Ärzte und Ärztinnen einem solchen Leistungsregime bereits in der Ausbildung in „freiwilliger Selbstausbeutung" (Moosbrugger 2012) unterwerfen, lässt sich wissenssoziologisch aus der Aufschichtung verschiedener Berufs-, Professions- und Arbeitslogiken innerhalb der medizinischen Arbeitswelt (Strauss 1990: 233ff) herleiten: Das medizinische Arbeitsethos basiert traditionell auf einem sich-selbst-aufopfernden Idealtypus - sowohl im ärztlichen als auch pflegerischen Bereich. Die ärztliche Profession als Prototyp des freien Berufs, in der die entgrenzte Einheit von Person und Beruf angelegt ist, verband sich im historischen Professionalisierungsprozess mit einer straff organisierten Lazarett- und Krankenhauskultur (Bleker/Hess 2010). Deren Verfügbarkeitserwartungen beruhten auf gesteigerter ärztlicher Dienst- und Pflichterfüllung. Die für moderne Arbeitsgesellschaften symptomatischen Subjektivierungsphänomene der „Selbst-Organisation, Selbst-Kontrolle und Selbst-Ökonomisierung" (Lohr 2003: 511), treten verstärkend hinzu (Siegrist 2012). Der Erwerb (bzw. Nicht-Erwerb) dieses medizinischen Habitus, der den Anspruch erhebt, Grenzen zwischen Subjekt und Arbeit legitim außer Kraft setzen zu können, stellt somit den Mechanismus der Inklusion (bzw. Exklusion) der medizinischen Noviz/innen dar. Die Inkorporierung dieses Habitus reproduziert schließlich, so auch Reimann (Reimann 2013) kritisch, das Medizinsystem in seiner Fachkultur und auch in seinen Machtbeziehungen zum Preis der Aufgabe von persönlicher Autonomie: „Die Aneignung eines ärztlichen Habitus vollzieht sich anfänglich durch die Unterordnung unter diese Regeln und geht mit dem möglichen Verlust an autonomer Selbstbe-schreibung und Individualität einher." (Reimann 2013: 323) Dass jedoch weibli-che wie männliche Studierende kaum noch Leitungspositionen in der Medizin an-streben (Gedrose et al. 2012), kann als ein Indiz dafür gewertet werden, dass die etablierten Sozialisationsprozesse nicht mehr uneingeschränkt wirksam sind.

Um selbstbestimmte Patient/innen in ihren Entscheidungsprozessen zu begleiten, braucht es im besten Sinne Ärzt/innen, die sich ihres Versorgungsauftrages zwi-schen *Einzelfall- und Systembezug* sowie der Verfügbarkeitserwartungen im me-dizinischen Funktionssystem bewusst sind, um für die Fallenpotenziale und Gra-tifikationskrisen (Siegrist 2008: 222) der individuellen berufsbiographischen Pro-fessionalisierung und für die Werte und Normen der ärztlichen Profession als Ganze (Harold C. Sox 2002), (Strauss 1990: 247) sensibel zu bleiben. Es sind Fä-higkeiten, die nur begrenzt in naturwissenschaftlichen Curricula zu vermitteln sind. An dieser Stelle dient die soziologische Lehre über die Soziogenese von Krankheiten oder die Versorgungsforschung (Siegrist et al. 2005) hinaus der Aus-bildung eines autonomen medizinprofessionellen Habitus.

1.2 Die Staatliche Ausbildungsordnung – eine curriculare Zwangsjacke?

Die Approbationsordnung sieht eine straffe fächerorientierte Gliederung des Me-dizinstudiums mit hohen Leistungsforderungen vor. In den klinischen Fachsemes-tern der Studienjahre 3 bis 5 müssen z. B. 41 benotete Prüfungen (meistens im Multiple Choice-Format), anschließend ein schriftliches Staatsexamen bestanden werden. Akademische und professionalisierende Facetten des Studiums wie Muße zur Reflexion, wissenschaftliche Methodenausbildung und Teamfähigkeit kom-men bei diesem kurzhubigen, stark stoffbetonten Parcours notwendig zu kurz (Piedmont/Robra 2015).

Die Defizitanalyse des Medizinstudiums (hohe Leistungsanforderungen, pas-siv-rezeptive Lernhaltung, fächerbezogen fragmentierte, stoffbetonte und domi-nant auf schriftliche MC-Prüfungen ausgerichtete Lehre) lässt die Frage zu, ob der normative Anspruch einer aktivierenden, gleichzeitig wissenschaftlich und prak-tisch ausgerichteten Ausbildung auf dieser Grundlage einlösbar ist und ob Studie-rende in diesem Curriculum klinische und professionelle Autonomie überhaupt entwickeln können.

Aus der Evaluation der humanmedizinischen Modellstudiengänge in Deutschland leitete der Wissenschaftsrat im Jahr 2014 auch für die Regelstudien-gänge Reformierungsvorschläge ab (Wissenschaftsrat 2014): Demnach soll eine Reduktion des Fakten-Lernens Raum für andere Lehrangebote schaffen, insbeson-dere eine frühe Neigungsorientierung (Wahlpflichtfächer) und eine Verstärkung der wissenschaftlichen Ausbildung durch Förderung forschenden Lernens im Rahmen studentischer Forschungsprojekte; außerdem soll die didaktische Neuausrichtung einschließlich der Lehr- und Lernmethoden sowie der Prüfungsformate auf eine Verstärkung von Kompetenzorientierung, Patientenorientierung, Wissenschaftskompetenz und Interprofession hinwirken.

1.3 Curriculumreform – Kompetenzorientierung

Die gegenwärtige kompetenzorientierte Neuausrichtung des Medizinstudiums (Fabry/Fischer 2006), (Grunert 2012), (Sachverständigenrat zur Begutachtung der Entwicklung im Gesundheitswesen 2008) schließt an die 2002 überarbeitete Approbationsordnung an, nach der neue Lehrveranstaltungen mit stärkerem klinischen Anwendungsbezug eingeführt wurden (Schaperunter 2012: 110). Die Neuausrichtung manifestiert sich u. a. in den 2014 vom Wissenschaftsrat evaluierten Modellstudiengängen Humanmedizin (Wissenschaftsrat 2014) sowie im Nationalen Kompetenzbasierten Lernzielkatalog Medizin (NKLM) (MFT Medizinischer Fakultätentag der Bundesrepublik Deutschland e. V. 2015). Der NKLM schließt an einen internationalen Kompetenzdiskurs in der Medizin (Frank 2005), (van der Lee et al. 2013) an und weist über die Medizin hinaus auf eine fächerübergreifende (van der Lee et al. 2013), (Schaeper/Briedis 2004), (Bach et al. 2012), (Späte 2011) und eine internationale/ europäische Diskussion zur kompetenzorientierten Hochschul(lehrer)ausbildung (Frenk et al. 2010), (User/Paetz 2011), (Europäische Kommission 2007).

Die Dimensionen medizinischer Kompetenz des NKLM sind abgeleitet vom Weinert'schen Kompetenzbegriff (Weinert 2002: 27f) sowie dem ärztlichen Rollenmodell des CanMEDS Physician Competency Framework (Frank 2005). Im Zentrum dieses Rollensystems steht der/die „medizinische Experte/-in". Es folgen 6 weitere Rollen: „Gelehrte/-r", „Kommunikator/-in", „Mitglied eines Teams", „Gesundheitsberater/-in & -fürsprecher/-in", „Verantwortungsträger/-in & Manager/-in" und „Professionell Handelnde/-r".

Somit ist zum Prüfungsstoffkatalog der Approbationsordnung und den Gegenstandskatalogen des Instituts für medizinische und pharmazeutische Prüfungsfragen (IMPP), welche bundeseinheitlich die Themen der ärztlichen Prüfungen festlegen, nun ein weiterer paradigmatischer Rahmen hinzugekommen. Perspektivisch verweist der NKLM auf eine Überarbeitung der Approbationsordnung in den nächsten Jahren. Inwiefern der NKLM eine weitere „Zwangsjacke" darstellt, wird sich bei der gesetzlichen Umsetzung des „Masterplans Medizinstudium 2020" (Harendza et al. 2016) sowie in den curricularen Reformprozessen der Fakultäten herausstellen.

2.   Das Fach Medizinische Soziologie – Element, Komplement oder Korrektiv des Studienganges Humanmedizin?

Sozialwissenschaftliche Inhalte sind im medizinischen Curriculum an verschiedenen Stellen enthalten. An der Medizinischen Fakultät der Otto-von-Guericke-Universität Magdeburg eröffnen die Lehrveranstaltungen zur Medizinischen Soziologie im ersten Studienjahr diese Lehrinhalte.

Trotz curricularer Integration wird die Medizinische Soziologie von den Studierenden eher als randständig und wenig relevant wahrgenommen (Multrus 2004), (Oehler/Solle 1995). Eine Ursache liegt in den unterschiedlichen Fachkulturen, d.h. „Gruppen von Fachrichtungen, Studiengängen oder Fächern, deren Studierende vergleichbare Dispositionen und Erfahrungen, Motive und Haltungen ausdrücken" (Oehler und Solle 1995: 374). Aus Studierendensicht liegt der am wenigsten vorstrukturierte Studiengang Soziologie (Kolbert-Ramm/Ramm 2011: 7, Abb. 4) dem, wie oben beschrieben, sehr strukturierten und arbeitsintensiven Studiengang Humanmedizin (Kolbert-Ramm/Ramm 2011: 7) diametral entgegengesetzt.

2.1 Neuausrichtung der Lehre im Fach Medizinische Soziologie: Kommunikation, Sozialwissenschaftliche Methodenkompetenz, Techniken wissenschaftlichen Arbeitens

Die hier rekonstruierte Ausgangssituation spiegelte sich auch am Standort Magdeburg in den routinemäßigen Lehrevaluationen wider. Im Studienjahr 2013-14 wurde eine didaktische Neuausrichtung umgesetzt. Ziele sind ein besseres Fachverständnis und höhere Akzeptanz medizinsoziologischer Lehrinhalte bei den Studierenden, die Unterstützung des studentischen Lernens im Sinne einer aktivierenden Lehre und die Steigerung des Lernerfolgs.

Die medizinsoziologische Lehre in Magdeburg orientiert sich an den Zielen der Approbationsordnung und des IMPP-Gegenstandskatalogs. Sie bezieht aktuelle Auswertungen zur Studiensituation, den Kompetenzdiskurs zur medizinischen Ausbildung (Jarvis-Selinger et al. 2012), (Parent et al. 2013) sowie das wissenschaftliche Profil des Institutes ein.

Das Fach Medizinische Soziologie als sogenanntes „theoretisches" vorklinisches Fach identifiziert aus seinem Selbstverständnis heraus insbesondere die den „medizinischen Experten" flankierenden Rollenaspekte „Kommunikator/-in", „Gelehrte/-r" und „Professionell Handlende/-r" und definiert den didaktischen Rahmen dreier übergeordneter Lernziele *„Kommunikation", „sozialwissenschaftliche Methodenkompetenz"* und *„Techniken wissenschaftlichen Arbeitens".* Ziel ist eine Stärkung des *Patienten- und Systembezugs* als Grundlage der medizinischen Sozialisation und ärztlichen Professionalisierung.

Im ersten Fachsemester vermittelt die Vorlesung im Überblick die thematischen Zusammenhänge. Die Lehrveranstaltungen Kurs/Praktikum und Seminar schließen im zweiten Fachsemester an. Konkret wurden im Sommersemester 2014 im Kurs sechs Themen den Seminargruppen zugeordnet, sodass sich alle Gruppen über die erste Semesterhälfte mit je einem Thema vertieft auseinandersetzten. Es schloss das Seminar im Rotationsverfahren mit sieben Themen in wöchentlicher Abfolge an (Tab. 1). Alle Lehrveranstaltungen greifen Ansätze von Mikrosoziologie bis Public Health auf (Koppelin/Babitsch 2015).

Vorlesung (2 SWS), Wintersemester
– Modelle von Gesundheit und Krankheit
– Die Arzt-Patient-Beziehung
– Sozialisation und Professionalisierung
– Soziale Unterstützung und Krankheitsbewältigung
– Gesundheitsverhalten und Prävention
– Patientenorientierung und Patientenbezug
– Grundlagen sozialwissenschaftlicher Forschung
– Forschungsmethodik: Studiendesigns, Stichproben, Variablen, Gütekriterien
– Statistische Grundprinzipien
– Sozialstrukturelle Aspekte von Gesundheit und Krankheit
– Gesundheit und Geschlecht
– Soziodemographische Aspekte von Gesundheit und Krankheit
– Das deutsche Gesundheitssystem
Kurs (1 SWS), Sommersemester
– Techniken wissenschaftlichen Arbeitens
– Patientenorientierte Kommunikation
– Gesundheit und Versorgungsbedarf im höheren Lebensalter
– Patientensicherheit
– Reproduktionsmedizin
– Pflege und Interprofession
Seminar (1 SWS), Sommersemester
– Gesundheitskommunikation und Ernährung
– Migration und Gesundheit
– Epidemiologie
– Einführung in die Entscheidungs- und Testtheorie
– Krankheitsvermittlung und -aneignung in der Arzt-Patient-Beziehung
– Krankheitsbewältigung im biographischen Zusammenhang
– Soziale Sicherung

Tabelle 1: Lehrveranstaltungen Medizinische Soziologie, 1. Studienjahr, 2013-14

Die Neuausrichtung erforderte eine Überarbeitung der Prüfungsformate, welche Testate sowie schriftliche und mündliche Seminarleistungen als Gruppen- und Individualleistungen umfassen: Vor dem Sommersemester wird ein schriftliches Testat zur Vorbereitung auf die thematische Breite des Faches mit geschlossenen MC-Fragen durchgeführt. Die Leistungserbringung im Kurs bezieht sich schwerpunktmäßig auf studentische Kleingruppenarbeit, um auch eine kollegiale Arbeitsorganisation zu fördern. Im Seminar konnten statt eines schriftlichen Abschlusstestates „kumulative Seminarleistungen" durch die Bearbeitung von mindestens zwei Aufgaben zu verschiedenen Themen summativ erbracht werden.

2.1.1 Kommunikation

Kommunikation ist Kernbegriff einer „soziologischen Sozialtheorie" (Reichertz 2010: 46), die beispielsweise fragt, wie kommunikatives Handeln (Habermas 2001) überhaupt möglich ist, wie sich Machtstrukturen in der Geschlechterordnung (re-)produzieren (Goffman et al. 2001: 147ff) oder wie soziale Systeme als selbstreferenzielle Kommunikationssysteme (Luhmann 2010) funktionieren.

Im Fach Medizinische Soziologie am Standort Magdeburg wird Kommunikation als sozialer Mechanismus der Perspektiven- bzw. Rollenübernahme (Mead 1993) und als Methode des Verstehens und der Wissensgenerierung für die medizinische Praxis vermittelt. Anliegen ist weniger die Einübung strategischer „Kommunikationstechnologien" (Vogd 2013: 465) als vielmehr das Verstehen basaler kommunikativer Mechanismen der Herstellung sozialer Ordnung als „Interaktionsordnung" (Goffman et al. 2001: 50). Damit verknüpft ist das Verständnis von Potenzialen professioneller Paradoxien und Störungen der „Interaktionsreziprozität" (Schütze 2000: 79). Die Lehreinheiten beziehen sich beispielsweise auf methodische Bedingungen von Risikokommunikation bei Screenings, die Funktion des Patientenrechtegesetzes bei Aufklärungskommunikation, ärztliche Akteure in der Gesundheitskommunikation am Beispiel des Ernährungs- und Zuckerdiskurses, intersektorale Kommunikation bei der medizinischen Versorgung von Personen mit ungeklärtem Aufenthaltstitel sowie interprofessionelle Kommunikation (Eich-Krohm 2015). Sie erweitern somit soziologisch den Themenkomplex „ärztliche Gesprächsführung"/ „Arzt-Patient-Kommunikation" und die Vermittlung von Kommunikationsmodellen (z.B. Kommunikationsquadrat, aktives Zuhören, SPIKES. Die Empfehlungen im „Basler Consensus Statement" (Kiessling et al. 2008) mit seinem spezifischen Fokus auf Teamarbeit, Persönlichkeit und Professionalität werden damit aufgegriffen und standortspezifisch umgesetzt.

2.1.2   Sozialwissenschaftliche Methodenkompetenz

Auf gravierende methodische Defizite bei den Ärzt/innen im ‚Jahrhundert der Patienten' haben besonders Wegwarth und Gigerenzer (Wegwarth/Gigerenzer 2011) hingewiesen, obwohl eine anwendungssichere epidemiologisch-teststatistische Ausbildung Ärzt/innen gegenüber den Akteuren des Gesundheitswesens und des Gesundheitsmarktes stärkt (Lützenkirchen 2004), (Piedmont/Robra 2015). Die medizinsoziologische Methodenausbildung beinhaltet die Grundlagenvermittlung quantitativer und qualitativer Forschungsansätze sowie deren Anwendung und kritische Reflexion hinsichtlich Evidenz- und *Patientenorientierung* (Bensing 2000). Sie dient maßgeblich dem wissenschaftlichen Kompetenzerwerb (Fabry/Fischer 2006: 2), aber auch klinischer Versorgungskompetenz (Hoffrage et al.). Zum Brückenschlag von externer zu interner Evidenz (Behrens 2010), (Hauswaldt 2010) und Vermittlung epidemiologischer und testtheoretischer Methodenkenntnisse stärkt eine qualitative subjektorientierte Methodenausbildung (Jones 1995), (Pope 2000), (Green/Britten 1998) Ärzt/innen in ihrer professionellen Rolle (Wissenschaftsrat 2014), (Hunter 1996). Sie schult über nosologisches Wissen hinaus die Fähigkeiten, mit einem *(einzel-)fallverstehenden Zugang* (Malterud 2001: 397) induktiv allgemeine Aussagen über medizinische Arbeitsbögen (Strauss 1990) und Krankheitsverlaufskurven (Riemann et al. 1991) zu entwickeln, um im dritten Schritt den *Systembezug des Einzelfalls* und des eigenen ärztlichen Handelns zu rekonstruieren. In narrativen Patienteninterviews erproben die Studierenden beispielsweise ihre Gesprächsführungskompetenzen und stellen über diese Empirie Praxisbezug im Sinne „forschenden Lernens" (Inowlocki et al. 2010) her. Analytische Gesprächskompetenz wird geschult, indem in der gemeinsamen Seminararbeit auf die ethnomethodologisch informierte Konversationsanalyse (Kallmeyer/Schütze 1976) zurückgegriffen wird, um etwa an Transkripten von Arzt-Patient-Gesprächen spezifische Kommunikationspraktiken zu verdeutlichen. Ein qualitativer Methodenzugang ist Grundlage auch für eine medizinische Versorgungskompetenz z.B. für eine *patientenorientierte* narrative Medizin (Kalitzkus et al. 2009).

2.1.3   Techniken wissenschaftlichen Arbeitens

Durch die selbstständige Auseinandersetzung und Erprobung in verschiedenen wissenschaftlichen Tätigkeiten als fächerübergreifende „academic skills" wird die wissenschaftliche Sozialisation bereits zum Studienbeginn gefördert. Die Studierenden führen systematische Recherchen in Datenbanken und Leitlinien durch, erheben und werten empirische Daten aus, entwickeln wissenschaftliche Fragestellungen in verschiedenen Textsorten wie Essays, Exzerpten oder Referaten bis hin zu eigenen Studienkonzepten.

2.2 Ergebnisse der didaktischen Neuausrichtung

Die Umsetzung des neuen Lehrkonzeptes wurde 2014 zum ersten Mal mit einem Fragebogen unter Verwendung einer vierstufigen Likertskala (1 = sehr gut/hoch bis 4 = ungenügend/sehr gering) sowie offenen Abschlussfragen evaluiert. Die Evaluation ergab ein positives studentisches Meinungsbild bezüglich der Themenauswahl und des neuen Verfahrens „kumulative Seminarleistungen" (s. Abb. 1, 2): 92,3% der Studierenden (n=183) erbrachten erfolgreich die kumulativen Seminarleistungen. Studierende, die die Leistungsanforderungen nicht erfüllten oder sich gegen dieses Verfahren entschieden, absolvierten subsidiär das schriftliche Testat aus MC-Fragen und offenen Fragen (n=14). Insgesamt wurden die Lehrveranstaltungen mit einem Durchschnittswert von 1,99 durch die Studierenden bewertet; Kurs/Praktikum erreichte durchschnittlich den Wert von 2,1, Seminar 2,0 sowie die darin integrierten kumulativen Seminarleistungen 1,7.

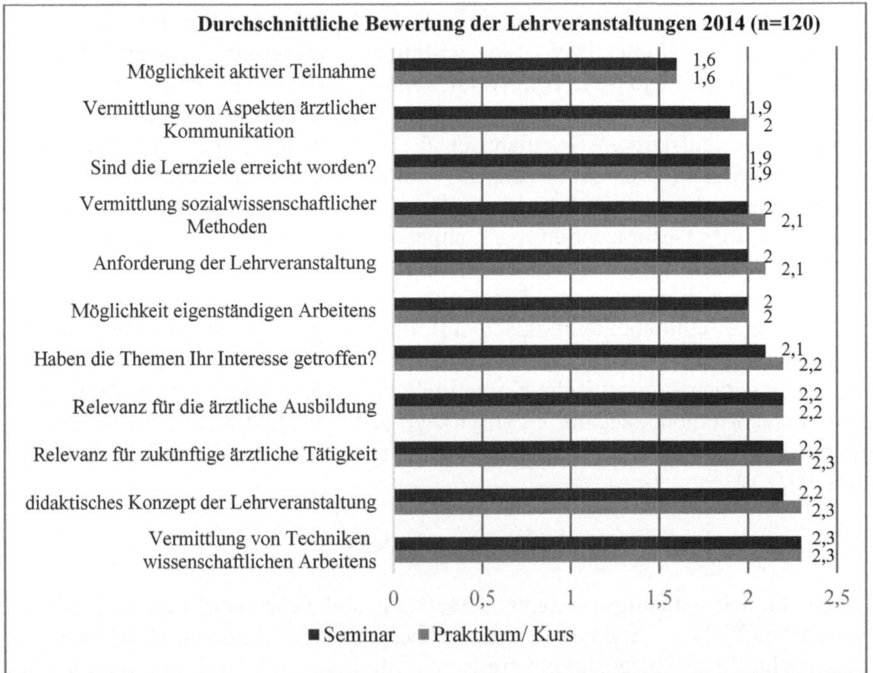

Abbildung 1: Durchschnittliche Bewertung Seminar und Praktikum/Kurs (ausgewählte Items, 4-stufige Likert-Skala „ 1=sehr gut/ hoch" bis „ 4=ungenügend/ sehr gering")

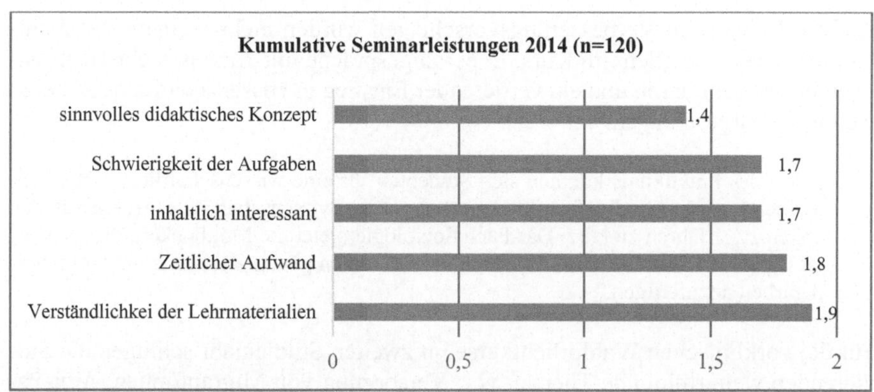

Abbildung 2: Durchschnittliche Bewertung „Kumulative Seminarleistungen" (ausgewählte Items, 4-stufige Likert-Skala „ 1=sehr gut/ hoch" bis „4=ungenügend/ sehr gering")

Die Auswertung der offenen Fragen ergab ein positives Bild mit mehrheitlich konstruktiven Kritikpunkten. Positive Rückmeldungen beziehen sich vor allem auf die Möglichkeit zur intensiveren und aktiven Beschäftigung mit den gewählten Themen, auf die von verschiedenen Dozent/innen angebotene Themenvielfalt sowie auf die neue Prüfungsform (kumulative Seminarleistung), die eigenständiges Arbeiten ermöglicht und die Klausurphase entlastet.

> „Am Anfang schien die neue Aufgabe schwierig, aber, wenn man sich mit dem Thema eine Weile beschäftigt, werden die Themen verständlich und sehr interessant. Je mehr man sich mit dem Thema beschäftigt, desto interessanter wird es."

> „Ich fand die Hausarbeiten gut, da man selber denken musste und das war eine schöne Abwechslung, weil wir ja sonst eher Fakten pauken müssen."

> „In der Praktikumsreihe war es schön, zu argumentieren, sich eine Meinung bilden zu können, diese auszutauschen."

Negative Rückmeldungen beziehen sich auf die Heterogenität der vorbereitenden Materialien und Texte in Umfang und Qualität, auf die fehlende Zeit, um die Themen vertiefender zu diskutieren, und auf einen nicht immer erkennbaren klinischen Bezug:

> „Der theoretische Aspekt der Arzt-Patient-Kommunikation ist mir zu schematisch, die Variabilität kam erst im praktischen Teil (Interviews und Vortrag) nachvollziehbar rüber."

Auf die Frage nach Verbesserungsvorschlägen wurden mehr thematische Wahlmöglichkeiten vor allem im Kurs, Expertengespräche mit Ärzten, mehr Diskussionen in den Seminaren und ein vertiefender Einstieg in wissenschaftliche Arbeitstechniken vorgeschlagen:

> „Statt des Praktikums könnten sich Studenten für eine wissenschaftliche Arbeit an-
> melden […]. Im Studienfach Medizin kommt das wissenschaftliche Arbeiten in den
> ersten zwei Jahren zu kurz. Das Fach Soziologie bietet die Möglichkeit, diese Lücke
> zu füllen. Im Sommersemester haben die Studenten genug Zeit, eine größere Semi-
> nararbeit anzufertigen."

Für die vorklinischen Wahlpflichtkurse im zweiten Studienjahr schlugen die Studierenden weiterführende Themen vor: Versorgung von Migrant/innen, Arzt-Patienten-Beziehung inklusive praktischer Kommunikationsübungen, Sterbebeglei-
tung und Verhalten in schwierigen Situationen, soziale Sicherung in Deutschland.
Die positive Evaluation dieses Verfahrens führte zu einer Neugestaltung der
Scheinanforderungen seit 2014/15 im Seminar, die nun kumulative Leistungen
statt einer Abschlussklausur definieren.

Die Neukonzeption der Lehre in der Medizinischen Soziologie am Standort
Magdeburg war theoriegeleitet, abgeleitet aus der aktuellen Lehr-Lernforschung
sowie aus den regelmäßigen Lehrevaluationen. Die didaktische Ausrichtung entlang der übergeordneten Lernziele *„Kommunikation"*, *„sozialwissenschaftliche
Methodenkompetenz"*, *„Techniken wissenschaftlichen Arbeitens"* wurde von den
Studierenden mehrheitlich positiv aufgenommen. Über die Möglichkeit zur aktiven, vertiefenden Beschäftigung mit eigengewählten Einzelthemen in Verbindung
mit kumulativen Seminarleistungen erkannten die Studierenden die Relevanz des
Faches für die ärztliche Tätigkeit an. Die Bedeutung sozialwissenschaftlicher Methoden und wissenschaftlicher Arbeitstechniken sowie des Themas Kommunikation als explizites und Querschnittsthema wurde vermittelt. Im Ergebnis konnte
ein vertieftes Lernen, das die Interessen der Studierenden berücksichtigt, angeregt
werden. Ein Anreiz zur Teilnahme bestand aus Studierendensicht außerdem darin,
ein Leistungsäquivalent zum schriftlichen Testat am Ende des Sommersemesters
zu erbringen.

Es bestätigen sich Eindrücke früherer Evaluationen, dass kein grundsätzliches Desinteresse an medizinischer Soziologie bei Studierenden im vorklinischen
Studienabschnitt besteht. Vielmehr gilt es, das Interesse der Studierenden zu we-
cken und das Profil des Faches durch neue Formate zu stärken. Studierende der
Humanmedizin sind auch in den vermeintlichen Nebenfächern engagiert, wenn sie
den Bezug zu ihrer Ausbildung und späteren ärztlichen Tätigkeit erkennen und
dazu befähigt werden, eigenständig Themen zu erarbeiten und ihren Lernprozess
aktiv zu gestalten. Medizinische Soziologie bietet den Rahmen, soziale Bezüge

von Gesundheit und Krankheit, aber auch von Medizin zu erkennen, eine professionelle Meta-Reflexionskompetenz zu entwickeln zwischen *Einzelfall- und Systembezug*, aber auch im Spannungsfeld zwischen Autonomie und ‚freiwilliger' Unterwerfung unter die medizinische Leistungs- und Verfügbarkeitskultur, fachliche Interessen zu verfolgen und sich in kommunikativ-diskursiven Lern- und Arbeitsformen zu erproben.

Die weiteren Maßnahmen zielen auf eine verbesserte Abstimmung mit fachlich angrenzenden Lehrveranstaltungen in der Verantwortung des ISMG. Seit 2015 findet das „Kolloquium qualitative Forschung zu Medizin, Gesundheit und Krankheit" für Studierende und Promovierende mit eigenen Forschungsprojekten angeleitet als Werkstattgespräch statt. Die vorklinischen Wahlfächer beinhalten seit 2016 einen Schwerpunkt in der kompetenzorientierten wissenschaftlichen Methodenausbildung. So sollen die Studierenden z. B. im Rahmen eines Planspiels ein Mixed-Methods-Studiendesign zu einer realen Projektausschreibung eines Fördermittelgebers entwickeln. Die Seminarreihe „Fit für Famulatur" und „Fit für PJ!" als fakultatives Angebot zur Vorbereitung der Praxisphasen im klinischen Studienabschnitt wird seit 2014 durchgeführt. Dabei fließen auch medizinsoziologische Ansätze in das die Fit-für-Seminarreihe rahmende „Magdeburger Curriculum zur Versorgungskompetenz" ein (Spura et al. 2016).

3. Kommunikations- und Wissenschaftskompetenz zur Förderung ärztlicher Professionalität

Fallbezug zeigt sich exemplarisch in der didaktischen Agenda der Magdeburger Medizinsoziologie, wenn Studierenden die Möglichkeit gegeben wird, durch forschendes Lernen Patienten/-innen in ihren alltagsweltlichen Bezügen wahrzunehmen, Krankheiten fernab eines biomedizinischen Modells als verlaufskurvenförmigen biographischen Prozess (Riemann et al. 1991) zu erfassen oder Patientenkarrieren (Gerhardt 1986) in Bezug zu sozialstrukturellen Determinanten gesundheitlicher Ungleichheit und Versorgung (Elkeles/Mielck 1997), (Steinhausen et al. 2008) zu verstehen. *Systembezug* wird im Fach didaktisch hergestellt, indem ärztliches Handeln bzw. die Studierenden als zukünftige Akteure des Gesundheitswesens angesprochen werden, indem auf die gesetzlichen Versorgungsaufträge, nämlich die Gesundheitsversorgung einer Bevölkerung sowie die Krankenbehandlung, Bezug genommen wird. Der *Systembezug* reicht jedoch weiter auf ein Verständnis von Medizin als sich stetig wandelnde „soziale Welt", an der Medizinstudierende bereits in den praktischen Ausbildungsphasen als „randständige Novizen/-innen" teilhaben (Strauss 1990). Er verweist auch auf ein systemtheoretisches Medizinverständnis als binär codiertes Wissens- und Handlungs- und demzufolge Kommunikationssystem (Luhmann 1990), welches professionell ausgerichtet ist am „gesellschaftlichen Zentralwert Gesundheit" (Oevermann 1996).

Es geht also um mehr als um die Ausbildung ärztlicher Kompetenz als subjektivierte Anforderung im ärztlichen Selektions- und Ausbildungsprozess (Truschkat 2010). Es geht um die Begleitung bildungsbiographischer (Kraul et al. 2002) Professionalisierung, um die Entwicklung ärztlicher Identität (Jarvis-Selinger et al. 2012) unter Berücksichtigung von Wissen und praktischer Erfahrung in sozialen Kontexten. Das kann gelingen, wenn auch sogenannte „kleine Fächer" wie die Medizinische Soziologie ihre methodologische Stärke als Alleinstellungsmerkmal im medizinischen Curriculum nutzen und die Studierenden die Einladung zum Selbst- und Fremdverstehen im aktiven Erproben sozialwissenschaftlicher Techniken in einem ansonsten durch passiv-rezeptives Lernen gekennzeichneten, zeitlich eng getakteten und stark strukturierten Studium annehmen. Damit wird den studentischen Bedürfnissen und den fachkulturellen Besonderheiten zwischen Lernzielvorgabe und Selbststeuerung als spezifische medizinsoziologische Lernkultur Rechnung getragen.

Literatur

Bach, Andreas/Besa, Kris-Stephen/Brodhäcker, Sarah et al. (2012): Kompetenzentwicklung in Schulpraktika. Erfassung allgemeindidaktischer Kompetenz zur Planung, Durchführung und Analyse von Unterricht. In: Hascher, Tina/Neuweg, Georg H. (2012): 105-122.

Bargel, Tino/Ramm, Michael/Multrus, Frank (2008): Studiensituation und studentische Orientierung. 10. Studierendensurvey an Universitäten und Fachhochschulen. Hg. v. Bundesministerium für Bildung und Forschung (BMBF). Online: http://www.bmbf.de. Stand 28.04.2016.

Bauer, Ullrich/Bittlingmayer, Uwe H./Richter, Matthias (Hrsg.) (2008): Health Inequalities. Determinanten und Mechanismen gesundheitlicher Ungleichheit. 1. Aufl. Wiesbaden: Vs Verlag für Sozialwissenschaft.

Behrens, Johann (2010): EbM ist die aktuelle Selbstreflexion der individualisierten Medizin als Handlungswissenschaft. In: Zeitschrift für Evidenz, Fortbildung und Qualität im Gesundheitswesen. 104/8-9. 617-624.

Bensing, Jozien (2000): Bridging the gap. In: Patient Education and Counseling. 39/1. 17-25.

Bleker, Johanna/Hess, Volker (Hrsg.) (2010): Die Charité. Geschichte(n) eines Krankenhauses. Berlin: Akademieverlag Berlin.

Bundesärztekammer (2002): Entschließungen zum Tagesordnungspunkt I: Gesundheits-, Sozial- und ärztliche Berufspolitik. Dokumentation 105. Deutscher Ärztetag. In: Deutsches Ärzteblatt. 99/23. Online: http://www.aerzteblatt.de/archiv/31879. Stand 28.04.2016.

Bundesministerium für Gesundheit (2002): Approbationsordnung für Ärzte. ÄApprO 2002. Online: http://www.gesetze-im-internet.de/bundesrecht/_appro_2002/gesamt.pdf. Stand 26.04.2016.

Combe, Arno/Helsper, Werner (Hrsg.) (1996): Pädagogische Professionalität. Untersuchungen zum Typus pädagogischen Handelns. Frankfurt am Main: Suhrkamp.

Eich-Krohm, Astrid (2015): Bedeutung der interprofessionellen Kommunikation im Pflegerisch-Medizinischen Miteinander. In: Gesundheitswesen. 77/ 08-09.

Elkeles, Thomas/Mielck, Andreas (1997): Entwicklung eines Modells zur Erklärung gesundheitlicher Ungleichheit. In: Gesundheitswesen. 59/3. 137-143.

Europäische Kommission (2007): Schlüsselkompetenzen für lebensbegleitendes Lernen. Ein europäischer Referenzrahmen. Online: http://www.kompetenzrahmen.de/files/europaeischekommission2007de.pdf. Stand 26.04.2016.

Fabry, Götz/Fischer, Martin R. (2014): Das Medizinstudium in Deutschland – Work in Progress. GMS Zeitschrift für Medizinische Ausbildung. 31/3.

Felden, Heide v./Schiener, Jürgen (Hrsg.) (2010): Transitionen - Übergänge vom Studium in den Beruf. Zur Verbindung von qualitativer und quantitativer Forschung. 1. Aufl. Wiesbaden: VS-Verlag.

Frank, Jason R. (2005): The CanMEDS 2005 physician competency framework. Better standards - better physicians - better care. 3rd printing. Ottawa: Royal college of Physicians and Surgeons of Canada.

Frenk, Julio/Chen, Lincoln/Bhutta, Zulfiqar A. et al. (2010): Health professionals for a new century. Transforming education to strengthen health systems in an interdependent world. In: The Lancet. 376/9756. 1923-1958,

Gedrose, Benjamin/Wonneberger, Carsten/Jünger, Jana et al. (2012): Haben Frauen am Ende des Medizinstudiums andere Vorstellungen über Berufstätigkeit und Arbeitszeit als ihre männlichen Kollegen? Ergebnisse einer multizentrischen postalischen Befragung. In: Deutsche medizinische Wochenschrift 1946. 137/23. 1242-1247.

Gerhardt, Uta (1986): Patientenkarrieren. Eine medizinsoziologische Studie. 1. Aufl. Frankfurt am Main: Suhrkamp.

Goffman, Erving/Knoblauch, Hubert A./Kotthoff, Helga (Hrsg.) (2001): Interaktion und Geschlecht. 2. Aufl. Frankfurt am Main: Campus-Verlag.

Green, Judith/Britten, Nicky (1998): Qualitative research and evidence based medicine. In: BMJ. 316/7139. 1230-1232.

Grunert, Cathleen (Hrsg.) (2012): Bildung und Kompetenz. Theoretische und empirische Perspektiven auf außerschulische Handlungsfelder. Wiesbaden: Springer VS.

Harendza, Sigrid/Fischer, Martin. R./Fabry, Götz (2016): Quo vadis?. Medizinstudium 2020 zwischen Politik und Wissenschaft. In: GMS Journal for Medical Education. 33/1. 2366-5017.

Hascher, Tina/Neuweg, Georg H. (Hrsg.) (2012): Forschung zur (Wirksamkeit der) Lehrer/innen/bildung. Wien: Lit-Verl.

Hasenfeld, Yeheskel (Hrsg.) (2010): Human services as complex organizations. Los Angeles Calif.: SAGE.

Hauswaldt, Johannes (2010): Was ist Evidenzbasierte Medizin auch noch? In: Zeitschrift für Evidenz, Fortbildung und Qualität im Gesundheitswesen. 104/8-9. 625629.

Hoffrage, Ulrich/Kurzenhäuser, Stephanie/Gigerenzer, Gerd (2000): Wie kann man die Bedeutung medizinischer Testbefunde besser verstehen und kommunizieren? Online: http://library.mpib-berlin.mpg.de/ft/uh/UH_Wie_2000.pdf. Stand 12.02.2016.

Hunter, Kathryn (1996): Don't think zebras: Uncertainty, interpretation, and the place of paradox in clinical education. In: Theoretical Medicine. 17/3. 225-241.

Inowlocki, Lena/Riemann, Gerhard/Schütze, Fritz (2010): Das forschende Lernen in der Biographieforschung - europäische Erfahrungen. Einführung in den Themenschwerpunkt. In: Zeitschrift für Qualitative Forschung. 11/2. 183-195.

Jarvis-Selinger, Sandra/Pratt, Daniel D./Regehr, Glenn (2012): Competency is not enough. Integrating identity formation into the medical education discourse. In: Academic medicine: journal of the Association of American Medical Colleges. 87/9. 1185-1190.

Jones, Roger (1995): Why do qualitative research? It should begin to close the gap between the sciences of discovery and implementation. In: British Medical Journal 311. Online: http://www.bmj.com/content/311/6996/2.full.print?. Stand 11.07.2015.

Kalitzkus, Vera/Wilm, Stefan/Matthiessen, Peter F. (2009): Narrative Medizin. Was ist es, was bringt es, wie setzt man es um? In: Zeitschrift für Allgemeinmedizin. 85/2. 16-22.

Kallmeyer, Werner/Schütze, Fritz (1976): Konversationsanalyse. In: Wunderlich, Dieter (1976): 1-28.

Kiessling, Claudia/Dieterich, Anja/Fabry, Götz et al. (2008): Basler Consensus Statement "Kommunikative und soziale Kompetenzen im Medizinstudium": Ein Positionspapier des GMA-Ausschusses Kommunikative und soziale Kompetenzen. In: GMS Journal for Medical Education. 25/2. Online: http://www.egms.de/static/pdf/journals/zma/2008-25/zma000567.pdf. Stand 26.04.2016.

Klatetzki, Thomas (Hrsg.) (2010): Soziale personenbezogene Dienstleistungsorganisationen. Soziologische Perspektiven. 1. Aufl. Wiesbaden: VS Verlag für Sozialwissenschaften.

Kolbert-Ramm, Christa/Ramm, Michael (2011): Zur Studiensituation im Fach Humanmedizin. Ergebnisse des 11. Studierendensurveys. Konstanz: Universität Konstanz. Online: http://www.mft-online.de/files/medizinberichtgesamt.pdf. Stand 11.02.2016.

Koppelin, Frauke/Babitsch, Birgit (2015): Die Medizinische Soziologie und Public Health. In: Public Health Forum. 23/1.

Kraul, Margret/Marotzki, Winfried/Schweppe, Cornelia (Hrsg.) (2002): Biographie und Profession. Bad Heilbrunn/Obb.: Verlag Julius Klinkhardt.

Kurtz, Thomas (Hrsg.) (2010): Soziologie der Kompetenz. Wiesbaden: Vs Verlag für Sozialwissenschaften.

Lohr, Karin (2003): Subjektivierung von Arbeit. Ausgangspunkt einer Neuorientierung der Industrie- und Arbeitssoziologie. In: Berliner Journal für Soziologie. 3. 511-529.

Luhmann, Niklas (1990): Der medizinische Code. In: Luhmann, Niklas (1990): 183-195.

Luhmann, Niklas (Hrsg) (1990): Soziologische Aufklärung 5. Wiesbaden: VS Verlag für Sozialwissenschaften.

Luhmann, Niklas (2010): Soziale Systeme. Grundriß einer allgemeinen Theorie. 1. Aufl., [Nachdr.]. Frankfurt am Main: Suhrkamp.

Lützenkirchen, Anne (2004): Stärkung oder Schwächung ärztlicher Autonomie?: Die medizinische Profession und das Beispiel der evidenzbasierten Medizin aus soziologischer Sicht. In: Zeitschrift für ärztliche Fortbildung und Qualität im Gesundheitswesen - German Journal for Quality in Health Care. 98. 423-427.

Maines, David R. (Hrsg.) (1991): Social organization and social process. Essays in honor of Anselm Strauss. New York: de Gruyter.

Malterud, Kirsti (2001): The art and science of clinical knowledge. Evidence beyond measures and numbers. In: The Lancet 358. 9279. 397-400.

Mead, George H. (1993): Geist, Identität und Gesellschaft. Aus der Sicht des Sozialbehaviorismus. 9. Aufl. Frankfurt am Main: Suhrkamp.

MFT Medizinischer Fakultätentag der Bundesrepublik Deutschland e. V. (Hrsg.): Nationaler Kompetenzbasierter Lernzielkatalog Medizin (NKLM). Ein Kooperationsprojekt vom MFT Medizinischer Fakultätentag der Bundesrepublik Deutschland e. V. und der GMA Gesellschaft für Medizinische Ausbildung e.V. Verabschiedet auf der Mitgliederversammlung des 76. Ordentlichen Medizinischen Fakultätentages am 04.06.2015 in Kiel.

Moosbrugger, Jeanette (2012): Subjektivierung von Arbeit: Freiwillige Selbstausbeutung. Ein Erklärungsmodell für die Verausgabungsbereitschaft von Hochqualifizierten. 2., erweiterte Auflage. Wiesbaden: VS Verlag für Sozialwissenschaften.

Multrus, Frank (2004): Fachkulturen. Begriffsbestimmung, Herleitung und Analysen. Eine empirische Untersuchung über Studierende deutscher Hochschulen. Konstanz: Universität Konstanz.

Nittel, Dieter/Seltrecht, Astrid (Hrsg.) (2013): Krankheit. Lernen im Ausnahmezustand?. Berlin/Heidelberg: Springer.

Oehler, Christoph/Solle, Christian (1995): Die Lehrgestalt der Soziologie in anderen Studiengängen. In: Sozialwissenschaften und Berufspraxis. 18/3. Online: http://www.ssoar.info/ssoar/bitstream/handle/document/3600/ssoar-sub-1995-3-oehler_et_al-die_lehrgestalt_der_soziologie_in.pdf?sequence=1. Stand 26.04.2016. 228-241.

Oevermann, Ulrich (1996): Theoretische Skizze einer revidierten Theorie professionalisierten Handelns. In: Combe, Arno/Helsper, Werner (1996): 70-182.

Piedmont, Silke/Robra, Bernt-Peter (2015): Theory and practice in medical education. Expectations and development of skills experienced by students of human medicine compared with students in other disciplines. In: GMS Zeitschrift für Medizinische Ausbildung. 32/1.

Pope, Catherine (2000): Qualitative research in health care. Analysing qualitative data. In: BMJ 320. 7227. 114-116.

Reichertz, Jo (2010): Kommunikationsmacht. Was ist Kommunikation und was vermag sie? Und weshalb vermag sie das?. Wiesbaden: VS Verlag für Sozialwissenschaften.

Reimann, Swantje (2013): Die medizinische Sozialisation. Rekonstruktion zur Entwicklung eines ärztlichen Habitus. Univ./Diss. Zugl.: Witten-Herdecke. 2012. 1./neue Ausg. Wiesbaden: Springer Fachmedien Wiesbaden.

Riemann, Gerhard/Schütze, Fritz (1991): "Trajectory" as a basic theoretical concept for analyzing suffering and disorderly social processes. In: Maines, David R. (1991): 333-357.

Sachverständigenrat zur Begutachtung der Entwicklung im Gesundheitswesen (Hrsg.) (2008): Kooperation und Verantwortung. Voraussetzungen einer zielorientierten Gesundheitsversorgung. 1. Aufl. Baden-Baden: Nomos-Verlag-Ges.

Schaeper, Hildegard/Briedis, Kolja (2004): Kompetenzen von Hochschulabsolventinnen und Hochschulabsolventen, berufliche Anforderungen und Folgerungen für die Hochschulreform. Hochschul-Informations-System, HIS. (Projektbericht). Online: https://www.bmbf.de/pub/his_projektbericht_08_04.pdf. Stand 26.04.2016.

Schaperunter, Niklas (2012): Fachgutachten zur Kompetenzorientierung in Studium und Lehre. HRK-Fachgutachten. Unter Mitarbeit von Reis, Oliver/Wildt, Johannes/Horvath, Eva/Bender, Elena. Online: http://www.hrk-nexus.de/fileadmin/redaktion/hrk-nexus/07-Downloads/07-02-Publikationen/fachgutachten_kompetenzorientierung_schaper.pdf. Stand 20.01.2016.

Schütze, Fritz (2000): Schwierigkeiten bei der Arbeit und Paradoxien des professionellen Handelns. Ein grundlagentheoretischer Aufriß. In: Zeitschrift für qualitative Bildungs-, Beratungs- und Sozialforschung. 2000/1. Online: http://nbn-resolving.de/urn:nbn:de:0168-ssoar-280748. Stand 26.04.2016. 49-96.

Siegrist, Johannes/Knesebeck, Olaf von dem/Pfaff, Holger (2005): Die Bedeutung des Faches "Medizinische Soziologie" für Lehre und Forschung an Medizinischen Fakultäten in Deutschland. In: Gesundheitswesen. 67/4. 312-314.

Siegrist, Johannes (2008): Soziale Anerkennung und gesundheitliche Ungleichheit. In: Bauer, Ullrich/Bittlingmayer, Uwe H./Richter, Matthias (2008): 220-235.

Siegrist, Johannes (2012): Die ärztliche Rolle im Wandel. In: Bundesgesundheitsblatt, Gesundheitsforschung, Gesundheitsschutz. 55/9. 1100-1105.

Sox, Harold C. (2002): Medical Professionalism in the New Millennium. A Physician Charter. Project of the ABIM Foundation, ACP–ASIM Foundation, and European Federation of Internal Medicine. In: Annals of internal medicine. 136/3. 243-246.

Späte, Katrin (Hrsg.) (2011): Kompetenzorientiert Soziologie lehren. Dimensionen, Methoden, Perspektiven. Opladen: Budrich.

Spura, Anke/Werwick, Katrin/Robra, Bernt-Peter et al. (2016): Preparation courses for medical clerkships and the final clinical internship in medical education – The Magdeburg Curriculum for Healthcare Competence. In: GMS Journal for Medical Education. (im Erscheinen).

Steinhausen, Simone/Kowalski, Christoph/Janßen, Christian et al. (2008): Wechselwirkungen zwischen sozialer und gesundheitlicher Ungleichheit und Gesundheitsversorgung. In: Public Health Forum. 16/2.

Strauss, Anselm L. (Hrsg.) (1990): Creating Sociological Awareness. Collective Images and Symbolic Representations. Brunswick/London: Transaction Publishers.

Truschkat, Inga (2010): Kompetenz. Eine neue Rationalität sozialer Differenzierung? In: Kurtz, Thomas (2010): 69-84.

Paetz, Nadja-Verena (2011): Kompetenz in der Hochschuldidaktik. Ergebnisse einer Delphi-Studie über die Zukunft der Hochschullehre. 1. Aufl. Wiesbaden: VS Verlag für Sozialwissenschaften.

Lee, Nadine van der/Fokkema, Joanne/Westerman, Michiel et al. (2013): The CanMEDS framework: relevant but not quite the whole story. In: Medical Teacher. 35/11. 949-955.

Vogd, Werner (2006): Verändern sich das Handeln und Entscheiden der Krankenhausärzte mit den neuen organisatorischen und ökonomischen Rahmenbedingungen? Ergebnisse einer rekonstruktiven Längsschnittstudie. Beitrag für den Themenschwerpunkt „Medizinische Professionalität unter veränderten Rahmenbedingungen". In: Sozialer Sinn 2006. 7/2. 197-131.

Vogd, Werner (2013): Arzt-Patient-Interaktion aus medizinsoziologischer Perspektive. Krankheit: Lernen im Ausnahmezustand? Brustkrebs und Herzinfarkt aus interdisziplinärer Perspektive. In: Nittel, Dieter/Seltrecht, Astrid (2013): 455-467.

Wegwarth, Odette; Gigerenzer, Gerd (2011): Risiken und Unsicherheiten richtig verstehen lernen. In: Deutsches Ärzteblatt. 108/9. 448-451. Online: http://pubman.mpdl.mpg.de /pubman/item/escidoc:2098979/compo-nent/escidoc:2098978/OW_Risiken_2011.pdf. Stand 26.04.2016.

Weinert, Franz E.: Vergleichende Leistungsbemessung in Schulen - eine umstrittene Selbstverständlichkeit. In: Weinert, Franz E. (Hrsg): Leistungsbemessung in Schulen. 17-31. Online: https://homepage.univie.ac.at/henning.schluss/seminare/053-SE-Diploma ndinnenseminar/Texte/weinert-2002-vergl-leistungsmessung.pdf. Stand 26.04.2016.

Werwick, Katrin/Winkler-Stuck, Kristin/Hampe, Wolfgang et al. (2015): Introduction of the HAM-Nat examination – applicants and students admitted to the Medical Faculty in 2012-2014. In: GMS Journal for Medical Education. 32/5.

Wissenschaftsrat (2014): Empfehlungen zur Weiterentwicklung des Medizinstudiums in Deutschland auf Grundlage einer Bestandsaufnahme der humanmedizinischen Modellstudiengänge. Online: http://www.wissenschaftsrat.de/download/archiv/4017-14.pdf. Stand 10.01.2017.

Wunderlich, Dieter (Hrsg.) (1976): Studium Linguistik. Bd. 1.

Nichtlernen. Eine kritisch-konstruktive Betrachtung zum methodischen Vorgehen der grundlagentheoretischen Erforschung von Lernmodi

Astrid Seltrecht

Keywords: Lernen, Nichtlernen, Lernmodi, Erfahrung, Brustkrebs

Abstract

Lernen im erziehungswissenschaftlichen Verständnis unterstellt der Veränderung von Denk- und Verhaltensweisen einen subjektiven Sinn. Dieser aber erschwert die grundlagentheoretische Erforschung hinsichtlich dessen, was Lernen über die Lebensspanne ausmacht, da er sich nur schwer erfassen lässt: Wir sind im Prozess des Lernens immer mehr auf das, *was* wir lernen, konzentriert, nicht aber darauf, *wie* wir lernen. Unter forschungsmethodischem Rückgriff auf die Lebensgeschichten von Frauen und Männern, die an Brustkrebs erkrankt waren oder einen Herzinfarkt erlitten hatten, wurde versucht, in Anlehnung an alltagsweltliche Beobachtungen ein Differenzschema des Lernens zu konstruieren und dieses wiederum als Instrumentarium für die Analyse von Lernprozessen einzusetzen. Die Reanalyse der Projektergebnisse aber zeigt, dass z.B. für Lernmodi zunächst auf Basis einer Literaturstudie ein heuristischer Rahmen für die Analyse entwickelt werden muss.

Im folgenden Beitrag wird ein solcher heuristischer Rahmen für die Analyse von Phänomenen des Nichtlernens aufgezeigt. Hierfür wird nach Spuren eines noch nicht definierten Nichtlernens in relevanten Lebensbereichen geschaut: in der deutschen Sprache, in den Büchern des alten und neuen Testaments und hinsichtlich des Umgangs von Patienten mit ärztlichen Empfehlungen aus medizinischer Perspektive. Besonders der Streifzug durch die ersten beiden genannten Bereiche zeigt auf, dass – anders als in der Pädagogik – auch unbefangen und nicht nur normativ und damit oftmals negativ konnotiert, sondern geradezu differenziert mit Formen des Nichtlernens umgegangen wird. Die hierdurch entstandene Heuristik wird anschließend als deduktives Kategorienschema in der Analyse von Datenmaterial verwendet, das expliziten Bezug zum Thema Krankheit aufweist. Der Beitrag schließt ab mit methodischen Hinweisen, wie die Überwindung alltagsweltlicher Begriffe, die bislang in der Analyse von Datenmaterial verwendet werden, gelingen kann.

1. Grundlagentheoretische Erforschung von Lernprozessen über die Lebensspanne

Mithilfe der Lebensgeschichten von Frauen und Männern, die zuvor an Brustkrebs erkrankt waren oder einen Herzinfarkt erlitten hatten, wurde im Projekt „Lebenslanges Lernen im Kontext lebensbedrohlicher Erkrankungen" (Durchführung: Dieter Nittel und Astrid Seltrecht) versucht, Lernprozesse über die Lebensspanne grundlagentheoretisch zu ergründen, da bislang unter erziehungswissenschaftlicher Perspektive noch immer die Frage offen ist, *wie* sich die Aneignung von Wissen, die Veränderung des Verhaltens oder eine Identitätsentwicklung vollzieht.

Das pädagogische Verständnis vom Lernen geht – anders als das (neuro-)psychologische – davon aus, dass der Veränderung von Denk- und Verhaltensweisen ein *subjektiver Sinn* zugrunde liegt. Diese Prozesse einer Sinnkonstruktion sind jedoch erziehungswissenschaftlich „nicht durchschaut", da es sich um „innere Prozesse" handelt, die von außen nicht beobachtbar sind (Meyer-Drawe 2008: 32). Das pädagogische Verständnis vom Lernen steht damit beispielsweise dem Verständnis vom Lernen in der Lernpsychologie und der Neuropsychologie entgegen: Die Lernpsychologie fokussiert auf behavioristische Ansätze, wie das Reiz-Reaktions-Lernen und das instrumentelle Lernen (vgl. Edelmann 2012; LeFrancois 2006; Mielke 2001). Der hohe Stellenwert der Neurowissenschaften im Diskurs um das Lernen mag in den mittlerweile sehr präzisen technischen Möglichkeiten der bildgebenden Verfahren liegen, die es scheinbar ermöglichen, dem Menschen „beim Denken und Lernen zusehen zu können" (Göhlich/Zirfas 2007: 11). Basierend auf diesen neurowissenschaftlichen Befunden werden dann Handlungsempfehlungen für die pädagogische Praxis formuliert (vgl. Spitzer 2011). Göhlich und Zirfas (2007) problematisieren aus pädagogischer Sicht, dass sowohl die Neurowissenschaften als auch die Lernpsychologie „das menschliche Lernen zu erklären, nicht jedoch zu verstehen" (Göhlich/Zirfas 2007: 13) suchen. Lernen als genuin pädagogischer Grundbegriff, der sich nicht auf das „Was", sondern auf das „Warum" und das „Wie" des Lernens bezieht, ist hingegen immer an die Konstruktion von Sinn gebunden und deshalb mit bildgebenden Verfahren nicht zu erfassen. Auch mit den modernesten Mitteln der Neurobiologie und der Medizin lassen sich die „Gründe dafür, dass jemand etwas als etwas lernt", nicht abbilden, denn „Bedeutungen sind keine empirische Größen" (ebd.: 31). Die erziehungswissenschaftliche Herausforderung, Lernen im Prozess der Sinnkonstruktion zu erfassen, hängt weiterhin „mit dem grundsätzlichen Problem zusammen, dass ich beim Lernen auf das Was und nicht auf das Wie gerichtet bin. Wir wollen bspw. eine Sprache erlernen und sind auf deren Grammatik und Vokabeln fokussiert, nicht aber auf die eigentlichen Lernprozesse, wann welche Vokabel wie und wodurch verinnerlicht wird. Zwar gibt es zahlreiche, auch bewährte Definitionen zum Lernen, aber was genau beim Lernen geschieht bzw. wie es sich tatsächlich vollzieht, ist nach wie vor ungeklärt." (Meyer-Drawe 2008: 33)

Buck (1989) und Meyer-Drawe (2008) gehen davon aus, dass das menschliche Lernen in der pädagogischen Perspektive nicht nur auf Erfahrung basiert, sondern Erfahrung *ist* (vgl. auch Göhlich/Zirfas 2007; Meyer-Drawe 1982). „Die einzelnen Erfahrungen sind das erste, mit dem unser Wissen anfängt (...). Erfahrung meint zugleich einen Prozeß, in dem uns immer Neues zuwächst auf Grund schon gemachter Erfahrung." (Buck 1989: 3). Menschliches Lernen wird als Prozess verstanden, bei dem durch den Zugewinn von Wissen und Können bisher Gelerntes zu einem bestimmten Grad verlernt werden muss (vgl. Seltrecht 2015). Buck konstatiert darüber hinaus eine innere Rückbezüglichkeit der Erfahrung, d.h. „an jeder Erfahrung machen wir nämlich eine Erfahrung über diese Erfahrung" (Buck 1989: 3) und hierin liege die eigentlich belehrende Kraft der Erfahrung. Vor diesem Hintergrund kann Lernen in der pädagogischen Perspektive als erfahrungsbezogen, dialogisch, sinnvoll und ganzheitlich beschrieben werden (Göhlich/Zirfas 2007: 180). *Erfahrungsbezogen* bedeutet, dass Lernen immer an Erfahrungen anschließt, durch den Lernprozess bestehende Erfahrungen modifiziert werden und der Lernende am Ende eines Lernprozesses auf eine andere Erfahrungsbasis zurückgreifen kann (vgl. ebd.). Mit *dialogisch* ist gemeint, dass Lernen kein losgelöster individueller Prozess ist, sondern es ist *„Lernen von etwas durch jemand Bestimmten bzw. durch etwas Bestimmtes"* (Meyer-Drawe 2008: 18; Hervorhebung im Original). Lernen im pädagogischen Sinn ist *sinnvoll*, „da sich im Lernen selbst ein dieses weiter vorantreibender oder hemmender, ablenkender oder fokussierender, letztlich kontingenter und so Horizonte des Möglichen öffnender – wie schließender – Geschehenssinn bildet" (Göhlich/Zirfas 2007: 180). Unter *ganzheitlich* ist zu verstehen, dass Lernen, da es ein sinnvoller Prozess ist, nicht nur auf das im Lernen Fokussierte begrenzt ist, sondern Transformationsmöglichkeiten darüber hinaus angestoßen werden (vgl. ebd.).

Für die erziehungswissenschaftliche Erforschung des subjektiv konstruierten Sinns, was, warum und wie gelernt wird, werden u.a. einzelne Erfahrungen sowie die über die Lebensspanne hinweg gemachten Erfahrungsaufschichtungen zugänglich gemacht, indem – in Anlehnung an alltagssprachlich bekannte Kommunikationsmuster – bereits vorliegende Erzählungen genutzt bzw. Erzählungen eigens für Forschungsprojekte mithilfe des narrativen Interviews generiert werden. Im o.g. Projekt wurde zudem auf Lebensgeschichten von erkrankten Personen zurückgegriffen, da unterstellt wurde, dass in der Situation einer lebensbedrohlichen Erkrankung die Selbstbeobachtung und spätere Reflexion der abgelaufenen Erfahrungsaufschichtung dezidierter als sonst üblich wiedergegeben werden kann. Der Rückgriff auf eine Ausnahmesituation im Lebensablauf wurde zudem noch gesteigert, indem auch Lebensgeschichten von Männern, die an Brustkrebs erkrankt waren, in das Datenkorpus aufgenommen wurden. Vermutet wurde, dass sich Männer, die an Brustkrebs erkrankt waren, in einer „Ausnahmesituation in der Ausnahmesituation" befinden. Mit dem Erhalt der Diagnose Brustkrebs müssen sie zum einen – alltagsweltlich betrachtet – von einer lebensbedrohlichen Situation ausgehen, zum anderen haben sie sich mit einer Krankheit auseinanderzusetzen, von der alltagsweltlich zumeist angenommen wird, dass sie nur Frauen betrifft – kaum ist bekannt, dass auch Männer an Brustkrebs erkranken können. (In Deutschland wird bei ca. 250 bis 400 Männer pro Jahr Brustkrebs diagnostiziert.)

## 2.	Kritisch-konstruktive Reanalyse der Projektergebnisse

Forschungsleitend war im Projekt „Lebenslanges Lernen im Kontext lebensbedrohlicher Erkrankungen" die Idee einer Differenzierung von Lernprozessen nach Lerndimensionen, Lernkontexten und Lernmodi (vgl. den weiteren Beitrag der Autorin in diesem Band). Hintergrund waren auch die beiden empirisch fundierten Kodes *Nicht-lernen-Können* (passives Nichtlernen) und *Nicht-lernen-Wollen* (aktives Nichtlernen) aus dem vorangegangenen Projekt „Lehrmeister Krankheit?" (Seltrecht 2006):

> „Passives Nichtlernen, ein durch Bedingungen begründetes Nichtlernen, tritt besonders in Erleidenshöhepunkten während der Krankheit auf. Wenn diese Höhepunkte auch nur aus der subjektiven Perspektive der Frauen bestimmbar sind und zu unterschiedlichen Zeitpunkten im medizinischen Behandlungsablauf auftreten, so ist ihnen dennoch gemeinsam, dass die Frauen in dieser Zeit aufgrund der zusammengebrochenen Selbstorientierung und Alltagsorganisation nur noch reagieren können; in derartigen Situationen stehen ihnen keinerlei Reserven für Lernprozesse zur Verfügung. (…) Aber auch Phänomene des aktiven Nichtlernens, ein durch Einsatz von Handlungsmustern begründetes Nichtlernen, finden sich bei Frauen in der Zeit der medizinischen Behandlung wieder. So werden beispielsweise Ratschläge und Handlungsvorschläge abgelehnt, um biographische Kontinuität zu wahren. Mit dieser Fokussierung auf die biographische Beständigkeit des Lebensablaufs werden – aus der Beobachterperspektive – Chancen des Hinterfragens des bisherigen Lebensablaufs nicht wahrgenommen." (Seltrecht 2006: 201f.)

Im Anschlussprojekt wurde daher die Idee laut, verschiedene Lernmodi voneinander zu differenzieren. In Anlehnung an alltagsweltliche Beobachtungen wurde daher mit den Lernmodi Neulernen, Umlernen, Verlernen und Nichtlernen laboriert. Eine eingehende Reanalyse der Projektergebnisse zeigt, dass die Konstruktion des Differenzschemas unter Rückgriff auf alltagsweltliche Beobachtungen erfolgte. Zudem zeigt die Reanalyse, dass die Nutzung des annahmebasierten Differenzschemas als Analyseinstrumentarium bereits zu Beginn des Projektes erfolgte. Nachzeichnen lässt sich dies bereits am ersten Beitrag aus dem Projektkontext.

Hier werden „an Hand eines Fallbeispiels zentrale Analyseinstrumente des Projektes vorgestellt, um anschließend fallbezogene und fallübergreifende Allgemeinheiten zu sammeln." (Nittel 2010: 95) So bestätigt die Auswertung einer ersten Lebensgeschichte, dass „das Lernen im Kontext der Lebensgeschichte als eine Relationierung von Lernen – Verlernen – Umlernen – Neulernen und Nichtlernen und eine Kontextualisierung informeller, nonformaler und formaler Aspekte begriffen werden" muss (Nittel 2010: 99). Es wurde also explizit deduktiv im Rahmen der Analyse vorgegangen – Phänomene, die auf die vorher festgelegten Kategorien hindeuten, wurden als Beleg für die Belastbarkeit des zuvor konstruierten Differenzschemas genommen. Am Ende des ersten Beitrags werden deshalb die vier Lernmodi in die fachöffentliche Diskussion eingeführt: „Unter dem Gesichtspunkt der Lernmodi subsumieren wir das Umlernen, Neulernen, Verlernen und Nichtlernen" (Nittel 2010: 103).

Die alltagsweltlich bekannte Differenzierung in Neulernen, Umlernen, Verlernen und Nichtlernen wurde im Projekt mit dem Ziel aufgegriffen, „sie einer wissenschaftlichen Reinterpretation" zu unterziehen (Nittel 2011: 84). Nachdem in den ersten Projektpublikationen die Notwendigkeit der Einführung eines „Differenzschemas des Lernens" begründet wurde, wird in den folgenden Projektpublikationen i.d.R. auf die Differenzierung der Lernmodi in Neulernen, Verlernen, Umlernen und Nichtlernen hingewiesen. „Was die Art und Weise des Lernens, also die Aneignungsmodi angeht, halten wir die Differenzierung in Neulernen, Umlernen, Nichtlernen und Verlernen für angebracht." (Nittel 2013b: 111)

Die Chronologie der Einführung der Begriffe Neulernen, Umlernen, Verlernen, Nichtlernen im Projektkontext zeigt, dass die Arbeit an grundlagentheoretischen und methodischen Fragestellungen von uns oftmals nicht klar voneinander getrennt erfolgte: Zum einen sollten Lernprozesse über die Lebensspanne *grundlagentheoretisch* erfasst werden, um u.a. das bildungspolitisch geforderte und in den verschiedenen pädagogischen Berufsgruppen prozessierte lebenslange Lernen erziehungswissenschaftlich zu ergründen. Zum anderen wurde die Entwicklung von *methodisch* relevanten Analyseinstrumenten für eine dezidiert erziehungswissenschaftliche Analyse biografischen Materials angestrebt. Im Projekt wurden der Alltagswelt entlehnte Begriffe für die Analyse zu nutzen versucht, ohne jedoch eine erziehungswissenschaftlich bzw. empirisch fundierte Reinterpretation bereits vorgenommen zu haben. Weder eine innere Differenzierung der einzelnen Kategorien noch eine äußere Abgrenzung der Lernmodi voneinander wurde im Projektkontext vorgenommen. Im Nachgang des Projekts wurde für alltagsweltlich bekannte Phänomene des Verlernens ein erster heuristischer Rahmen für die methodisch kontrollierte Analyse von Datenmaterial vorgelegt (Seltrecht 2015). Im vorliegenden Beitrag wird in ähnlicher Weise eine erste Heuristik für die Analyse von Phänomenen eines Nichtlernens entwickelt. Hierfür wird im folgenden Abschnitt nach Spuren eines – wie auch immer gearteten – Nichtlernens in der deutschen Sprache, in der Bibel und in der Umsetzung ärztlicher Empfehlungen durch Patienten aus medizinischer Perspektive geschaut.

3. Nichtlernen – Spurensuche in der deutschen Sprache, in der Bibel und in der Umsetzung ärztlicher Empfehlungen durch Patienten

3.1 Negationen in der deutschen Sprache

Bereits an der Schwelle vom Säugling zum Kleinkind ist ein Mensch in der Lage, eine Verneinung sprachlich auszudrücken. In den folgenden Entwicklungsstufen kommen dann laufend weitere Formen, mit denen sich eine Verneinung ausdrücken lässt, hinzu. Das in diesem Abschnitt interessierende Negationswort *nicht* ist in der deutschen Sprache vielfach untersucht worden (Brütsch/Nussbaumer/Sitta 1990). Wir kennen neben dem Wort *nicht*[1] auch *nichts, nie, niemals, niemand, nirgends, nirgendwo, nirgendwohin, nirgendwoher, kein* (0 /, -e, -er, -es), *keinesfalls, keineswegs, nein, weder-noch* als Negationswörter. Die jeweilige Position im Satz führt dazu, dass die Negationswörter im Deutschen unterschiedlichen Wortklassen zugeordnet werden:

(1) … lernt.	(keiner, niemand)
(2) Er lernt…	(nie, niemals, nirgends, nirgendwo, nicht, keinesfalls, keineswegs)
(3) Er lernt … Sprache.	(keine)
(4) Lernt er? …, er lernt nicht.	(nein, keineswegs, keinesfalls)
(5) … ein Schüler hat gelernt.	(nicht)
(6) Er lernt … in der Schule … zu Hause.	(weder-noch)

Im ersten Beispielsatz sind die Negationswörter substantivische Pronomina; sie können auch durch „der Schüler" oder „er" ersetzt werden. Im zweiten Beispiel

---

1   „Das heute als Adverb verwendete Wort (*mhd.* niht, *ahd.* niwiht) ist aus dem *ahd.* ‚ni [eo] wiht' ‚nicht [irgend]etwas entstanden. (…) In *ahd.* und auch in *mhd.* Zeit wurde ‚nicht' als Indefinitpronomen und als Substantiv verwendet. Dieser Wortgebrauch war noch bis ins 16. Jh. hinein üblich, beachte dazu die bewahrten Kasusformen in ‚mitnichten', ‚zunichte machen' usw. Seit dem 14. Jh. setzte sich als Substantivpronomen für *mhd.* niht allmählich *mhd.* niht[e]s durch" (Duden, Bd. 7: Das Herkunftswörterbuch 1997, S. 487) „Das Indefinitpronomen (*mhd.* niht[e]s) ist eigentlich der Genitiv Singular von (…) *nicht* (…). Es entstand aus der im *Mhd.* üblichen Verstärkung ‚nihtes niht' „nichts von nichts" unter Weglassung des zweiten ‚niht' – Die Substantivierung das Nichts ist seit dem 16. Jh. bezeugt." (Duden, Bd. 7: Das Herkunftswörterbuch 1997, S. 487)

handelt es sich um Adverbien; die aufgeführten Negationswörter können durch „dort" oder „heute" ersetzt werden. Im dritten Satzbeispiel handelt es sich um Artikel im weiteren Sinne, die durch „eine" oder „mein" ersetzbar sind. Im vierten Satz sind die Negationswörter Satzäquivalente, die beispielsweise durch „ja" oder „doch" ersetzbar sind. Im Beispielsatz fünf handelt es sich um Partikeln, die durch „auch" oder „nur" u.a. ersetzbar sind. Im letzten Satzbeispiel sind die Negationswörter Konjunktionen, die durch „sowohl – als auch" oder „entweder – oder" ersetzbar sind (vgl. Helbig/Albrecht 1993: 10).

Die oben aufgeführten Satzbeispiele zeigen darüber hinaus, dass die Bedeutung der Negationsträger sich nicht apodeiktisch bestimmen lässt, sondern ihre Bedeutung nur in der Beziehung zu anderen bedeutungstragenden Einheiten zu erfassen ist (vgl. Stickel 1975: 18). So ergibt die Aussage „Er hat nicht." keinen Sinn. Erst mit bedeutungstragenden Erweiterungen, z.B. eine Beziehung zum Lernen, erhält der Satz Bedeutung: „Er hat nicht gelernt." Die Sätze mit Negationsträger werden formal als syntaktische Klasse der negativen Sätze bestimmt; Sätze ohne Negationsträger werden positive Sätze genannt (vgl. Stricker 1975: 21). „Bei syntaktisch komplexen Sätzen, also Satzgefügen, ist zu unterscheiden zwischen positiven Sätzen ohne Negationsträger in ihren Teilsätzen, positiven Sätzen, die einen untergeordneten negativen Teilsatz enthalten, negativen Sätzen, denen ein positiver Satz untergeordnet ist, und negativen Sätzen, denen negative Sätze untergeordnet sind." (Sticker 1975: 21) So ist das Beispiel *„Ich habe gewusst, dass er die Vokabeln nicht lernt."* ein positiver Satz mit einem untergeordneten negativen Teilsatz. Hingegen ist *„Ich habe nicht gewusst, dass er Spanisch gelernt hat."* ein negativer Satz, dem ein positiver Teilsatz untergeordnet ist.

Nun sind aber nach sprachwissenschaftlichen Maßstäben negative Sätze denkbar, die dennoch *positiven Bedeutungsgehalt* haben: So stellen z. B. die Sätze „Er hat keine Drogenerfahrung." und „Er hat nicht stehlen gelernt." Satznegationen dar; der Satzinhalt ist aber sowohl nach alltagsweltlichem als auch nach pädagogischem Maßstab positiv zu bewerten. Die Konzentration auf die Negationswörter *nicht, nichts, nie, niemals, niemand, nirgends, nirgendwo, nirgendwohin, nirgendwoher, kein* (0 /, -e, -er, -es), *keinesfalls, keineswegs, nein, weder-noch* und die mit ihnen erstellten Satznegationen stellen also keine ausreichende Hilfe bei der Beantwortung der Frage, was ein Nichtlernen ist bzw. was es bedeutet, nicht zu lernen, zeigen aber den sprachlichen Facettenreichtum auf, mit dem unter Umständen auch Phänomene eines Nichtlernens in Lebensgeschichten beschrieben werden.

Zudem finden sich in der deutschen Sprache auch Sätze, die keine Negationswörter enthalten, die aber eine *negative Bewertung* enthalten: „Er liest schlecht." oder „Seine Rechenleistung ist befriedigend." oder „Seine Sprachkenntnisse sind zufriedenstellend." Hier zeigt sich – erziehungswissenschaftlich relevant –, dass von einem Kontinuum, wie es sich auch bei der Benotung von Schülerleistungen findet (ausgezeichnet – sehr gut – gut – befriedigend – ausreichend – nicht ausreichend), ausgegangen wird, wenn Lernleistungen aus der Beobachterperspektive bewertet werden. Zudem muss es einen Referenzrahmen geben, der das Höchstmaß bzw. „100 Prozent" angibt, nach dem die beobachteten Lernerfolge bewertet werden. Es handelt sich hierbei um die Verwendung von Quantifikatoren, die in der deutschen Sprache hohe oder geringe Quantität (*all-, meist-, viel-, etlich-, einig-, manch-*) anzeigen: „Er hat einige Kenntnisse der englischen Sprache.", „Er hat viele Erfahrungen gemacht." Zeitangaben (*immer, oft, häufig, manchmal, nie*) oder Wahrscheinlichkeitsangaben (*sicher(lich), wahrscheinlich, vielleicht, möglich(erweise), kaum, unwahrscheinlich(erweise), niemals!*) oder weitere Gradwörter (*sehr, zu* (in Verbindung mit Adjektiven)) zeigen weitere Quantitäten an. Und selbst die Stellung des Wortes *nicht* in einem Satz mit Quantifikatoren kann den Umfang korrigieren: So relativiert der Satz „Er hat nicht alle Vokabeln gelernt." lediglich den Umgang der gelernten Vokabeln. Der Satz „Er hat alle Vokabeln nicht gelernt." zeigt hingegen an, dass keine Vokabeln gelernt wurden. Und auch Morpheme (*a-* oder *an-, in-* oder *ir-, il-, im-* sowie *dis-* oder *des-, de-* und *non-*) stellen in fachsprachlicher Verwendung oder aufgrund fremdstämmiger Herkunft Varianten zum Negationswort *nicht* dar (vgl. Haas 1996: 124). Die Vorsilben *ent-, miss-, pseudo-, schein--, quasi-* stellen ebenso Satzaussagen mit negativer Bedeutung dar, ohne dass es sich um Negationswörter handelt.

Die Fokussierung auf Negationen auf Wort- und Satzebene allein hilft also nicht weiter bei dem Versuch, Nichtlernen zu erfassen, sondern verweist eher auf flüchtige Hinweise oder relevante Formen eines noch zu untersuchenden Nichtlernens. Aus der Untersuchung von Negationen in der deutschen Sprache leitet sich aber ein entscheidender Hinweis für eine Untersuchung von Phänomenen eines Nichtlernens ab: nämlich die Bedeutung, die einer Satzaussage zugrunde liegt, zu berücksichtigen. Hiermit ist die Untersuchung von Negationen in der deutschen Sprache anschlussfähig an einen sinnhaft verstandenen Lernbegriff in der Erziehungswissenschaft.

3.2 Unfolgsamkeit in der Bibel[2]

Zur abendländischen Geschichte und Grundlage unserer heutigen Kultur gehört der christliche Glaube. In der Bibel finden sich Hinweise, die als Phänomene eines Nichtlernens verstanden werden können. Sie sind spätestens mit Martin Luthers Übersetzung ins Deutsche breiten Bevölkerungsschichten, wenn auch nicht immer durch eignes Lesen, zumindest aber durch mündliche Vermittlung zugänglich.

---

2   Herzlich danke ich Barbara Wischhöfer, die mir mit vielen Anregungen und Hinweisen für diesen Abschnitt zur Seite stand.

Eine erste Passage in Hinblick auf ein Nichtlernen findet sich im 5. Buch Mose, dem Deuteronomium: *„Wenn du in das Land kommst, das dir der Herr, dein Gott, geben wird, so sollst du nicht lernen thun die Greul dieser Völker."* (5. Moses 18, 9, zit. n. Bibel von 1909) Das narrative Grundmuster des Deuteronomium offenbart bei genauer Betrachtung eine Sammlung von Gesetzen. Das im o.g. Beispiel angesprochene Gesetz richtet sich gegen die Kontaktaufnahme zu Glaubensformen anderer Völker, mit denen die zukünftigen Einwanderer unweigerlich im neuen Land konfrontiert werden. Sie sollen nicht die dort betriebenen „magischen Praktiken" annehmen, z.B. ihre Kinder opfern, so wie es in der nachfolgenden Passage in der Bibel heißt: *„Dass nicht unter dir gefunden werde, der seinen Sohn oder Tochter durchs Feuer gehen lasse, (...) oder ein Zauberer, oder Beschwörer oder Wahrsager, oder Zeichendeuter, oder der die Toten frage."* (5. Mose 18,10-11). Hier lässt sich von einem pädagogisch intendierten Nichtlernen in dem Sinne sprechen, dass bestimmte „Dinge" nicht gelernt werden sollen, da sie aus Perspektive des Lehrenden als schädlich, gefährlich oder als biografisch zu früh eingestuft werden.

Und auch die folgende Passage verdeutlicht, dass es Vermittlungsprozesse gibt, die gezielt Aneignungsprozesse verhindern helfen sollen – hier aber als Bestrafung eingesetzt werden: „Und er sprach: Gehe hin, und sprich zu diesem Volk: Höret's, und verstehet's nicht; sehet's und merkt's nicht! *Verstocke das Herz* dieses Volks und *lass ihre Ohren hart sein,* und *blende ihre Augen,* das sie *nicht sehen* mit ihren Augen, *noch hören* mit ihren Ohren, *noch verstehen* mit ihrem Herzen, und sich bekehren und genesen." (Jesaja 6, 8-10) Die Verstockung der Sinne und des Geistes eines Volkes wird durch einen von Gott Beauftragten veranlasst. Hier lässt sich von pädagogisch intendiertem Nichtlernen sprechen, jedoch in einem heute nicht mehr gängigen Verständnis, mit Strafmaßnahmen bzw. Bestrafung zu erziehen.

Eine weitere Konnotation eines wie auch immer gearteten Nichtlernens scheint in Jesaja 2, 4 auf: „Und er wird richten unter den Heiden, und strafen viel Völker. Da werden sie ihre Schwerter zu Pflugscharen und ihre Spiesse zu Sicheln machen. Denn es wird kein Volk wider das andere ein Schwert aufheben, und werden hinfort *nicht* mehr kriegen *lernen."* (Jesaja 2, 4) Nach der hier dargestellten Verheißung wird ein Lernen überflüssig werden, wenn eine neue, friedliche und kriegsfreie Ära begonnen hat. Der in dieser Passage transportierte universale Heilsbegriff, nach dem nicht nur für das eigene Volk, sondern auch für andere Völker Frieden herrschen wird, verleiht dem Nichterlernen des Kriegsführens positive Bedeutung. Der Einzelne wird dann Kriege zu führen nicht mehr erlernen; die Gemeinschaft aber wird das Kriegsführen zunächst verlernen müssen. Auffallend an diesem Plädoyer für ein Obsolet-Werden von Lernen ist die Form der Darstellung: Der sich reimende Inhalt (und nicht die Sprache) (z.B. „richten unter den Heiden" – „strafen viel Völker") unterstützt den vermittelten positiven Gedanken.

Bislang ist diese Verheißung jedoch nicht eingetreten, denn noch immer werden Kriege geführt und Rekruten müssen weltweit das Kriegshandwerk erlernen. Hier lässt sich von einem gesellschaftlich bedingten Nicht-mehr-lernen-Müssen aufgrund eines Obsolet-Werdens der Lerngegenstände sprechen.

Der Prophet Jeremia zitiert im Alten Testament in der folgenden Passage Gott, der das Volk ins eigene Verderben laufen sieht: „Aber mein Volk ist toll, und glauben mir nicht; thöricht sind sie, und achten's nicht. Weise sind sie genug, Übels zu thun, aber wohlthun wollen sie *nicht lernen*." (Jeremia 4, 22) Zunächst gibt diese Passage einen Hinweis darauf, dass ein Nichtlernen pädagogisch zu verhindern versucht wird, so wie wir es aus dem pädagogischen Handeln von Lehrkräften kennen, die mit didaktischen Planungsüberlegungen und methodischen Mitteln Lernprozesse forcieren. Darüber hinaus wird in der Rückschau das Lernergebnis negativ bewertet: „Übels zu thun" habe das Volk, entgegen den Geboten, gelernt. Nicht gelernt habe es hingegen, Gott zu vertrauen und seinen Geboten zu folgen. Diese als Evaluation pädagogischen Handelns zu verstehende Aussage – nimmt man Gott und sein Wort als den „großen Erzieher" – kommt zu einer kritischen Einschätzung. Heute würden wir von pädagogischer Differenz (Prange 2005) bzw. einer losen Kopplung zwischen Vermittlung und Aneignung (Kade 1997) und von einer Partikularität des Pädagogischen (Giesecke 2007) sprechen. Diese heute fachwissenschaftlich gebräuchlichen Bezeichnungen geben zu verstehen, dass Lehren und Lernen nicht in einem 1:1-Verhältnis erfolgt, sondern dass pädagogisches Handeln „immer nur Intervention in einen unabhängig davon ablaufenden Lebens- bzw. Sozialisationsprozess" (Giesecke 2007: 16) ist. Pädagogisches Handeln kann immer nur als „Absicht" (Luhmann 2002: 54) vollzogen werden; im Prozess des pädagogischen Handelns besteht jedoch Ungewissheit, ob die angestrebten Lernziele erreicht werden. Diese Diskrepanz zeigt sich auch in der folgenden Textpassage, die auf eine Murrgeschichte, in der sich gegen Gott aufgelehnt wird, verweist: „Vierzig Jahre hatte ich Mühe mit diesem Volk, und sprach: Es sind Leute, deren Herz immer den Irrweg will, und die meine Wege *nicht lernen* will." (Psalmen, 95, 10) Erziehungswissenschaftlich sprechen wir heute eher von Lernstörungen oder Lernwiderständen, wenn beispielsweise Schüler – aus Lehrerperspektive – letztlich nicht gelernt haben, was pädagogisch angedacht war. Es handelt sich also um pädagogisch intendiertes, aber nicht erreichtes Lernen, weil beispielsweise die Lernenden nicht lernen wollten oder nicht lernen konnten, sei es aus Gründen, die in ihrer Person oder außerhalb ihrer Person liegen.

In der Prophezeiung der Apokalypse wird noch eine weitere Dimension eines Nichtlernens erkennbar: „Und sangen wie ein neu Lied vor dem Stuhl und vor den vier Tieren und den Ältesten; und niemand konnte das Lied lernen, denn die hundert und vier und vierzig tausend, die erkauft sind von der Erde." (Offenbarung Johannis, 14, 3) Hier wird die „Lernergruppe" differenziert in die Gruppe, die etwas zu erlernen im Stande ist, nämlich die Gruppe der 44.000, die ausgewählt ist, von Geheimnissen zu profitieren, und die Gruppe, der dieses nicht möglich ist. Übertragen auf erziehungswissenschaftliche Fachsprache lässt sich von Lernbehinderung – aus Gründen, die bei der Person oder in den Rahmenbedingungen für das Lernen zu suchen sind, – sprechen.

Bis in die Aufklärung hinein wurde die Bibel als „pädagogisches Buch Gottes" angesehen. Es verweist auf verschiedene Formen und Funktionen des Lehrens und Lernens im christlich-religiösen Verständnis und ermöglicht durch Ableitung die Ergänzung der ersten beiden empirisch generierten Kodes zum Nichtlernen (Seltrecht 2006) bis hin zu einer ersten Heuristik des Nichtlernens.

3.3 Non-Compliance und Non-Adherence als Nichtumsetzung ärztlicher Empfehlungen durch Patienten aus Sicht der Medizin

Neben der Sprache und der Religion stellt auch die Medizin eine kulturelle Leistung in der Menschheitsgeschichte dar. Im Gegensatz zu den alltagsweltlich praktizierten Kulturtechniken des Sprechens und des Glaubens gehört die Medizin jedoch zu den altehrwürdigen Professionen, die sich durch streng geregelte Zulassung zum ärztlichen Praktizieren auszeichnet. Negationen in der Medizin können wohl am ehesten mit Nichtvermeiden, Nichterkennen oder Nichtheilen von Krankheiten in Verbindung gebracht werden. Auf den ersten Blick – da empirisch noch nicht belegt – lässt sich Non-Compliance, d.h. das Nichtbefolgen von ärztlichen Ratschlägen und Behandlungsvorschlägen durch den Patienten, als ein Nichtlernen des Patienten assoziieren, dem – aus ärztlicher Perspektive – eine Verschleppung der Krankheit bis hin zu einer Vereitelung der Genesung unterstellt wird. Bereits Hippokrates (um 460 v. Chr. bis ca. 370 v. Chr.) soll das Phänomen der Genesungsvereitelung durch den Patienten beobachtet und beschrieben haben (Schleese 2003: 39). Allerdings konnte die Nichtbefolgung von ärztlichen Maßnahmen bis zur Entwicklung der modernen, evidenzbasierten Medizin auch Leben retten: Wenn beispielsweise ein vom Patienten verhinderter Aderlass die wenigen letzten Kräfte schonte. Während des zweiten Weltkrieges und der Nachkriegszeit konnte dann tatsächlich nachgewiesen werden, wenn Patienten ärztlichen Rat nicht befolgten – wenn nämlich Infektionskrankheiten trotz Gabe von Penicillin, eine der größten medizinischen Erkenntnisse im 20. Jahrhundert, nicht verschwanden. Aufgrund der erstmals unschlagbaren Eigenschaften dieses Medikamentes in der Behandlung bakterieller Infektionen konnten nun die Patienten mit ihrem Verhalten als Ursache des Misserfolgs der Behandlung ausgemacht werden. Seit den 1950/1960er Jahren finden systematische Untersuchungen statt, die Formen, Ursachen, Ausmaß und Vermeidungsmöglichkeiten von Non-Compliance erforschen.

Non-Compliance des Patienten bezeichnet aus medizinischer Perspektive die bewusste oder unbewusste Nichteinhaltung von Therapiemaßnahmen durch die Patienten. Zu diesen Maßnahmen gehören „medizinische Ratschläge (Überweisungen, Inanspruchnahme von Hilfsdiensten, klinische Tests, Operationsvorschläge, Wiederbesuchstermine), Anweisungen zu eigenständigen Maßnahmen (Änderung der Lebensgewohnheiten, Einhaltung von Diäten, Arbeitsanweisungen, Bewegungs- und Aktivitätstherapie), Arzneimittverordnungen (Name des Medikamentes, Grund der Einnahme, Nebenwirkungen, Wechselwirkungen), Einnahmeregeln (wann, wie und wie viel)." (Schleese 2003: 40). Non-Compliance bedeutet also Änderung oder Abbruch einer oder mehrerer dieser Therapiemaßnahmen. Nun ist jedoch bekannt, dass eine Befolgung der Maßnahmen zu 100 Prozent im Lebensalltag kaum möglich ist. Daher wird eine Befolgung der ärztlich empfohlenen Therapiemaßnahmen von mindestens 80 Prozent als ausreichend angesehen. Die Einhaltung der Maßnahmen zwischen 20 und 79 Prozent wird als partiell compliant bewertet. Werden weniger als 20 Prozent der empfohlenen Maßnahmen durch den Patienten eingehalten, wird dieses Verhalten als non-compliant eingestuft (vgl. Schleese 2003: 40). Non Compliance lässt sich dann in primäre und sekundäre Non-Compliance unterscheiden: Für den Bereich der Medikamenteneinnahme bezeichnet primäre Non-Compliance beispielsweise das Nichteinlösen von Rezepten; sekundäre Non Compliance meint alle von der ärztlichen Verordnung abweichende Formen der Medikamenteneinnahmen (medikamentöse Unter- oder Auslassungen, Unter- oder Überdosierungen, Frequenzfehler, längere Pausen, Applikationsfehler, Anwendungen zu falschen Zeiten oder Anwendungen gegen die falsche Krankheit) (vgl. Schleese 2003: 41f). Die Abweichungen von den Therapiemaßnahmen lassen sich wiederum in differenziertere Formen der Non-Compliance unterscheiden: „intelligente Non-Compliance (rational-empirisch basierende Entscheidung, zum Beispiel aufgrund von Unwirksamkeit oder Symptomfreiheit), erratische Compliance (unregelmäßige, eher zufällige Compliance, die keinem bestimmten Muster folgt), „Horten" (Sammeln von Medikamenten, um bei Bedarf eine Krankheit oder Lebenssituation selbst zu behandeln), „Weiße Kittel Compliance" und „toothbrush-effect" (normalerweise erratisch compliant, kurz vor einem Arztbesuch Wiedereinnahme oder Dosiserhöhung von Medikamenten), „Arzneimittelferien"/„drug-holidays" (eine Nichteinnahme des Medikamentes von zwei Tagen und länger), Dosishäufigkeits-Compliance/„dose-frequency-compliance" (Zuverlässigkeit hinsichtlich der Anzahl der täglichen Dosen), Dosisintervall-Compliance/dose-intervall-compliance" (Zuverlässigkeit hinsichtlich der Anzahl der Stunden zwischen den Dosierungen), „Parkplatzeffekt"/„parking-lot-effect" (vor einem Arztbesuch vernichtet der Patient die Dosen, die er hätte einnehmen sollen)." (Schleese 2003: 41f.)

Gründe für Non-Compliance werden in der Literatur in subjektiven Gründen des Patienten gesehen (Wartezeiten beim Arzt, Vergesslichkeit, eine Verbesserung des eigenen Befindens, mit einem beabsichtigten Alkoholkonsum nicht zu vereinbarende Medikamenteneinnahme, Angst vor den Auswirkungen und Nebenwirkungen der medizinischen Therapie, Bequemlichkeit, unzureichende Aufklärung und Informationen durch Arzt und Apotheker, Ablehnung pharmazeutisch-chemischer Medikamente aufgrund eines gesteigerten Gesundheitsbewusstseins, Kosten der Therapie bzw. deren Zuzahlungen, mangelnde Einsicht in die Wirksamkeit der Maßnahmen oder Verharmlosung der Krankheit (vgl. Schleese 2003: 42). Aber auch das Verhalten des Arztes bzw. die Arzt-Patient-Beziehung, die oftmals verunsichernden Informationen auf dem Beipackzettel, der gesellschaftliche und medizinische Status einer Krankheit sowie Umwelt- und soziale Einflüsse und ganz schlichtweg die Unkenntnis oder die nicht erfolgte Aneignung der Krankheit sind Faktoren, die Non-Compliance fördern. Folgen einer Non-Compliance werden für die Gesundheit des Patienten, für die Arzt-Patient-Beziehung und über die durch non compliantes Verhalten entstehenden Gesundheitskosten für die Volkswirtschaft gesehen.

Wissenschaftlich untersucht (z. B. Prinoth 1985; Petermann 1998; Schleese 2003, COSIMA 2006) werden die verschiedenen Formen, Ursachen, Auswirkungen von Non- Compliance sowie die Möglichkeiten ihrer Vermeidung mit direkten, z.B. Nachweis von Arzneimitteln, ihrer Metaboliken oder Tracer im Blut, Urin oder Stuhl, und mit indirekten Methoden, z.B. Patientenbefragung, Zählen übrig gebliebener Pillen oder geleerter Behältnisse, Beurteilung der Compliance durch den Arzt oder Berücksichtigung des Behandlungsergebnisses als Kriterium für die Einnahmezuverlässigkeit (Prinoth 1985: 3ff.).

Dieser kurze Einblick in den Themenkomplex der Non-Compliance zeigt auf, dass eine von ärztlicher Seite initiierte Wissensaneignung und/oder Verhaltensänderung aufseiten des Patienten mitunter nicht oder nur unzureichend erfolgen. Die medizinische Compliance-Forschung untersucht damit letztlich, wie auch die erziehungswissenschaftliche Lehr-Lern-Forschung, wodurch beim Interaktionsgegenüber eine Wissensaneignung und/oder eine Verhaltensänderung erreicht werden kann: Der Arzt wirkt auf den Patienten ein mit dem Ziel, dass dieser einen eigenen aktiven Beitrag im Heilungsprozess beisteuert; der Pädagoge verfolgt das Ziel, dass auf der Seite des Lernenden Lernprozesse ablaufen. Wenn beide auch auf ihr Gegenüber aktiv einwirken, sind bei beiden die professionellen Handlungen immer durch eine lose Kopplung zwischen Absicht und Zielerreichung gekennzeichnet: Zwischen Vermittlung und Aneignung besteht ebenso eine Differenz wie zwischen Behandlung und Heilung (Großfuß-Bürk 1992). Dennoch wird die Bewertung, ob gelernt wurde oder ein compliantes/adherentes Verhalten vorliegt, immer aus der Beobachterperspektive des Arztes oder des Pädagogen vorgenommen; das Expertenwissen bzw. die Ziele des Professionellen – des Pädagogen bzw. des Arztes – stellen hierbei die Bewertungsfolie dar. Hier lässt sich also von einem pädagogisch intendierten, aber nicht erreichtem Lernen sprechen. Die

Frage der Mündigkeit des erwachsenen Lerners bzw. des erwachsenen Patienten bleibt in dieser Perspektive jeweils ausgeklammert – würde sie mit aufgenommen werden, ist auch der Begriff der Lernzumutung einerseits und der der Lernendenorientierung bzw. Patientenorientierung andererseits zu diskutieren.

3.4 Heuristik für die Analyse von Phänomenen eines Nichtlernens

Abweichungen von ärztlichen Empfehlungen werden – als Formen des Nichtlernens oder der Non-Compliance/Non-Adherence aus medizinischer Perspektive – meist negativ bewertet. Diese eher normative Perspektive – wie wir sie auch aus den verschiedenen pädagogischen Kontexten kennen – wird durch die aufgezeigten Kategorien, die den der Bibel entnommenen Passagen inhärent sind, deutlich erweitert. Zusammen mit den bereits vorliegenden, empirisch fundierten Kodes (Seltrecht 2006) ergibt sich folgende Heuristik:

- Handlungsschematisches Nichtlernen aus Perspektive des Lernenden: Nicht-lernen-Wollen
- Verhindertes Lernen aus Perspektive des Lernenden: Nicht-lernen-Können
- Pädagogisch intendiertes Nichtlernen: Nichtlernen im Sinne einer Verhinderung bzw. Vermeidung pädagogisch bewirken wollen
- Pädagogisch intendiertes Lernen: Nichtlernen pädagogisch verhindern wollen
- Pädagogisch intendiertes, aber nicht erreichtes Lernen: Negative Bewertung der Lernergebnisse
- Gesellschaftlich bedingtes Nicht-mehr-lernen-Müssen aufgrund eines Obsolet-Werdens der Lerngegenstände
- Institutionell bedingtes Nichtlernen aufgrund einer Lernverhinderung
- Vorstufen eines Nichtlernens aus Perspektive des Lernenden oder aus Perspektive des Lehrenden: Noch-nicht-gelernt-Haben

4. Anlegen der Kategorien an Datenmaterial mit Bezug zu Krankheit und Krankheitsbearbeitung

Die Spurensuche in der deutschen Sprache und in den Büchern des alten und neuen Testaments haben erste Ergebnisse für einen heuristischen Rahmen zur Untersuchung von Phänomenen eines – wie auch immer gearteten – Nichtlernens hervorgebracht. Diese Ergebnisse sollen im Folgenden als Kategorien in Anlehnung an die von Mayring (2009) entwickelte Qualitative Inhaltsanalyse in der Auswertung von Datenmaterial, welches Bezüge zum Thema Krankheit aufweist, in Anschlag gebracht werden.

4.1 Handlungsschematisches Nichtlernen aus Perspektive des Lernenden: Nicht-lernen-Wollen

Dieses Phänomen eines Nichtlernens wurde bereits in der Dissertation der Autorin empirisch nachgewiesen (2006) und ist im Abschnitt 2 dieses Bandes beschrieben worden.

Eine Falldarstellung soll dieses Phänomen aber an dieser Stelle veranschaulichen: Nachdem Rita Feuerbach die Diagnose Brustkrebs erhalten hatte, reagiert sie umgehend lebenspraktisch: Sie ruft ihre Mutter an, die zur Betreuung ihrer noch schulpflichtigen Kinder kommen soll. Mit der Vereinbarung eines Termins bei einen zweiten Frauenarzt und dem Einholen einer zweiten Arztmeinung versucht sie, die Diagnose ungeschehen zu machen. Der zweite Arzt bestätigt die Diagnose. In der Folge erhält sie die Empfehlung, sich nicht in der Klinik am Wohnort, sondern in einer entfernteren Klinik behandeln zu lassen. Innerhalb ihrer Lebensgeschichte erzählt sie vom anschließenden Entscheidungsprozess:

> E: da bin ich heim, und mein Mann und ich, wir haben die ganze Nacht nicht geschlafen, und trotzdem hab i g'sagt: „Also, ich hab immer entschieden aus dem Bauch heraus, und m/ ich bleibe hier, weil dann auch die Familie (amüsiert) + äh mich besuchen kann, die Kinder können aus der Schule kommen, und ich weiß ja gor nich wie es weiter geht mit Therapie. Wo soll ich in Deutschland nach H-Stadt oder I-Stadt jetzt herumfahren, wo Herr Professor Sowieso sitzt, mir geht es dadrum, dass ich äh/ dass ich die Sache packe und dass ich die Chance hab zu leben. (Rita Feuerbach)

Rita Feuerbach muss abwägen zwischen einer bestmöglichen medizinischen Behandlung und dem schnellen Wiedererlangen der Alltagsroutine. Letzteres ist ihr wichtiger, sodass sie sich nach einer schlaflosen Nacht und nach Austausch mit ihrem Ehemann für eine Behandlung am Wohnort entscheidet. Unter dem Aspekt des Lernens bzw. Nichtlernens zeigt sich, dass die Lernchance, die die Behandlung an einem fremden Ort und das zeitlich begrenzte Verlassen der Familie bedeutet hätten, nicht genutzt wird. Stattdessen möchte Rita Feuerbach am Ablauf- und Erwartungsmuster des bisherigen Alltags- bzw. Lebensablaufs festhalten. Eine sich eröffnende neue Erfahrungsaufschichtung – so wurde zuvor interpretiert (Seltrecht 2006) – wird bewusst ausgeschlagen zugunsten der Sicherung biografischer Kontinuität. Wird der Ratschlag des Arztes als Lernziel herangezogen, handelt es sich um ein Nicht-lernen-Wollen – wird hingegen der nächtliche Reflexionsprozess betrachtet, so handelt es sich um die Ergebnissicherung eines biografisch langfristig angelegten Lernprozesses hinsichtlich eines lebenszyklischen Ablaufmusters.

Wenn davon ausgegangen wird, dass einem Lernen im pädagogischen Verständnis die Konstruktion eines subjektiven Sinns inhärent ist, so muss konsequenter Weise eingeräumt werden, dass aus strikt subjektorientierter Perspektive von einem Nichtlernen nicht gesprochen werden kann, denn der Behandlung in einer auswertigen Klinik wird aus subjektiver Perspektive keine Bedeutung beigemessen.

4.2 Verhindertes Lernen aus Perspektive des Lernenden: Nicht-lernen-Können

Auch dieses Phänomen eines Nichtlernens ist im Abschnitt 2 dieses Beitrags skizziert worden. Nicht-lernen-Können wird beispielsweise in der folgenden Interviewpassage deutlich:

> E: Und dann komm ich in das Zimmer rein und den ersten Satz, den diese Ärztin mir sagte: „Frau Schwennecke, wir raten Ihnen dringend zur Amputation." Buah! . Und dann hab ich zugemacht. Danach weiß ich nichts mehr, was besprochen wurde. (Ilona Schwennecke)

Die Lebenssituation von Ilona Schwennecke ist bereits vor der Diagnose Brustkrebs durch verschiedene Leidensprozesse gekennzeichnet. Nachdem sie die Diagnose erhalten hat, wird ihr von der behandelnden Ärztin der Behandlungsvorschlag unterbreitet, der u.a. eine Amputation beinhaltet. Von den vermittelten Inhalten innerhalb dieses Gesprächs bekommt Ilona Schwennecke aber aufgrund der jetzt erfolgenden erneuten Aufschichtung von Leidenserfahrung und einer zuvor schon aufgebrauchten Aufmerksamkeitsleistung kaum mehr etwas mit. Unter der Perspektive eines Lernens bzw. Nichtlernens verhindern die Leidensprozesse ein Lernen – hier kann deshalb, auch weiterhin, von Nicht-lernen-Können gesprochen werden.

4.3 Pädagogisch intendiertes Nichtlernen: Nichtlernen im Sinne einer Verhinderung bzw. Vermeidung pädagogisch bewirken wollen

Das Phänomen „Nichtlernen pädagogisch bewirken wollen" bezieht sich auf pädagogisch intendiertes Nichtlernen, wobei bei dieser konkreten Kategorie die Vermeidung bzw. die Nichtaneignung von Lerngegenständen im Vordergrund steht. Das pädagogische Handeln ist darauf gerichtet, Lernende vor den biografisch noch nicht anstehenden oder vor beeinträchtigenden, belastenden oder schädigenden Wirkungen eines Verhaltens zu bewahren.

Im Kontext einer Brustkrebserkrankung erhalten gleich mehrere Frauen und Männer von Vertretern ganz verschiedener Berufsgruppen, die an der Bearbeitung der Krankheit beteiligt sind, die Empfehlung, sich nicht mit dem Sterben auseinanderzusetzen. Wenn die folgenden Beispiele Passagen aus Lebensgeschichten zeigen, dann muss eingeräumt werden, dass die pädagogische Absicht nicht aus der Befragung der Vertreter der Gesundheitsberufe erhoben wurde, sondern nur aus der Darstellung der erkrankten Personen ableitbar ist.

Rita Feuerbach fühlt sich nach Beendigung der akutmedizinischen Erstbehandlung der Brustkrebserkrankung von der Schulmedizin im Stich gelassen. Sie schaut sich daher nach Alternativen um und sucht in der Folge einen Homöopathen auf:

> E: Und der war eigentlich der Erste, der dann mal zu mir gesagt hat, was halt kein Mediziner im Klinikbereich gemacht hat, der gesagt hat: „Nun haben Sie mal nicht so viel Angst, alle sterben nicht, und auch Sie können es schaffen. Machen Sie sich jetzt bloß nicht verrückt." (Rita Feuerbach)

Aus der Passage geht implizit hervor, dass sich Rita Feuerbach nach Ratschlag ihres Homöopathen mit der Begrenzung des Lebens aktuell nicht auseinandersetzen solle.

Maria Franz erhält diesen Hinweis in ähnlicher Form von ihrer behandelnden Ärztin im Krankenhaus:

> E: und dann sagte sie: (schnalz) „Eins wolln wir jetzt mal klarstellen, Sie sind nicht hier zum Sterben, sondern zum Gesundwerden." (Maria Franz)

Damit zielt die Aussage der Ärztin, zumindest legen dies die Ausführungen von Maria Franz nahe, darauf ab, dass Maria Franz sich aktiv an der Bearbeitung der Krankheit und am Genesungsprozess beteiligen, sich aber nicht mit Fragen des Sterbens auseinandersetzen solle.

Norbert Novak, der eine deutliche Veränderung an der Brust nicht medizinisch abklären lässt, gerät erst in den institutionellen Ablauf der medizinischen Diagnostizierung und Behandlung, nachdem er sich ein Bein gebrochen hat, das aufgrund einer Metastase im Knochen stark angegriffen war. Ihm wird von einer Ärztin mitgeteilt, dass er nur noch ca. drei Monate zu leben hätte. Er ist über diese Aussage schockiert und sucht zur Bearbeitung das Gespräch zu einer Reihe von professionell tätigen Personen während seines Krankenhausaufenthaltes. Ein Arzt habe ihm dann versucht zu erklären, dass eine Auseinandersetzung mit dem Sterben zu früh sei, da der histologische Befund noch ausstehe und eine Prognose aus medizinischer Sicht daher noch nicht möglich sei.

> E: Glauben Sie für so was nicht, wenn das ist so drei Monate zu leben. Ich weiß nicht, warum die Ärztin hat das so gesagt. Aber wir haben noch keine Ergebnisse von Ihrer Krebs.

I: Mhm.
E: Lassen Sie das. (Norbert Novak)

Alle drei Passagen zeigen auf, dass die Auseinandersetzung mit dem Lebensende
und dem Sterben biografisch zu diesem Zeitpunkt aus Perspektive der im Gesundheitsbereich beruflich tätigen Personen, so legen es die Aussagen nahe, nicht an-
steht. Die pädagogische Intervention, sich jetzt nicht mit dem Sterben auseinanderzusetzen, so scheint es zumindest aus den Passagen auf, bündelt die Aufmerksamkeit, die für den Genesungsprozess benötigt wird.

4.4 Pädagogisch intendiertes Lernen: Nichtlernen pädagogisch verhindern wollen

Dieses Phänomen nimmt Bezug auf pädagogische Interventionen, die die Aneignung von Wissen und Handlungskompetenzen sowie die Identitätsentwicklung im
Sinne eines Bildungsprozesses zum Ziel haben. Im genuin pädagogischen Kontext
sind hierunter all diejenigen professionellen Handlungen zu verstehen, die auf didaktische Überlegungen basieren und unter Einsatz der verschiedensten Methoden
erfolgen. Es handelt sich also um das „reguläre" pädagogische Handeln zur Verringerung eines Defizits an Wissen und Können. In Abgrenzung zum Umgang mit
Lernergebnis- bzw. Lernzielformulierung, wie sie im schulischen Kontext vorkommen und die bei einer Evaluation bzw. anderweitigen Überprüfung meist defizitär konnotiert sind (Wieviel der zu erreichenden 100 Prozent wurden erreicht,
wieviel wurde (noch) nicht erreicht?), ist diesem Phänomen eine positive Haltung
inhärent: Wieviel auch immer gelernt wird, hat letztlich Bedeutung für das lernende Subjekt. Damit schließt diese Kategorie an den *pädagogischen* Lernbegriff
an, der Lernen in den Zusammenhang der Konstruktion eines subjektiven Sinns
bringt.

Im folgenden Textausschnitt muss eine pädagogische Intervention unterstellt
werden, da auch hier die Absicht nicht vom Arzt offengelegt wurde, sondern sie
aus dem Gesagten des Erkrankten ableitbar ist. Axel Adler, der einen Herzinfarkt
erlitten hatte, erzählt sehr anschaulich von einem Gespräch zwischen ihm und seinem behandelnden Arzt. Pädagogische Absicht scheint zu sein, dass Axel Adler
die Ursachen für seinen Herzinfarkt kennenlernt und diesen zukünftig entgegen-
wirkt.

E: Und dann hat der Professor zu mir gesagt: „Herr Adler, sicher ist es hart, wenn ich
Ihnen jetzt sag, 50 Prozent Ihrer Krankheit circa .. das intensive Rauchen und 50 Prozent, wenigstens die permanente .. Überbelastung, sind mitverantwortlich dafür, entscheidend, dass es Ihnen heute so geht. Un:d ich sage Ihnen ganz geradeaus, .. Sie

gehören aus meiner Sicht zu den wenigsten Patienten, die nicht wieder rauchen werden." .. Und ich hab nie wieder geraucht, ich wurde oft gefragt, wie ich das gemacht
habe, dass ich nicht wieder geraucht hab. Wissen Sie, da gibt es eine ganz lapidare
Antwort. .. Ich sage das auch jedem ehrlich ins Gesicht. Vielleicht sollten Sie oder
vielleicht solltest Du einfach mal ein bisschen Angst um Dein Leben haben. Dann hast
Du kein Problem damit,
I: mhm
E: diese Sucht, ich hab 40 Zigaretten jeden Tag geraucht, ich hab schon stark geraucht
und ich hatte nie mehr das Bedürfnis zu rauchen, weil ich, also ich, weil bei mir immer
mehr das Bedürfnis fest- und durchgesetzt hat, einfach Leben zu wollen, und viel, ..
noch viel zu genießen, viel zu schaffen.

Aus Perspektive des Lernenden verdeutlich Axel Adler, dass er einen der Hinweise seines behandelnden Arztes, nämlich mit dem Rauchen aufzuhören, sofort
umgesetzt hat. Die pädagogische Intervention – sofern diese hier unterstellt werden darf – war erfolgreich.

4.5 Pädagogisch intendiertes, aber nicht erreichtes Lernen: Negative Bewertung der Lernergebnisse

Dieses Phänomen nimmt Bezug auf den in der Erziehungswissenschaft bekannten
Begriff der pädagogischen Differenz: Pädagogisches Handeln erfolgt immer mit
einer Absicht, aber unterliegt einer Ungewissheit, sodass erst in der Rückschau
deutlich wird, ob das pädagogische Handeln erfolgreich war.
Die Lebensgeschichte von Axel Adler zeigt beispielsweise, dass die pädagogische
Intervention des behandelnden Arztes hinsichtlich der Verringerung der Arbeitsbelastungen nicht erfolgreich war:

E: Meine größte Angst bestand darin, und das ist auch heute noch ein psychologisches
Problem für mich, da werf ich nachher noch einen Gedanken zu ein, das ich oft gegen
die Angst ankämpfen muss, .. äh dass alles, was ich noch will, nicht zu schaffen. Das
ist ein Unruheherd für mich, der mir persönlich schadet. Hat damit zu tun das ich dann
schlecht schlafe, das hat damit zu tun, dass ich mich immer übernehme, ich soll jeden
Tag zwei Stunden spazieren gehen, ich bin Rentner ... An normalen Tagen arbeite ich
zehn Stunden. Es gibt auch, aber nicht weil ich
I: mhm
E: muss, sondern ganz einfach weil ich will, weil es mir Freude macht, weil ich ehm
mir selbst bestätige, dass ich noch zu etwas tauge und dass ich da bin, und das ich ein
vollwertiger Mensch bin, (Luft holen) das ist so mein Problem. (Axel Adler)

Das Anlegen der aus dem heuristischen Rahmen gewonnenen deduktiven Kategorie offenbart, dass bei der Charakterisierung, ob es sich um Lernen oder Nichtlernen handelt, zum einen die Zeitlichkeit von Lernprozessen eine wesentliche Rolle spielt: Mit einer Intervention, die sich auf ein Lernen im biografischen Kontext bezieht, bleibt offen, wann dieser Lernprozess beendet sein soll. Statt davon zu sprechen, dass Axel Adler etwas *nicht gelernt* habe, ließe sich hier besser davon sprechen, dass Axel Adler die ärztliche Empfehlung *noch nicht umgesetzt* habe. Damit wird zum einen deutlich, dass er die Erwartung, die an ihn gerichtet ist, verinnerlicht hat, dieses Wissen aber bislang noch nicht in eine Verhaltensänderung modifizieren konnte. Ein „noch nicht" geht zudem davon aus, dass der Lernprozess noch im Gange ist und zum jetzigen Zeitpunkt allenfalls eine Zwischenbilanz gezogen werden kann. Zum anderen scheint ihn die Aussage des Arztes, weniger zu arbeiten, eher in einen Zwiespalt zu bringen: Der biografische Entwurf, ein eigenes Unternehmen aufzubauen und finanziell abzusichern, steht der ärztlichen Empfehlung, die Arbeitsleistung zu reduzieren, konträr gegenüber. Je nachdem, welcher Bewertungsmaßstab bzw. wessen Erwartung zugrunde gelegt wird – die des Arztes oder die, die mit dem biografischen Entwurf von Axel Adler in Zusammenhang steht–, fällt die Einschätzung aus, ob gelernt oder nicht gelernt wurde, denn aus konsequent eingehaltener Subjektperspektive hat Axel Adler viel gelernt beim Aufbau seines Unternehmens. Die ihm mit der Arztaussage nahe gelegte Veränderung hinsichtlich der Arbeitsbelastung erscheint dann aus seiner Perspektive eher als Lernzumutung.

Wird der Umgang mit ärztlichen Empfehlungen im Beispiel Rita Feuerbach (Empfehlung, sich in einer renommierten, aber vom Wohnort entfernteren Klinik behandeln zu lassen) mit dem im Beispiel Axel Adler verglichen, fällt Rita Feuerbach innerhalb von einer Nacht die Entscheidung, die an sie herangetragene Lernzumutung für sich selbst nicht zu übernehmen. Axel Adler hingegen ist auch viele Monate nach der ärztlichen Aussagen noch dabei, sich mit ihr auseinanderzusetzen.

4.6 Institutionell bedingtes Nichtlernen aufgrund einer Lernverhinderung

Beate Becker hat im Kontext des institutionellen Ablauf- und Erwartungsmusters der Brustkrebserkrankung Schwierigkeiten, sich ihre Krankheit anzueignen. Eine Ursache sieht sie selbst in den institutionellen Rahmenbedingungen der Krankheitsbehandlung:

> E: Für mich ist das Schle, Schrecklichste an dieser Krebserkrankung eigentlich die Behandlung gewesen, weil ich glaube, ich hab immer noch keine .. Vorstellung, was ein Tumor ist. Ehm, .. für mich war er ja auch wegoperiert, ich hab das nie gesehen, ich weiß nicht, wie so was aussieht, für mich war der weg. Ehm, dass er weiterhin

> Unheil anrichten konnte, weil er schon Zellen abgesondert hatte, ... das konnte ich
> nicht denken, das war einfach nicht in meinem
> I: (räuspert sich leise)
> E: Denkbewusstsein drin. (Beate Becker, Brustkrebs)

Beate Becker kann, so stellt sie auch in anderen Passagen des Interviews dar, nur etwas lernen, wenn sie es sich vor Augen führen kann. Da die medizinische Behandlung auch die Operation beinhaltet, bei der die Patientin mithilfe der Narkose zeitlich „aus der Welt" ist und etwas mit ihr (im Sinne eines Objekts), aber nicht mit ihr (im Sinne eines Subjekts) gemacht wurde, das von existentieller Bedeutung für sie ist, fällt ihr die Aneignung der Krankheit schwer. Hilfreich wäre es für sie gewesen, so ihre Annahme, die ihren Ausführungen zu entnehmen ist, dass sie hinterher das entnommene Tumorgewebe gesehen hätte. Dies aber ist institutionell nicht vorgesehen.

4.7 Vorstufen eines Nichtlernens aus Perspektive des Lernenden oder aus Perspektive des Lehrenden: Noch-nicht-gelernt-haben

Das Anlegen der deduktiven Kategorien an das Material zeigt auf, dass für ein Lernen über die Lebensspanne hinsichtlich der zu erreichenden Lernergebnisse keine konkreten Zeitpunkte definiert sind – im Gegensatz zum Aus-, Fort- und Weiterbildungsbereich. Es bleibt beim Anlegen der Kategorien also die Frage bestehen, ob ein Nichterreichen zu einem bestimmten Zeitpunkt überhaupt als Nichtlernen deklariert werden kann. Die im Datenmaterial generierte Chronologie der Krankheitsaneignung (Seltrecht 2006, Seltrecht/Nittel 2013) verdeutlicht dieses Phänomen des Noch-nicht-gelernt-Habens, denn jede der Kategorien der Chronologie impliziert andere Lernprozesse:

- „Krebs haben" als subjektives Schmerzereignis ohne medizinische Kategorisierung
- „Krebs haben" als medizinische Kategorisierung
- „Krebs haben" als kognitive Gewissheit
- „Krebskrank sein" als körperliche und emotionale Gewissheit
- „Krebskrank sein" als kollektive Gewissheit bzw. Zugehörigkeit zu einer Gruppe
- „Krebs gehabt haben" als medizinische Kategorisierung
- „Krebs gehabt haben" haben als Selbstpositionierung

Diese Chronologie wird nicht in jedem Fall von jedem Krebspatienten in allen Phasen durchlaufen. Unter Umständen können Aneignungsphasen ausgelassen werden oder bestimmte Phasen der Chronologie dominieren die anderen Phasen der Krankheitsaneignung. Die Einschätzung, ob jemand gelernt oder nicht gelernt habe, ist daher im negativen Fall allenfalls mit der Formulierung „*noch* nicht gelernt haben" zu versehen.

5. Ausblick

Die Reanalyse der Projektergebnisse „Lebenslanges Lernen im Kontext lebensbedrohlicher Erkrankungen" zeigt zum einen, dass eine Vielzahl gegenstandsbezogener Ergebnisse vorgelegt wurde (vgl. hierzu den zweiten Beitrag der Autorin in diesem Band). Zum anderen verdeutlicht sie – aufgezeigt an den Lernmodi, u.U. auch auf die weiteren Kategorien des Differenzschemas übertragbar, – die Vermischung von methodischen und grundlagentheoretischen Zielen, die die Analysen des Datenmaterials nur suboptimal ablaufen lassen hat. Die Spurensuche in der deutschen Sprache, in den Büchern des alten und neuen Testaments und in den Umgangsweisen von Patienten mit ärztlichen Empfehlungen nach Phänomenen, die mit einem alltagsweltlichen Verständnis eines Nichtlernens in Verbindung stehen und sich in gewisser Weise in erziehungswissenschaftliche Fachsprache übertragen lassen, hat eine Heuristik zutage gefördert, die sich jedoch – als deduktives Kategorienschema – nur bedingt ans Datenmaterial anlegen lässt.

Der Forscher steht bei der Interpretation der zu untersuchenden lebensgeschichtlichen Äußerungen bei Anlegen deduktiver Kategorien des Nichtlernens vor einer *Ziel-Prozess-Ergebnis-Relation* und der *Herausforderung einer konsequent durchzuhaltenden Übernahme der subjektorientierten Perspektive:*

- Je nachdem, ob vom Lern*ziel* (Planung) oder vom Lern*ergebnis* (summative Evaluation) oder aber von einem langjährigen, d.h. vom biografisch angelegten Lern*prozess* ausgegangen wird, der immer noch läuft, fällt die Bewertung unterschiedlich aus, z.B. als *Nicht-gelernt-Haben* als Ergebnis in der Rückschau auf einen abgeschlossenen Lernprozess im Sinne einer summativen Evaluation oder als *Noch-nicht-gelernt-Haben*, wenn der Lernprozess noch nicht abgeschlossen ist. Diese Relation von Lernziel, Lernprozess und Lernergebnis ist bei der Analyse zu beachten.
- Zur gerade aufgezeigten *Ziel-Prozess-Ergebnis-Relation*, die der Forscher in der Analyse des Datenmaterials berücksichtigen muss, kommt die – im Sinne der qualitativen Forschung vorzunehmende – *konsequente Übernahme der subjektorientierten Perspektive* hinzu: Notwendig für die Analyse des Datenmaterials in Hinblick auf Lernmodi ist es, konsequent zwischen den Perspektiven derjenigen, die Lernprozesse erwarten bzw. anregen (Vermittlung), und denen, die selbstbestimmt im Lebensablauf entscheiden, was, wann, wo und

wie sie lernen wollen oder eben nicht lernen wollen bzw. können und in welcher Art und Weise sie hierbei die an sie herangetragenen Lernzumutungen berücksichtigen (Aneignung), zu differenzieren. Die Differenz zwischen Vermittlungsperspektive und Aneignungsperspektive ist also strikt einzuhalten. Nach vorgenommener Differenzierung zwischen diesen Perspektiven ist für die Erforschung eines Lernens über die Lebensspanne allein die Subjektperspektive des Erzählers hinsichtlich der Frage, ob gelernt wurde oder nicht gelernt wurde, zu betrachten.

Die *Ziel-Prozess-Ergebnis-Relation* und die *konsequente Übernahme der Subjektperspektive* innerhalb des Analyseprozesses schließen an das eingangs vorgestellte Verständnis eines pädagogischen Lernbegriffs an, dem die *Konstruktion subjektiven Sinns* zugrunde liegt: Wenn eine Lernerwartung oder eine Lernzumutung von außen an das Subjekt herangetragen wird, müssen diese nicht zwingend handlungsleitend für das Subjekt werden. Die Einschätzung, nicht zu lernen bzw. nicht gelernt zu haben bzw. noch nicht gelernt zu haben, muss innerhalb der Analyse immer als Abgleich mit einem zuvor vom Subjekt selbstgewählten oder als von außen an das Subjekt herangetragenen und vom Subjekt für sich selbst übernommenen Lernziel erfolgen.

Für zukünftige Arbeiten, die sich der Erforschung von Lernmodi widmen, muss das Datenmaterial durch induktives Vorgehen aufgeschlossen werden, sodass neue Kodes und Kategorien generiert werden, die Antworten auf die Frage geben, wie das Lernen über die Lebensspanne abläuft bzw. wie die Konstruktion subjektiven Sinns erfolgt. Diese induktiv generierten Kategorien überwinden dann auch die sprachliche Nähe und die damit einhergehende Begriffsunschärfe zwischen alltagsweltlichen Begriffen und theoretisch gesetzten Kategorien, wie es bislang der Fall war.

Literatur

Bibel (1909): Die Bibel oder die ganze Heilige Schrift des Alten und Neuen Testaments. Nach der deutschen Übersetzung D. Martin Luthers. Berlin: Britische und ausländische Bibelgesellschaft.

Brütsch, Edgar/Nussbaumer, Markus/Sitta, Horst (1990): Negation. Heidelberg: Groos, Julius.

Buck, Günther (1989): Lernen und Erfahrung – Epagogik. Zum Begriff der didaktischen Induktion. Darmstadt: Wissenschaftliche Buchgesellschaft.

Buschmann, Peter (1998): Compliance – Die Perspektive einer Krankenkasse. In: Petermann, Franz (1998): Compliance und Selbstmanagement. Göttingen, Bern, Toronto und Seattle: Hogrefe, S. 151–157.

COSIMA – Coronary Secondary Prevention in the Münster Area (2006): Prävention muss lukrativer werden. Pressemitteilung (o. A.)

Duden, Bd. 7: Das Herkunftswörterbuch (1997): Etymologie der deutschen Sprache. Die Geschichte der deutschen Wörter bis zur Gegenwart. Mannheim.

Edelmann, Walter (2012): Lernpsychologie. Weinheim: BeltzPVU.

Giesecke, Hermann (2007): Pädagogik als Beruf. Grundformen pädagogischen Handelns. Weinheim und München: Juventa.

Göhlich, Michael/Zirfas, Jörg (2007): Lernen. Ein pädagogischer Grundbegriff. Stuttgart: Kohlhammer Verlag.

Großfuß-Bürk, Detlef (1992): Die Verantwortung des Arztes für Fehlverhalten des Patienten am Beispiel der Missachtung ärztlicher Hinweise. Frankfurt am Main, Bern, New York, Paris: Peter Lang.

Haas, Michael (1996): Aspekte der Negation auf Satz- und Wortebene in der deutschen Gegenwartssprache. Mit kontrastiven Stichpunkten zum Italienischen. Dissertation. München.

Helbig, Gerhard/Albrecht, Helga (1993): Die Negation. Leipzig, Berlin, München, Wien, Zürich, New York: Langenscheidt Verlag Enzyklopädie.

Kade, Jochen (1997): Vermittelbar/nicht-vermittelbar: Vermitteln: Aneignen. Im Prozeß der Systembildung des Pädagogischen. In: Lenzen, Dieter/Luhmann, Niklas (Hrsg.): Bildung und Weiterbildung im Erziehungssystem. Lebenslauf und Humanontogenese als Medium und Form. Frankfurt/Main: Suhrkamp, S. 30–70.

LeFrancois, Guy R. (2006): Psychologie des Lernens. Heidelberg: Springer.

Luhmann, Niklas (2002): Interaktionssystem Unterricht. In: Lenzen, Dieter/Luhmann, Niklas (Hrsg.): Das Erziehungssystem der Gesellschaft. Frankfurt am Main: Suhrkamp, S. 102–110.

Mayring, Philipp (2009): Qualitative Inhaltsanalyse. Grundlagen und Techniken. Weinheim und München: Beltz Verlag.

Meyer-Drawe, Käthe (1982): Lernen als Umlernen. In: Lippitz, Wilfried/Meyer-Drawe, Käthe (Hrsg.): Lernen und seine Horizonte. Phänomenologische Konzeptionen menschlichen Lernens. Frankfurt am Main: Cornelsen Verlag, S. 19–43.

Meyer-Drawe, Käthe (2008): Diskurse des Lernens. München: Wilhelm Fink.

Mielke, Rosemarie (2001): Psychologie des Lernens: Eine Einführung. Stuttgart: Kohlhammer Verlag.

Nittel, Dieter (2010): Lernphänomene im Kontext lebensbedrohlicher Erkrankungen im Alter. In: Hof, Christiane/Ludwig, Joachim/Schäffer, Burkhart (Hrsg.): Erwachsenenbildung im demographischen und sozialen Wandel. Baltmannsweiler: Schneider Verlag Hohengehren, S. 94–104.

Nittel, Dieter (2011): Die Aneignung von Krankheit: Bearbeitung lebensgeschichtlicher Krisen im Modus des Lernens. In: Der pädagogische Blick. Zeitschrift für Wissenschaft und Praxis in pädagogischen Berufen. S. 80–90.

Nittel, Dieter (2013a): Prozessuale Lerndimensionen: Instrumente zur Erschließung von Lernprozessen bei Patienten mit lebensbedrohlichen Erkrankungen. In: Nittel, Dieter/Seltrecht, Astrid (Hrsg.): Krankheit: Lernen im Ausnahmezustand? Brustkrebs und Herzinfarkt aus interdisziplinärer Perspektive. Berlin, Heidelberg: Springer Verlag, S. 139–171.

Nittel, Dieter (2013b): Prozessuale Lerndimensionen: Ein biographieanalytisches Instrument zur Beobachtung von Bildungsprozessen bei Menschen mit lebensbedrohlichen Erkrankungen und zur Begründung pädagogischer Interventionen. In: Herzberg, Heidrun/Seltrecht, Astrid (Hrsg.): Der soziale Körper. Interdisziplinäre Zugänge zur Leiblichkeit. Opladen, Berlin, Toronto: Barbara Budrich Verlag, S. 107–153.

Nittel, Dieter/Seltrecht, Astrid (2013): Einleitung: Vom Wert einer vergleichenden Sicht auf Krankheiten. In: Nittel, Dieter/Seltrecht, Astrid (Hrsg.): Krankheit: Lernen im Ausnahmezustand? Brustkrebs und Herzinfarkt aus interdisziplinärer Perspektive. Berlin, Heidelberg: Springer Verlag, S. 3–12.

Petermann, F. (1998) (Hrsg.): Compliance und Selbstmanagement. Göttingen, Bern, Toronto und Seattle.

Prange, Klaus (2005): Die Zeigestruktur der Erziehung. Grundriss der Operativen Pädagogik. Paderborn: Schöningh.

Prinoth, Monika (1985): Entwicklung qualitativer Tests zur zuverlässigen Überprüfung der Patienten-Compliance. Dissertation Frankfurt am Main.

Schleese, Jana (2003): Die Ursachen von Compliacne und Non-Compliance in der medizinischen Fachkommunikation. Dargestellt an der Fachtextsorte der deutschen Beipackzettel. Frankfurt am Main, München, London, New York: Hänsel-Hohenhausen.

Seltrecht, Astrid (2006): Lehrmeister Krankheit? Eine biographieanalytische Studie über Lernprozesse von Frauen mit Brustkrebs. Opladen, Farmington Hills: Barbara Budrich Verlag.

Seltrecht, Astrid (2008): Nichtlernen im biographischen Kontext. Eine bislang verkannte erziehungswissenschaftliche Kategorie. In: Felden, Heide von (Hrsg.): Aktuelle Perspektiven der erziehungswissenschaftlichen Biographieforschung. Theoretische Überlegungen und methodische Differenzierungen. Wiesbaden: VS Verlag, S. 193–209.

Seltrecht, Astrid (2010): Lernprozesse im Spannungsverhältnis von kalendarischem, biologischem, sozialem und subjektivem Alter. Die Rekonstruktion der Biographie eines Herzinfarktpatienten unter dem Fokus von Krankheit und Berufsaufgabe. In: Hof, Christiane/Ludwig, Joachim/Schäffer, Burkhart (Hrsg.): Erwachsenenbildung im demographischen und sozialen Wandel. Baltmannsweiler: Schneider Verlag Hohengehren, S. 82–93.

Seltrecht, Astrid (2015): Verlernen: Vom alltagsweltlichen zum erziehungs-wissenschaftlichen Verständnis. In: Zeitschrift für Weiterbildungsforschung – REPORT. 1/2015., S. 99–111.

Seltrecht, Astrid/Nittel, Dieter (2013): Phänomenologie der Krankheiten: Brustkrebs und Herzinfarkt. In: Nittel, Dieter/Seltrecht, Astrid (Hrsg.): Krankheit: Lernen im Ausnahmezustand? Brustkrebs und Herzinfarkt aus interdisziplinärer Perspektive. Berlin, Heidelberg: Springer Verlag, S. 103–123.

Spitzer, Manfred (2011): Lernen. Gehirnforschung und die Schule des Lebens. Heidelberg: Spektrum Akademischer Verlag.

Stickel, Gerhard (1975): Einige syntaktische und pragmatische Aspekte der Negation. In: Weinrich, Harald (Hrsg.): Positionen der Negativität. München: Wilhelm Fink Verlag, S. 17–38.

Weber, Max (1919/2002): Schriften 1894 – 1922. Ausgewählt und herausgegeben von Dirk Kaesler. Stuttgart: Alfred Kröner Verlag.

Erratum zu:

Heike Ohlbrecht
Astrid Seltrecht

Erratum zu:

© Springer Fachmedien Wiesbaden GmbH 2018
H. Ohlbrecht und A. Seltrecht (Hrsg.), *Medizinische Soziologie trifft Medizinische Pädagogik*, Gesundheit und Gesellschaft,
DOI 10.1007/978-3-658-18816-0_15

Die ursprüngliche Version dieser Publikation erschien fälschlicher Weise nicht in der Schriftenreihe „Gesundheit und Gesellschaft". Die Zuordnung zur Schriftenreihe wurde aktualisiert.

Die aktualisierte Originalversion des Buches kann hier abgerufen werden

DOI 10.1007/978-3-658-18816-0

© Springer Fachmedien Wiesbaden GmbH 2018
H. Ohlbrecht und A. Seltrecht (Hrsg.), *Medizinische Soziologie trifft Medizinische Pädagogik*, Gesundheit und Gesellschaft,
DOI 10.1007/978-3-658-18816-0_15

Autor_innenverzeichnis

Bartel, Susanne, Leiterin Forschung und Entwicklung beim Bundesverband Deutscher Berufsförderungswerke e.V..

Detka, Carsten, Dr., wissenschaftlicher Mitarbeiter am Lehrstuhl Mikrosoziologie/Allgemeine Soziologie an der Otto-von-Guericke-Universität Magdeburg.

Ertl-Schmuck, Roswitha, Dr., Professorin für Gesundheit und Pflege/Berufliche Didaktik an der Technischen Universität Dresden.

Hänel, Jonas, wissenschaftlicher Mitarbeiter an der Professur Gesundheit und Pflege/Berufliche Didaktik an der Technischen Universität Dresden.

Hätscher, Johannes, Dr., Referent bei der Studienstiftung des deutschen Volkes in Bonn.

Hildenbrand, Bruno, Dr., Professor i.R. für Sozialisationstheorie und Mikrosoziologie an der Friedrich-Schiller-Universität Jena.

Hoffmann, Laura, wissenschaftliche Mitarbeiterin am Institut für Medizinische Soziologie, Martin-Luther-Universität Halle-Wittenberg.

Jellen, Josephine, Promotionsstipendiatin der Landesgraduiertenförderung an der Otto-von-Guericke-Universität Magdeburg.

Ohlbrecht, Heike, Dr., Professorin für Mikrosoziologie/Allgemeine Soziologie an der Otto-von-Guericke-Universität Magdeburg.

Richter, Matthias, Dr., Professor und Direktor des Instituts für Medizinische Soziologie, Martin-Luther-Universität Halle-Wittenberg.

Robra, Bernt-Peter, Dr. med., M.P.H., Professor und Direktor des Instituts für Sozialmedizin und Gesundheitsökonomie an der Otto-von-Guericke-Universität Magdeburg.

Schumann, Nadine, wissenschaftliche Mitarbeiterin am Institut für Medizinische Soziologie, Martin-Luther-Universität Halle-Wittenberg.

Seltrecht, Astrid, Dr., Juniorprofessorin für Fachdidaktik Gesundheits- und Pflegewissenschaften an der Otto-von-Guericke-Universität Magdeburg.

Spura, Anke, Dr., wissenschaftliche Mitarbeiterin am Institut für Sozialmedizin und Gesundheitsökonomie an der Otto-von-Guericke-Universität Magdeburg.

von Kardorff, Ernst, Dr., Professor i.R. für Rehabilitationssoziologie, berufliche Rehabilitation und Rehabilitationsrecht an der Humboldt-Universität zu Berlin.

Winkler, Torsten, wissenschaftlicher Mitarbeiter am Lehrstuhl Mikrosoziologie/Allgemeine Soziologie an der Otto-von-Guericke-Universität Magdeburg.